U0575959

卫生规划与卫生服务均等化研究丛书

卫生规划制订与实践

主　　　编　李晓梅　殷建忠

主　　　审　姜润生

副　主　编　陈　莹　李伟明　张晓馨　许传志

编　　　委　（按姓氏笔画排序）

　　　　　　白　蓉（云南省第一人民医院）

　　　　　　许传志（昆明医科大学）

　　　　　　孙艳春（昆明医科大学）

　　　　　　李伟明（昆明医科大学）

　　　　　　李晓梅（昆明医科大学）

　　　　　　宋　莹（昆明医科大学）

　　　　　　张晓馨（昆明医科大学）

　　　　　　陈　平（云南省健康教育所）

　　　　　　陈　莹（昆明医科大学）

　　　　　　孟　琼（昆明医科大学）

　　　　　　殷建忠（昆明医科大学）

　　　　　　黄巧云（昆明医科大学）

　　　　　　喻　箴（昆明医科大学）

参加编著人员　（按姓氏笔画排序）

　　　　　　邓　丽（昆明医科大学）

　　　　　　张丽阁（昆明医科大学）

　　　　　　袁　丹（昆明医科大学）

　　　　　　舒群琴（昆明医科大学）

学　术　秘　书　陈　莹（昆明医科大学）

科　学　出　版　社

北　京

内 容 简 介

本书对卫生规划进行了系统的介绍,不仅包括卫生规划的概念、理论及应用、指标体系、卫生服务需求与利用等与卫生规划密切相关的内容,还从基本概念、规划方法及实际应用方面对医疗机构、卫生人力资源、医疗床位、卫生经费、大型医用设备、公共卫生体系、基层医疗卫生体系、卫生信息系统、中医药系统等进行了全面详细的介绍,并通过 3 个具体卫生规划展示了卫生规划的基本内容。本书为读者提供了制订卫生规划的理论、实践及可供借鉴的模板。

本书可供卫生管理与规划人员及卫生事业管理等相关学科的研究者参考使用。

图书在版编目(CIP)数据

卫生规划制订与实践 / 李晓梅,殷建忠主编.—北京:科学出版社,2017.11
卫生规划与卫生服务均等化研究丛书
ISBN 978-7-03-055155-9

Ⅰ.①卫⋯ Ⅱ.①李⋯ ②殷⋯ Ⅲ.①卫生工作–区域规划–中国
Ⅳ.①R199.2

中国版本图书馆 CIP 数据核字(2017)第 269187 号

责任编辑:朱 华 / 责任校对:郭瑞芝
责任印制:赵 博 / 封面设计:陈 敬

科 学 出 版 社 出版
北京东黄城根北街 16 号
邮政编码:100717
http://www.sciencep.com

保定市中画美凯印刷有限公司印刷
科学出版社发行 各地新华书店经销
*

2017 年 11 月第 一 版 开本:787×1092 1/16
2025 年 3 月第四次印刷 印张:17 1/2
字数:437 000

定价:138.00 元
(如有印装质量问题,我社负责调换)

参与课题的单位与人员

西双版纳傣族自治州卫生和计划生育委员会：

刀爱武、肖江云、桂丹丹、徐　强、李天军、马志强、范建华、叶　影
唐保成、杨　昆

怒江傈僳族自治州卫生和计划生育委员会：

杨义山、木云杰、陈银红、李仕泽、姚丽明、刘燕天、赵红梅

曲靖市卫生和计划生育委员会：

唐　锐、缪应虎、陈　波、何吉文、吴远长、刘云华、伏　涛、杨　波

楚雄彝族自治州卫生和计划生育委员会：

钟继红、董应宽、普联珊、毛龙云、自卫平、何文朝、王如发、代必洪
刘应先、段海茜

玉溪市卫生和计划生育委员会：

杨　义、曲校德、李丁全、王　红、施　平、李艳芬、王　旭、张　迪

河口县卫生和计划生育委员会：

张克昌、郭　燕、沈育佳

昆明医科大学研究生及进修生：

何　左、付金翠、蒋建民、李思颖、王丽丽、孙晓梅、杨　艳、王　杰
邓　阳、周鹤娉、白嫒莲、李晓静、黄　琳、李华云、白　灏、谢茂兴
高佳乐、罗　建

昆明医科大学本科生：

2007 级预防医学专业、2008 级公管专业、2010 级卫生检验专业、2011 级预防
医学专业、2011 级卫生检验专业

作 者 介 绍

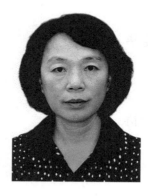

李晓梅 女，1962 年 12 月生，教授，硕士生导师。现任昆明医科大学公共卫生学院流行病与卫生统计学系主任、中华医学会临床流行病学分会委员。1984 年毕业于四川医学院卫生系卫生专业，获医学学士学位；2000 年获泰国 Mahidol 大学文学（健康社会学方向）硕士学位。长期从事卫生统计学与流行病学的教学及科研工作，主持国家自然科学基金 1 项，参与 2 项，参与国家软科学基金项目 1 项，主持及参与多项省级项目，主要研究方向为卫生服务研究及患者生命质量研究，共发表论文 80 余篇，撰写专著 2 部，参与教材编写 8 部，其中副主编 2 部。自 2000 年起就参与卫生资源配置及区域卫生规划的研究工作，曾到法国学习区域卫生规划的制订。参与云南省卫生资源配置标准制订和多个地区区域卫生规划工作，主持及参与的有关卫生资源配置标准及区域卫生规划项目获得云南省科技进步三等奖 2 项，撰写专著 1 部，发表论文 10 余篇。

殷建忠 男，1970 年 1 月生，硕士，教授，博士生导师，云岭教学名师，省级教学名师。现任昆明医科大学公共卫生学院院长、云南省高校营养与食品安全重点实验室主任、健康云南发展智库首席专家、云南省学位委员会第四届学科评议组成员、中华预防医学会公共卫生教育分会委员、中国营养学会理事、中国营养学会教育工作委员会委员、云南省高等学校医药类专业教学指导委员会委员、云南省营养学会秘书长、云南省预防医学会食品安全分会主任委员、云南省食品安全委员会专

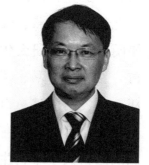

家、云南省食品安全标准评审专家、国家自然科学基金同行评议专家、云南省自然科学基金同行评议专家。主要研究方向：营养与慢性病。近年主持国家自然科学基金地区科学基金 2 项、环境保护部全国重点地区环境与健康专项调查 1 项、云南省自然科学基金 2 项。近 5 年，发表通讯作者 SCI 论文 3 篇，EI 收录 3 篇；获云南省科技进步三等奖 2 项，云南省卫生科技成果二等奖 1 项，发明专利授权 3 项，发明专利公开 4 项；获云南省优秀硕士论文 2 篇（指导教师）；获云南省第七届高等教育教学成果二等奖 1 项。

陈莹　女，1979 年 12 月生，热带病和国际公共卫生学/流行病与卫生统计学双硕士，副教授，硕士生导师。云南省翻译协会法语组会员，现就职于昆明医科大学公共卫生学院流行病与卫生统计学系。从事教学工作 12 年，承担专科、本科、研究生和外国留学生 4 个层次 9 个专业的包括流行病学、医学统计学、循证医学、现场流行病学、预防医学等 8 门课程的教学工作。主要研究方向是卫生资源配置和区域卫生规划、传染病和慢性病流行病学。主持云南省自然科学基金联合专项项目 1 项，

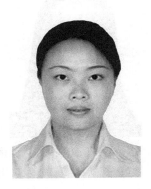

云南公共卫生与疾病防控协同创新中心项目 2 项，云南省教育厅科研基金项目 1 项，横向课题多项，参与国家自然科学基金项目和云南省自然科学基金项目多项，公开发表学术论文 50 余篇，副主编著作 1 部，参编教材 8 部，获云南省科技进步三等奖 1 项，教学成果奖 1 项。

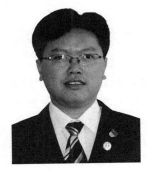

李伟明　男，1973 年 5 月生，社会医学与卫生事业管理专业硕士，副教授，硕士生导师。现任云南省全科医学培训中心办公室主任、昆明医科大学公共卫生学院预防医学专业副主任。兼任中国医疗保健国际交流促进会基层卫生分会常务委员、中国医药教育协会基层医药教育工作委员会常委委员、云南省医师协会全科医师分会常委委员、中华预防医学会社会医学分会青年委员、云南省预防医学会社会医学分会委员、云南省医师学会公共卫生医师分会委员。从事社会医学与卫生事业管理、全科医学方面的教学研究与培训工作 20 年。承担研究生、本科和专科 3 个层次的社会医学、卫生政策分析、社区卫生服务管理、住院医师规范化培训与 OSCE 等 14 门课程的教学工作。主要研究方向：全科医学人才培养与管理、卫生政策。主持完成全国教育科学规划课题、云南省哲学社会规划课题等课题 10 项，参与国家社会科学基金、国家自然科学基金等项目多项。发表论文近 40 篇；副主编专著和教材各 1 部，参编教材及专著 10 部。获省级高等教育教学成果一等奖和二等奖各 1 项。

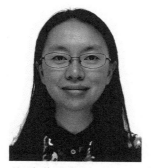

张晓磬 女，1976 年 8 月生，社会医学与卫生事业管理硕士，副教授，硕士生导师。现就职于昆明医科大学公共卫生学院卫生事业管理与卫生经济系。从事教学工作 17 年，承担本科、研究生学生等多个层次多个专业的教学工作，包括管理学基础、管理心理学、卫生事业管理学、卫生信息管理学、医学统计学、医学计算机及其软件应用等多门课程。主要研究方向是卫生资源配置和区域卫生规划、生命质量量表开发及应用等。主持云南省教育厅项目 1 项，主持并参与横向课题多项，参与国家自然科学基金项目和云南省自然科学基金项目多项，公开发表学术论文 50 余篇，合著著作 2 部，参编教材 6 部，获湛江市科技进步一等奖 1 项，国家著作权登记 4 项。

许传志 男，1973 年 12 月生，硕士，教授，硕士生导师。现任昆明医科大学公共卫生学院副院长、云南省高校卓越青年教师、世界华人生活素质学会执行常委、中国信息学会卫生统计教育专业委员会委员、中华医学会临床流行病学和循证医学分会青年委员、云南省医师协会公共卫生医师分会副主任委员、云南省预防医学会微生态分会委员、云南公共卫生与疾病防控协同创新中心办公室主任、云南省卫生政策研究中心办公室主任。多年来从事卫生统计学、流行病学、管理心理学等课程的教学工作。获省级教学奖励 4 项、校级讲课比赛一等奖 1 次、

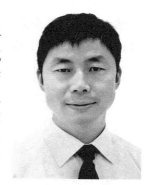

伯乐奖 5 次。近五年主持国家自然科学基金项目等科研课题 19 项，获国家版权专利 2 项，获云南省科技进步奖 1 项。指导本科生、硕士生先后获国家级大学生创新创业训练计划项目 3 项、省级 4 项、校级 8 项，指导学生的项目成果获得省级奖励 2 项。

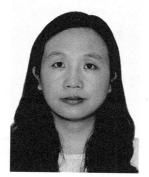

孟琼 女，1978 年 8 月生，流行病与卫生统计学硕士，副教授，硕士生导师。现就职于昆明医科大学公共卫生学院流行病与卫生统计学系。从事教学工作 12 年，承担专科、本科、研究生和外国留学生 4 个层次 9 个专业的包括流行病学、医学统计学、预防医学、Biostatistics 等多门课程的教学工作。主要研究方向为生命质量量表研制，概化理论的应用，区域卫生规划。近五年来主持昆明医科大学教研教改课题 2 项，云南省教育厅项目 1 项，参加国家自然科学基金资助项目 2 项，国家软科学基金资助项目 1 项，云南省自然科学基金资助项目 1 项，云南省卫生厅资助项目 1 项。共参加撰写专著 5 部，共发表文章 54 篇，其中第一作者或通讯作者 19 篇（2 篇为 SCI 收录），参与 11 本教材编写（其中 2 本为副主编）。获昆明医科大学青年教师讲课比赛三等奖 2 次，云南省多媒体软件大赛一等奖 1 项（排名第四），获云南省科技进步三等奖 2 项，获国家版权证书 1 项。

黄巧云 女，1982年4月生，社会医学与卫生事业管理学硕士，实验师，现就职于昆明医科大学公共卫生学院。从事教学工作12年，为本科生、专科生、在职人员等不同类别的学生讲授社会医学、全科医学概论、社区卫生服务管理、卫生事业管理学、卫生政策分析、预防医学和医学史等8门课程。主要研究方向是卫生资源配置和区域卫生规划、卫生经济学研究与卫生政策评价。主持国家卫生和计划生育委员会卫生技术评估重点实验室开放基金课题1项，云南省教育厅科研基金课题1项；参与国家社会科学基金课题、国家教育科学"十二五"规划课题和云南省哲学社会科学规划课题等多项，公开发表学术论文近20篇，参编著作2部，参编教材1部。

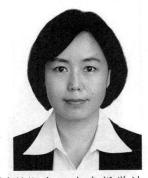

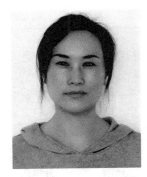

孙艳春 女，1973年10月生。流行病与卫生统计学硕士，现为复旦大学公共卫生学院社会医学与卫生事业管理专业在读博士。就职于昆明医科大学高等教育研究所、教学质量监控与评估中心，参与医学统计学、流行病学等课程的教学工作。主持云南省教育厅科研基金项目1项、校级教研教改项目1项，指导大学生创新计划建设项目2项，参与其他科研项目多项。参编教材3部，参译专著1部。获云南省优秀多媒体教育软件一等奖1项，昆明医学院教学成果一等奖1项。

宋莹 女，1980年5月生，社会医学与卫生事业管理硕士，讲师。现就职于昆明医科大学公共卫生学院卫生事业管理与卫生经济系。从事教学工作8年，承担本科、专科2个层次2个专业的包括卫生事业管理、社会医疗保险学、公文写作、公共关系学、预防医学等8门课程的教学任务。主要研究方向是卫生资源配置和区域卫生规划、卫生管理。主持云南省教育厅科研基金项目1项，横向课题多项，参与国家自然科学基金项目和云南省自然科学基金项目多项，公开发表学术论文20余篇。参与撰写

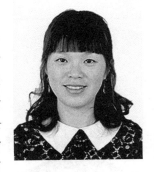

的2份调研咨询报告均被云南省领导批示并受到云南省委、云南省政府的重视和采纳。

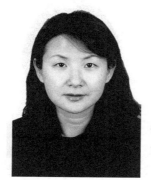

喻箴 女，1977年11月生，卫生政策与卫生管理学硕士，讲师。云南省老年学学会医学分会委员、副秘书长，现就职于昆明医科大学公共卫生学院流行病与卫生统计学系。从事教学工作15年，承担本科、专科、在职研究生3个层次包括流行病学、医学统计学、卫生经济学、计算机应用、护理科研、医学统计软件的应用等9门课程的教学工作。主要研究方向是卫生资源配置和区域卫生规划、慢性病流行病学、卫生政策和卫生服务研究。主持云南省教育厅项目1项，云南公共卫生与疾病防控协同创新中心项目1项，教研教改项目1项，横向课题多项，参与国家自然科学基金项目和云南省自然科学基金项目多项，公开发表学术论文50余篇，其中1篇获中国老年学学会优秀论文奖，参编教材12部，获教学成果奖1项。

陈平 男，1978年3月生，环境卫生与劳动卫生学硕士，副主任医师。现就职于云南省健康教育所项目管理与评价指导部。从事鼠疫实验室研究3年，农村卫生管理和新型农村合作医疗管理工作5年，健康教育与健康促进工作4年。现主要研究方向是健康素养促进，基本公共卫生健康教育服务，农村卫生人力资源配置和区域卫生规划等。公开发表学术论文20余篇，获云南省科技进步三等奖1项，云南省卫生科技成果三等奖1项。

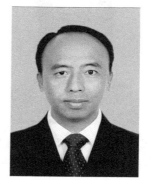

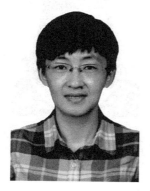

自蓉 女，1978年1月生，生物工程专业硕士，副主任医师。中国优生协会青年委员，云南省预防医学会微生态分会委员，现就职于昆明理工大学附属昆华医院/云南省第一人民医院。从事临床、教学、培训工作13年，承担本科、专科等层次妇产科学等3门课程教学工作和住院医师规范化培训指导工作。主要研究方向：妇科微生态评价，女性更年期防治，女性健康宣教。主持云南省教育厅教研基金课题等2项，参与全国教育科学规划课题、云南省哲学社会规划课题等4项。发表论文近10篇；参编专著1部和教材2部。获全国三八红旗手1次，云南省巾帼建功标兵1次。

前　言

没有全民健康，就没有全面小康。2016 年 10 月中共中央、国务院印发了《"健康中国 2030"规划纲要》，指出："县和市域内基本医疗卫生资源按常住人口和服务半径合理布局，实现人人享有均等化的基本医疗卫生服务；省级及以上分区域统筹配置，整合推进区域医疗资源共享，基本实现优质医疗卫生资源配置均衡化。"未来 15 年，是推进健康中国建设的重要战略机遇期。要从广泛的健康影响因素入手，以普及健康生活、优化健康服务、完善健康保障、建设健康环境、发展健康产业为重点，把健康融入所有政策，全方位、全周期保障人民健康，大幅提高健康水平，显著改善健康公平。

卫生规划是当今社会发展与卫生事业先进思想和科学管理模式的具体体现，规划者通过评价特定地理区域内特定人群的卫生服务需要，确定如何分配现在或预期的可控资源，以一种最有效的方式去满足这些健康需要。通过卫生规划，可以定义特定区域、系统、机构、组织进行某项卫生活动的目标，制定全局战略以实现这些目标，结合全局战略开发一个全面的分层体系以综合和协调各种活动。

在 20 世纪 50～60 年代，世界上许多国家的卫生事业发展相当迅速，大量的医疗机构和卫生教育机构、科研机构面世，医学科技的进步使新技术、新设备层出不穷，带来的结果是卫生费用以超过经济增长的速度迅速攀升、卫生事业发展处于无序状态，导致卫生资源分配和利用的不合理状态普遍存在。面对全球卫生事业发展存在的问题，世界卫生组织在总结各国的经验与教训的基础上，针对国家卫生计划与管理模式向各国倡导推行卫生规划。20 世纪 80 年代中后期，世界卫生组织和世界银行向我国介绍并推荐了区域卫生规划这一卫生管理和发展模式。区域卫生规划作为我国卫生改革的重大政策，从理论研究到地区试点，再到全国范围内的推广，历经二十余年，形成了相对完善的理论和实践体系。

本研究团队从 2000 年开始就长期致力于卫生资源配置和区域卫生规划的研究和实践，并在此基础上于 2012 年出版了详细介绍区域卫生规划理论与方法的专著《卫生资源配置与区域卫生规划的理论与实践》。本书是在前期研究和实践的基础上传承和创新，在不断总结卫生规划成果的基础上形成的。

本书力求结合区域特点，突出科学性、理论性和实用性，在编写过程中注重实践过程。经过多次讨论和集思广益，本书在结构和内容上具有全面性和实用性等特点。除第一章对卫生规划的概念、类型及意义进行了简要介绍，第二章对卫生规划的指标体系进行了全面梳理外，其余每个章节都包括理论与实践两部分，对卫生服务需求与利用、医疗机构规划、卫生人力资源规划、医疗床位规划、卫生经费规划、大型医用设备规划、公共卫生系统规划、基层医疗卫生体系规划、卫生信息系统规划、中医药体系规划等进行了介绍。在本书的最后，选择云南省几个具有代表性的州市（县），介绍了由本团队主持完成的完整的卫生规划征求意见稿，虽然不是最近的卫生规划，但对读者来说，仍具有较强的借鉴性和启发性。

本书编撰者都参与了卫生资源配置及区域卫生规划的研究和实践，其中很多曾就区域卫生规划到国外进行考察和交流。本书既有科研实践的总结，也有国内外交流的思考。虽然如此，但限于水平，不足之处在所难免，敬请读者不吝赐教！

本书研究得到了云南省区域卫生规划与卫生资源配置标准研究、云南省区域卫生规划试点研究、云南省曲靖市区域卫生规划、云南省河口县"十二五"卫生发展规划、云南省西双版纳傣族自治州 2011—2020 区域卫生发展规划、云南省怒江州"十三五"卫生计生事业发展规划等项目的资助，衷心感谢为研究项目顺利完成付出辛勤劳动的研究人员。诚挚感谢为本书出版做出重要贡献的编委会成员。在本书的编撰和出版过程中，得到了科学出版社、云南省卫生和计划生育委员会、西双版纳傣族自治州卫生和计划生育委员会、怒江傈僳族自治州卫生和计划生育委员会、曲靖市卫生和计划生育委员会、楚雄彝族自治州卫生和计划生育委员会、河口县卫生和计划生育委员会、昆明医科大学、云南省重点培育新型智库（健康云南发展智库）和云南省卫生政策研究中心的大力支持，昆明医科大学公共卫生学院的研究生和本科生参与了现场调查工作，我们在此谨代表全体编委一并鸣谢！

李晓梅　殷建忠

2017 年 6 月

目　　录

第一章 卫生规划概论

卫生规划（health planning）是当今国际社会发展与卫生事业先进思想和科学管理模式的具体体现。在 20 世纪 50~60 年代，包括西方一些发达国家在内的许多国家，卫生事业发展迅速，卫生服务机构、教育机构和科研机构如雨后春笋般涌现，广泛应用于临床医疗服务的新技术、新设备层出不穷。卫生事业的迅速发展，一方面普遍提高了人群的健康水平，另一方面也带来了卫生费用过快攀升、卫生事业发展无序、卫生资源分配和利用不合理等一系列新问题。世界卫生组织（World Health Organization，WHO）在组织世界各地专家研究各国的经验与教训的基础上，针对国家卫生计划与管理模式向各国倡导推行卫生规划。

第一节 概 述

一、卫生规划的概念

世界卫生组织公共卫生管理专业委员会的第四份报告（1961）对卫生规划的定义如下：公共卫生规划意味着卫生服务的细致、科学和有序的发展，在现有的资源条件下，满足国家的卫生需要，并与现代知识和经验相一致（舒展，2014）。

卫生规划是国民经济和社会发展规划的组成部分，是卫生发展和资源配置的综合性规划。它是由规划者评价特定地理区域内特定人群的卫生服务需要，确定如何通过分配现在或预期可控资源，以一种最有效的方式去满足这些健康需要的过程（梁万年，2012）。其核心是卫生资源的优化配置，其主要目标是满足特定区域内所有居民的基本卫生服务需求，保护增进其健康。通过卫生规划，可以确定特定区域、系统、组织进行某项卫生活动的目标及达到目标的主要步骤和措施。在具体的卫生管理实践中，卫生规划属于中长期计划，一般考虑三年或更长时间的资源配置问题。

经过多年的发展，基于不同的层面和领域，卫生规划被分为不同的类型，如基于区域层面的区域卫生规划，基于系统层面的卫生事业发展规划、疾病预防控制体系建设规划、妇幼保健事业发展规划等，基于机构或组织层面的医疗机构规划、医院发展规划等。此外，还有公共卫生行动计划、社区卫生服务（community health service，CHS）发展规划、学科发展规划等。

二、卫生规划的意义

进入 21 世纪以来，我国快速的经济社会发展是拉动卫生规划制订与实施的外在动力；城乡居民的健康需求是驱动卫生规划制订与实施的内在动力；医疗供需结构性失衡、医疗卫生服务机构无法形成系统合力是促使卫生资源调整的基本动因。我国推行卫生规划，不仅是一个重要的理论问题，更是关系到卫生改革和发展全局的重大实践问题，需要把它置于国家经济体制改革、经济和社会发展的宏观背景中考虑，要与社会和经济发展水平相适应。

党中央、国务院高度重视人民健康。党的十八届五中全会明确提出推进健康中国建设，从统筹推进"五位一体"总体布局和协调推进"四个全面"战略布局出发，对未来一段时期发展卫生与健康事业、更好地维护和增进人民健康作出了制度性安排。2016年8月召开的全国卫生与健康大会提出了新形势下卫生与健康工作方针是"以基层为重点，以改革创新为动力，预防为主，中西医并重，将健康融入所有政策，人民共建共享"，对推进健康中国建设作出了部署。《中华人民共和国国民经济和社会发展第十三个五年规划纲要》对"十三五"时期推进健康中国建设提出了明确要求。同年10月，中共中央、国务院发布了《"健康中国2030"规划纲要》，这是今后15年推进健康中国建设的宏伟蓝图和行动纲领。这些工作都要求制订好卫生规划，通过强化规划的实施，落实健康中国建设的各项任务要求。同时，"十三五"时期是我国全面建成小康社会的决胜阶段，是健康中国建设的开局起步阶段，新型城镇化、人口老龄化及工业化、全球化快速发展，疾病谱发生明显变化，深化医药卫生体制改革（以下简称医改）不断向纵深推进，卫生与健康领域面临新的形势与更高的要求。因此，制订和实施卫生规划是贯彻落实党的十八届五中全会和全国卫生与健康大会等精神的重要举措，对于推进健康中国建设、全面建成小康社会具有十分重要的意义。

1. **卫生规划的制订和实施，是推进健康中国国家战略建设的需要** 健康是促进人的全面发展的必然要求，是国家富强和人民幸福的重要标志。当前，我国已跨越了解决基本温饱的阶段，人民群众对健康的追求更突出、更迫切。进一步提高人民健康水平，需要从防控重大和突发、新发疾病，提供有效的医疗卫生服务，建立更加公平有效的医疗卫生体制等方面入手，这些工作都离不开卫生规划。通过卫生规划，可以给出特定区域、系统、组织的发展方向，更好地促使有关人员展望未来，预见变化，考虑变化的影响，制订适当的政策，减小环境变化带来的冲击。

2. **卫生规划的制订和实施，是深化卫生体制改革的迫切需要** 当前，我国医改进入攻坚期和深水区，深层次体制机制矛盾的制约作用日益凸显，利益格局调整更加复杂，改革的整体性、系统性和协同性明显增强，任务更为艰巨。同时，我国经济发展进入新常态，工业化、城镇化、人口老龄化进程加快，以及疾病谱变化、生态环境和生活方式变化、医药技术创新等，都对深化医改提出了更高要求。卫生规划尽管核心是资源的配置和发展，但实质是一个长期的卫生发展战略的考虑，一旦确定将对改革方向起到重要的指导作用。卫生规划重点考虑的是政府、市场和社会如何在规划的引领下发挥作用，强调的是从体制和机制上打破原来的条块分割、各自为政的局面，提高卫生资源配置的整体性，形成政府宏观调控下的多元化、多形式和多层次的卫生服务格局（吴凌放，2016）。因此，卫生规划的制订和实施，对于深化卫生体制改革意义重大。

3. **卫生规划的制订和实施，是实现对卫生事业进行宏观调制的重要手段** 医疗卫生服务资源的合理布局与有序发展，无法靠市场自发调节实现，这是医疗卫生事业的内在规律使然。必须坚持政府主导，对卫生事业的发展、卫生资源的配置实行宏观调控，同时，积极发挥行业组织及相关专业机构的作用，这是世界各国的普遍做法。卫生规划通过法律、行政、经济等手段，逐步强化对卫生事业的宏观调控能力，实现领导职能由"办卫生"向"管卫生"、由部门管理向行业管理、由行政管理向法制管理过渡。

4. 卫生规划的制订和实施,是优化卫生资源配置和实现卫生全行业管理的需要　改革开放以来,我国整体的医疗卫生服务能力大幅度提升,但受多方面复杂因素影响,卫生资源总量不足、医疗卫生体系布局不合理等问题还相当突出。这些问题带来了很多负面影响,如中西部地区及农村居民看病就医的便捷可及性较低,基层卫生资源利用率低而大医院人满为患,医疗卫生费用快速上涨,服务模式仍以医疗为中心而不是以疾病预防和健康促进为中心,卫生投入的宏观健康绩效不高等。通过有效的卫生规划,可促进医疗卫生服务资源的合理布局与有序发展。

三、卫生规划的特点

卫生服务在许多方面有着独特的性质。这些特质对规划工作有着特别的要求。例如,疾病的多样性、医疗方法的不确定性和多重选择特点、人们的自我保健意识、人口老龄化与慢性病问题、医疗保险带来的医疗需求释放等。这些因素都需要通过卫生规划来统筹权衡、综合协调。同时,卫生服务既是技术密集型服务,也是劳动密集型服务,因此又需要在服务提供过程中增加情感、心理、伦理的服务内容。

当前卫生规划的特征如下所示。

1. 从特定区域和人群出发,以居民的主要卫生问题为规划依据,以居民的健康指标为目标,而不单纯以床位、人员增长为目标(床位和人员的配置只能算是实现规划目标的手段或者途径),从而正确把握特定区域卫生发展的目标和方向。

2. 以优化配置卫生资源为核心,围绕人群健康这个中心,对特定区域、系统、组织、机构各项卫生资源"规划总量、调整存量、优化增量",特别是对存量卫生资源从结构、空间分布上进行横向和纵向调整,推行卫生全行业管理,按照公平、效率的原则进行合理配置,使有限的卫生资源得到充分利用。

3. 采取产出决定投入的计划模式,采用符合成本-效益原则的干预措施,推动卫生资源向低成本、高效益的卫生服务领域流动,更好地提高卫生事业社会效益和经济效益。

4. 着眼于提高卫生系统的综合服务能力,明确各层次各类卫生机构的功能定位及相互协作关系,形成功能互补、整体性、综合性的卫生服务体系。

5. 从制订、实施到评价有一套科学的管理程序。卫生规划重视卫生管理体制、技术措施和运行机制等方面的改革,注重建立管理信息系统,并充分利用这个系统为规划服务。

6. 卫生规划的内容随着社会经济发展、卫生改革进展和新的公共卫生事件的出现而变化。卫生规划的目标制订需要考虑特殊时期发展的需要。在制订卫生规划的过程中,需要充分考虑社会发展的特点,制订有针对性、更为灵活的规划战略。例如,2000 年以来把社区卫生服务中心(站)和乡镇卫生院作为卫生资源配置的重点予以下沉;2003 年"非典"(为严重急性呼吸综合征俗称,即 SARS,这里指该病流行期,下文同)之后,卫生规划则把公共卫生作为改革重点之一(白志勤、饶克勤,2011)。

四、卫生规划的原则

世界卫生组织专家委员会关于卫生管理的第四份报告(1961)提出,卫生规划原则应包括以下几点:一是公共卫生领域的政策、规划涉及的形式与范围都要清楚定义;二是国家的公共卫生政策必须与经济和社会发展水平相协调；三是卫生规划需要由某主管机构来执行，这一机构必须是代表所有公共卫生相关组织利益的政府机构；四是卫生服务类型和人群覆盖范围必须全面；五是必须考虑区域内人口结构、社会、文化、经济和现有的管理条件；六是必须考虑中央部委和以保护、改善健康为目标的所有项目提供者之间的关系；七是具备一定的灵活性；八是在有限的可及性资源条件下保障规划的可测性，如筹资、人力资源或信息；九是在所有阶段，对卫生规划实现程度的评估都是必不可少的（舒展，2014）。

这些规划原则在我国卫生规划中的制订和实施中主要体现在以下五个方面。

（一）协调性原则

一方面，卫生规划是国民经济和社会事业发展规划的组成部分，卫生资源问题的配给在很大程度上取决于社会经济发展的程度。因此，卫生规划必须与国民经济和社会发展相协调。经济、社会发展程度不同的地区，由于财力和面临的主要问题不同，卫生发展目标、规模和速度也应有所区别，各有侧重。要根据当地宏观经济环境和社会发展的水平与速度，以及国民经济与社会发展规划中对人群健康的要求，确定与社会经济发展水平相适应的居民健康和卫生发展的目标、规模与速度。在分析人群健康水平、主要卫生问题和卫生资源配置的过程中，应充分考虑和分析社会经济对卫生发展和人群健康的影响，区分正面影响与负面影响，确定区域社会经济发展对卫生发展和居民健康水平提高的有利因素和不利因素，并区分出可控因素与不可控因素，充分利用国民经济和社会发展的条件和优势，把握卫生发展的机遇和潜力。卫生规划目标和战略的确定，必须适应社会经济发展变化和要求，解决伴随着工业化、城镇化、人口老龄化等带来的健康、生态环境和生活方式等方面的问题。

另一方面，制订规划的过程，更多的是一个协调有关各方利益和诉求的过程。制订卫生规划涉及社会各个方面的利益，实施卫生规划，需要全社会的参与。越是层面高的规划，越需要综合协调。以卫生事业规划为例，我国宏观经济改革已进入攻坚阶段，改革的市场经济特征使社会对卫生事业提出下列明确要求：建立和完善医疗保障制度、提供规范的医疗卫生服务、为社会稳定做贡献及与社会经济协调发展等，可用"保障、规范、稳定、协调"八字方针来概括。社会要求演化出卫生事业面临的诸多任务：医疗保障制度改革、管理体制改革、运行机制改革、服务体系改革、政府职能转变，以及加强法制建设、强化监督体系、加强行业管理、加强社区服务、减员增效、加强农村卫生和预防保健工作、发展中医药、办好医学教育和职业道德建设、加强药品管理、完善补偿机制等。完成这些任务，有赖于有关各方的协助和支持，也就是说需要政府、社会各方和卫生部门的共同努力。这也意味着，一个好的卫生事业规划背后，是卫生部门、社会保障部门、财政部门、物价部门、教育部门、药品管理部门、编制部门、各类卫生机构、各类药品生产营销机构、各类医疗设备器械生产营销机构、各类医学教育科研机构、各类人群等之间的互动和沟通协调。

（二）系统性原则

系统性原则也称整体性原则，对卫生规划工作者来说，需要将卫生事业或其各个组成部门视作相互联系的系统。卫生系统的功能发挥既取决于自身的努力，也受到外部环境（社会其他系统）的影响和制约。卫生系统中各子系统功能的发挥也服从于类似的法则。因此，如果规划工作的目的是提高相应卫生系统或子系统的绩效，那么规划就不仅仅是分配卫生资源，更为重要的是如何在明确卫生系统或各子系统的绩效、明确卫生系统或各子系统与周边系统关系的基础上，建立起良好的机制使得卫生资源的利用更有效率，建立起普遍的联系使得卫生系统内部各子系统、各子系统内部各组成部分，甚至卫生系统和其外部世界能够有机整合（梁万年，2012）。

（三）可持续性原则

作为指导卫生系统运作的卫生规划，在其制订过程中，尤其要强调可持续发展理念。任何一项针对卫生活动的卫生规划，必须既满足当前卫生需要（需求），同时要兼顾将来的卫生需要（需求）；不仅能够解决现有的卫生问题，还必须尽可能地防止卫生问题的再次出现，解决可预见的将来的卫生问题，或者是避免新的卫生问题的出现。在现实卫生工作中，我们经常看到运动式的卫生规划行为。某个时期，特定卫生问题引起了政府高层的注意，于是针对该问题的规划被制订并付诸实施。规划取得了很好的成效，卫生问题得到了很大程度上的缓解，甚至消除。但遗憾的是，规划没有保证成效得以长期保持的措施，往往是问题解决了，规划结束了，工作也撤销了，过不了多久，同样的卫生问题又卷土重来（梁万年，2012）。

（四）分类指导原则

我国人口众多，幅员辽阔，各地经济发展不平衡。在卫生资源的拥有量、卫生服务利用及居民的健康水平等各方面都有较大差异，在制订规划时要从特定区域、系统、机构、组织的具体情况出发，从居民的健康需求和卫生资源的实际拥有量出发，实事求是，量力而行。这一原则既体现在目标的确定上，也体现在策略的选择及相应资源的配置上。

（五）兼顾公平与效率原则

公平和效率是政府工作的基本原则。如果没有效率，卫生工作就不可能持续发展，但是如果没有公平，就与卫生发展的目的背道而驰。因此，制订卫生规划一定要兼顾公平与效率。既要追求资源利用的最大效率，也要充分关注到社会各阶层，尤其是弱势群体在拥有卫生资源、利用卫生服务及其健康水平等方面的公平（李鲁、郭岩，2006）。

第二节　卫生规划过程

从规划工作开始到最后规划文本成型，期间要经过一系列的步骤。不同类型的规划，其制订过程有一定差异。实际工作中，不存在一种可以适用于任何类型的规划工作过程。但是如果对每一类规划工作过程做归纳总结，我们还是能够得出一些相似的轨迹和特定的步骤。

一、规　划　模　型

图 1-1 展示了一个通用的规划工作过程的模型。该模型提示，内部因素和外部因素

会对特定区域的卫生系统、部门或组织的状态产生影响，也就是说，这两类因素决定了卫生系统或卫生组织当前的状态。一旦要求达到的目标被确定下来，缩减或消除目前所处状态与要求达到的目标之间的差异就成为随后一系列规划活动的主要内容。卫生规划的关键就在于如何正确地界定规划工作需要解决的差距，以及采取怎样的策略去缩小这一差距。

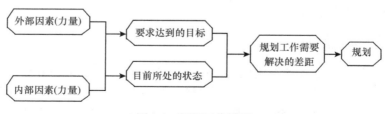

图 1-1　规划工作模型

二、规 划 步 骤

卫生规划工作与其他规划、计划工作相类似，需要明确规划主管部门及参与部门，要成立规划编制领导小组和工作小组，配备必要的经费和设备，明确时间进度和考核指标。当规划制订所需的人、财、物基本到位之后，即可按照以下的步骤着手制订卫生规划。

（一）卫生形势分析

形势分析的目的是为了确定卫生系统或卫生组织当前的状态，一方面收集外部因素信息，如社会、经济及生态环境状况，居民健康与疾病状况等资料；另一方面收集内部因素信息，如卫生资源状况等统计信息资料。将上述资料按系统分析法进行综合分析，客观、正确地判断卫生形势现状，如主要影响居民健康的环境问题，影响居民健康的主要疾病，居民医疗卫生需要和需求，卫生资源的拥有量及利用供需平衡状态，卫生费用增长趋势及财政、社会承受能力，影响卫生事业发展的主要障碍因素，经济、人口、疾病发展趋势的预测等，为制订规划目标、政策措施和经费预算提供科学依据。

1. 卫生形势分析的主要内容　卫生服务及卫生事业发展涉及政治经济、社会发展、自然生态环境等许多方面，不能单从卫生系统本身对卫生形势作出判断。同时，卫生事业的发展是一个连续的过程，不能孤立片面地只对现状进行分析，还必须进行回顾性和前瞻性分析，以了解过去，预测未来，进行综合性的动态分析。

卫生形势分析的主要范围和内容有以下几种。

（1）现状分析：可分别从如下方面进行。

自然状况：包括方位、地理、地貌、气候等。

政治社会状况：行政建制、人口、民族、资源、主要产业、交通、电讯、生态环境等。

经济状况：包括国内生产总值（gross domestic product, GDP）、国民收入、财政收支、卫生费用占财政支出比等。

居民生活状况：包括家庭和职工经济收入、教育文化设施、居民文化程度、居住条件、个人支付卫生费用情况等。

居民健康与疾病状况：包括人口统计资料（死亡率、出生率、婴儿死亡率、五岁以下儿童死亡率、孕产妇死亡率、平均期望寿命等）、生长发育统计资料（出生低体重百分率，儿童青少年身高、体重、胸围指标等）、疾病统计资料（主要急慢性传染病、慢性非传染性疾病、残疾、地方病、职业病、意外伤害与中毒等发病率、死亡率及死因构成）等。

卫生资源状况：包括卫生资源拥有量及分布状况（机构、床位、卫生人力、主要设备、业务用房、卫生经费等）；卫生服务消耗量（卫生费用支出、业务费收支、医疗保险费支出等）。

卫生服务状况：包括卫生服务需要、卫生服务需求、卫生服务供给与卫生服务利用等；居民预防保健服务需要与需求等。

（2）回顾性分析：为了掌握社会卫生状况的变化及卫生事业的发展规律，对人口、疾病、卫生服务需要与需求、卫生资源利用等主要方面，需要收集 3~5 年的资料，进行回顾性的分析。

（3）前瞻性分析：为了掌握服务人口卫生问题和需要与需求的未来变化趋势，对经济、人口、疾病等主要方面，进行发展趋势的分析和预测。

（4）主要障碍分析：居民的卫生问题和解决这些卫生问题之间存在着一定的差距，这些差距是由很多原因造成的，必须找出这些主要差距及其原因，可以从机构体制、管理体制、管理制度、运行机制、医疗卫生服务体系等方面，分析影响解决社会卫生问题和卫生事业发展的主要障碍，以制订有针对性的政策措施。

2. 卫生形势分析的方法　卫生形势分析实际属卫生服务研究的范畴，因此，卫生规划的制订应该建立在卫生服务研究基础之上。卫生服务研究有一系列的理论和方法，下面介绍几种与卫生规划制订较密切、较适合的方法。

（1）描述性研究方法：描述性研究是为了阐明卫生服务或健康状况在社会人群中的分布，了解分布的趋势及其规律。主要内容包括：明确卫生服务的结果、影响、效果及效益，预测卫生事业发展的趋势，比较不同地区卫生服务状况及水平。一般利用常规工作统计资料，有时为了弥补常规收集资料的局限性，需要采用家庭健康询问调查的方法，收集人群健康状况、卫生服务需要量、卫生服务利用率等资料。

（2）分析性研究方法：分析性研究的主要目的在于明确人群健康和卫生服务方面存在的问题及其影响因素。例如，慢性病患病率与年龄、性别、职业、文化、居民地区、饮水类型、人均收入、卫生设施、医疗保健制度、个人卫生行为等因素有关，可采取单因素或多因素的分析方法，阐明哪些因素对疾病有重要作用。

（3）数学模型研究方法：应用数学模型从理论上阐明卫生服务与有关因素各变量间的函数关系，如人口预测模型、病床需要量模型、卫生人力需要量模型及疾病分析概率模型等。

（4）系统分析方法：将要解决的卫生问题作为一个系统，对系统要素进行系统目标分析、系统要素分析、系统环境分析、系统资源分析和系统管理分析，从而准确地诊断问题，深刻地揭示问题起因，提出解决问题的可行方案。

（5）投入产出分析法：主要是阐述卫生服务投入量（卫生资源）与产出量（卫生服务利用）之间的关系。常用的两种方法是成本效益分析和成本效果分析。卫生规划采取产出决定投入的计划模式，运用这一分析方法和新投资方式，可以提高卫生服务的效益，以有限的卫生资源获取最佳的卫生服务。

（6）综合评价法：是研究人群健康状况及医疗卫生需要量、卫生资源、卫生服务利用三者之间的相互关系。这是卫生规划制订、实施、评价全过程中运用的又一主要方法，采用综合评价分析，可以衡量本地区卫生资源在供需关系上是处于平衡、短缺还是过剩状态，卫生服务利用水平是处于高还是低的区间，进行这些分析，可评价卫生服务的效果及效益，作为规划卫生资源分配和决策的依据。

（7）发展预测法：是回顾过去、分析现状、预测未来变化趋势的方法，这是前瞻性分析方法。卫生规划属中期规划，规划期一般在 5 年以上，预定终期的目标，其各项依据来源必须运用预测法。

形势分析的表述，应该有定量的（绝对数、相对数）和定性的一般性描述，在此基础上，对主要的、特殊的问题需要作重点描述。既要对现状进行分析，还应该有动态分析，有纵向（年度、层次）和横向（地区间）的分析。

3. 卫生信息资料的收集与处理　正确的形势分析，有赖于信息资料的支持。收集的信息资料必须正确、完整、及时、连续和有效。根据卫生形势分析内容的需要，应从多方面收集卫生信息资料。

（1）卫生信息资料收集的主要途径如下所示。

常规报告系统：包括卫生行政部门和医疗卫生单位的常规统计报表、统计局统计年报、有关部门（发展和改革委员会、财政、公安、教育、环境等部门）常规统计报表等。

专题调查：是收集卫生信息资料、提供形势分析的一项重要途径。根据制订卫生规划实际工作需要，专题调查可分为两类：一是必需的专题调查，如居民卫生服务调查和卫生总费用调查等；二是选择性的专题调查，如居民死因回顾调查、慢性非传染性疾病调查、传染病漏报调查、某种地方病流行病学调查、设备资源与利用调查等。各地可根据信息资料占有的情况，有选择地进行专题调查。

（2）卫生信息资料的处理如下所示。

数据核对：主要是检查资料的来源是否可靠，是否有误有漏，对数据要进行逻辑检查、校正。

数据整理：根据形势分析的需要，对数据资料进行分类整理加工，如按照地区分布、时间分布、人群分布等进行分组归纳以利于分析。

数据统计处理：按分析要求设计、编制计算机程序，在实际工作中应尽量采用现成的规范的统计软件包。

（二）明确主要卫生问题

通过卫生形势分析，可以获得诸多的卫生问题，其中必然有几个带有普遍性、关键性的问题，这就是主要卫生问题。明确主要卫生问题是为了将有限的卫生资源集中用于解决那些当前最突出最需解决的问题上，提高卫生资源利用的效果和效率，明确今后一个时期卫生发展的方向。

1. 卫生问题的概念　从因果关系看，疾病只是致病因素作用的结果，而其原因是致病因素。因此，卫生问题应包括致病因素和疾病两个方面。从管理学的意义来说，致病因素更重要，因为管理的目的在于消除造成疾病的因素，而不仅仅在于治好几个患者。具体地说，卫生问题包含：①各类疾病；②各类不利于健康的因素，包括自然因素和社会因素。

2. 卫生问题的分层　卫生问题可分为一般卫生问题、主要卫生问题和重点卫生问题三个层次。其主要度量准则如下。

（1）卫生问题的作用强度：是指发病率、患病率和作用时间长短。

（2）卫生问题的影响面：是卫生问题的作用范围，如一个村、乡、县或市等。

（3）卫生问题的危害程度：表示质的方面的影响，它包括致病、致残、致伤的程度，潜在影响或长远影响的程度，社会经济资源的消耗程度等，它是卫生问题分层的决定条件。

3. 卫生问题的确立　根据卫生规划的任务，主要卫生问题重点侧重于两个方面：一是居民主要健康问题；二是主要卫生资源配置问题。

（1）居民主要健康问题：居民健康问题主要是指居民健康状况及疾病、致病因素等危害健康的主要原因。在一个特定区域内可以有许多疾病及危害因素，在明确主要卫生问题时，必须对疾病的重要性进行分析，确定重点疾病。可以通过以下三种方法确定重点疾病。①三率比较法，即根据某疾病在人群中的发（患）病率、伤残率和死亡率来进行评价，采用"高、中、低"三级评定。②三因素比较法，即根据某疾病死亡占总死亡的百分比、平均死亡年龄、防治工作有效性这三个因素来进行评价，在死因谱前位且有可行的防治措施的疾病，应确定为重点疾病。③减寿年法，减寿年数表示的是死亡者寿命的损失量，是衡量居民健康水平的指标。减寿年数多、死亡率高的疾病，应确定为重点疾病。

每一种确定重点疾病的方法都有一定的局限性，在进行居民健康问题分析时，需综合运用各种分析方法，以免以偏概全，影响卫生规划的科学性。

（2）主要卫生资源配置问题：针对特定区域内的主要卫生资源配置问题，应作出如下分析。一是居民对卫生服务的需求量；二是现有卫生资源对卫生服务需求的满足程度及服务潜力；三是现有卫生资源配置是否有效、均衡、经济，是否能解决已明确的居民健康问题。

主要卫生问题不是一成不变的，在不同的时期，由于环境、气候、疾病谱改变、卫生政策等诸多因素的影响，卫生问题是不断变换的，在制订卫生规划时，需要用动态的、发展的观点去分析确定当前的主要卫生问题。

（三）确定卫生规划目标和指标

1. 确定目标　卫生规划目标的确定是卫生规划制订工作的重要环节。卫生规划的出发点和落脚点是为了满足特定区域内居民的基本卫生服务需求，保护、增进其健康，优化卫生资源配置。因此，卫生规划的目标，是以居民的健康指标或资源配置的优化作为目标，而不以机构、人员、设备的发展数量为目标。

目标（objectives）是指期望的成果。卫生规划的目标将体现政府和卫生行政部门在规划期限内发展卫生事业、运用规划进行宏观调控的预期目的。在卫生规划工作中，目标可能是某个疾病发病率的下降，也可能是某类资源配置的优化等。每一个规划都应有明确的中心目标及分解目标，也就是说，卫生规划目标应具有层次性，是一个由总目标、具体目标及指标构成的目标体系。

确定目标时，要注意目标的特征。①时间性：确定目标时一定要明确在什么期限内完成这些目标。②可测量性：目标一定是可以测量的，其可测量性反映在具体的指标上。③可考核性：除目标的时间性和可测量性外，还应明确组织中每个个体对目标的实现应该负什么责任，这就构成了目标管理的基础。

　　确定目标时，要明确目标的内涵。目标的内涵包括 5W1H：目的（why）；目标内容，针对的问题和性质（what）；目标人群是谁（who），行动的领导者、操作者和实施者是谁；目标人群所分布的地区（where）；完成活动的期限（when）；数量和质量的标准是什么（how many, how much）。同时要明确目标的效果，即目标实现的程度（李鲁、郭岩，2006）。

　　规划目标的拟定和排序，需要进行综合性的评价，可以通过以下方法进行。

　　（1）问题排序法：是将卫生问题按重要性和可行性两个维度排列比较，进行分析评价。其重要性可通过三率比较法、三因素比较法和减寿年法等方法进行评价。可行性评价主要是从是否有效控制措施、在技术和经济上的可行性如何、可利用程度及可接受程度三个方面进行综合评定。

　　（2）专家评价法：是通过组织本领域和相关领域的专家运用专业知识和经验，发挥专家的集体效应，对问题通过综合分析研究，找出规律和对问题作出评价。专家评价法中运用比较广泛的是德尔菲（Delphi）法和头脑风暴法。

　　德尔菲法又名专家意见法或专家函询调查法，是依据系统的程序，采用匿名发表意见的方式，即团队成员之间不得互相讨论，不发生横向联系，只能与调查人员联系。调查人员将每一轮意见汇总整理，作为参考资料发给每一位专家，供他们分析判断，提出新的意见。如此反复几轮，意见逐渐趋于一致，越来越接近可靠。德尔菲法的三个特点是匿名、反复和定量分析。在确定主要卫生问题或规划目标时，可使用德尔菲法或与专家会议法相结合。

　　头脑风暴法是一种创造性的思维方法，有可能在短期内得到富有成效的结果。头脑风暴法又可分为直接头脑风暴法（通常简称为头脑风暴法）和质疑头脑风暴法（也称反头脑风暴法）。前者是根据一定规则，共同讨论问题，在专家群体决策时尽可能激发创造性，产生尽可能多的设想的方法。后者则是对前者提出的设想、方案逐一质疑，分析其现实可行性的方法。实践表明头脑风暴法有利于排除折中方案，通过对所讨论问题的分析，提出切实可行的方案。在确定主要卫生问题或规划目标时，可使用质疑头脑风暴法。

　　规划目标的确定还有其他一些常用方法，如经济分析法中的成本效益分析法、投入产出法，运筹学中的决策树法等。每种方法单独使用难免有一定局限性，应综合使用，综合分析评价。

　　确定规划目标时还应注意，目标指标应从特定区域、系统、组织、机构出发，要考虑基础水平、财力等因素。在规划实施过程中，应注意纠正偏离目标的现象和行为，根据规划执行的进度和变化的环境情况，可对目标进行调整。

　　2. **明确指标**　　指标是目标的细化，测量指标可以反映目标的实现程度。因此指标的设立要紧密围绕目标，要注意其可靠性、灵敏性和特异性。根据目标的层次，常见的卫生指标可包括以下几类：卫生政策指标（如政府出台的社会保障政策）、卫生资源指标（如每千人口医师数、人均卫生经费）、卫生服务指标（如孕产妇系统管理率、儿童系统管理率）和人群健康指标（如人均期望寿命、婴儿死亡率）。

（四）提出规划战略

　　目标能够持续地得以实现，需借助对战略的把握。医院如何分类管理、社区卫生服务如何落实、慢性病如何有效控制等，均是围绕特定目标需要明确的战略。实现规划目标往往有多种战略可以选择。在通盘考虑环境和组织资源的基础上，我们总能从多种战略中寻找出一个最优战略。因此，制订战略的过程包括多种战略的研制和在多种战略中择优两个方面。择优并不意味着所选择出来的方案是完美无缺的。研究表明，一个完美无缺的战略，如果执行不力，最后也会变得一文不名。而一个先天偏差的战略，再付诸完满的贯彻实施，工作就会有成效。必须指出的是，工作的最终有效，并不一定要有一个出类拔萃的战略，关键是要设计标准明确、选择可行的策略。

从战略最终目的的角度来看，战略可分为稳定性战略、增长性战略和收缩性战略三类。稳定性战略的特征是很少发生重大的变化，这种战略包括持续向人群提供同样的产品和服务，维持原有的服务规模，并保持相同的、一贯的服务品质。增长性战略以目标水平增加、资源配置增加、活动增加为特点。我们正处于经济高速增长、人口老龄化、疾病谱改变时期，同时又面临着社会多方指责卫生系统等问题，增长性战略成为当前各项卫生规划的主流，如妇幼保健服务中的降消计划（降低孕产妇死亡率、消除新生儿破伤风）、基层卫生工作中的社区卫生规划等。收缩性战略以减小规模，削减活动为特征，如卫校配置的削减、医疗费用的控制，以及公立医院的产权制度改革等。必须指出的是，在实际的规划工作中，稳定性战略、增长性战略和收缩性战略可能同时被使用，规划者应视具体情况酌情考虑，而不要专注于特定的战略。例如，我们经济发达城市的疾病预防控制规划，传染病防治可以考虑采用稳定性战略，慢性病、性病防治则应属于增长性战略范畴，而寄生虫类疾病则可考虑适用收缩性战略。

（五）实施战略

通过形势分析，找出问题，确定重点，制订目标与指标，选定战略。之后，便要根据战略制订实施计划，明确某一活动在哪一级、由什么机构、用什么资源，在何时、何地、用何方法来完成。在制订实施计划时，特别需要注意以下几点。

1. **各部门协作关系** 制订综合性疾病控制计划，往往需要卫生部门内外的协作，即纵横协调机制的保证。如改善环境卫生、改进水质、粪便及垃圾的管理，需要环卫、环保部门参与；精神病、伤残人的保健服务需要民政部门的协作；健康教育需要宣传、教育部门的配合等。在卫生部门内部，同一级的卫生机构如县医院、县妇幼保健站、县疾病控制中心、县卫生监督所之间的横向联系在实施计划中应有明确规定。在不同级别的机构，如省、县、乡、村之间的纵向联系同样必须明确。规划人员可根据各地卫生机构的优势，然后指定某单位对某项活动起牵头协调作用。

2. **完成规划活动的人员** 确定为完成某一项任务中各机构的作用及协作关系后，落实完成该活动所需的人员便是关键。为此，应制订相应的所需人员培训计划，包括职前培训和继续教育，以及调整医学院校的计划。

3. **经费支持** 任何战略都需要资源和经费作为贯彻落实的基础。测算规划资源需要量是实施规划的物质保证。规划预算是把确定的各项卫生策略措施的财务需求转化为货币形式，计算资源需要的投入量。编制规划经费预算应注意以下几点。

（1）规划投入的预算编制：按照产出决定投入的原则，预算必须服务于、服从于规划目标，依据目标排序的需要，采取优先重点投入的计划程序，在卫生资源有限的情况下保证重点目标的实现和主要卫生策略实施，因此，必须强调整体利益和全局观念，按照医疗卫生服务各领域在实现目标中的地位和作用给予相应的投入。

（2）规划预算要与当地经济发展水平相适应，不要超越当地财政和个人支付的承受能力。资源需求总数一旦超越现有卫生资源与可能新增资源总和时，要控制规模与数量的发展，删去不太重要的策略措施，以缩减工作量。同时，要充分提高现有卫生资源的利用率，减少浪费，在不投入或少投入的情况下，发挥更多更好的服务功能，提高产出。

（3）规划的投入应进行成本效益和成本效果的分析，应该把更多的经费直接投入到与降低疾病有关的活动上，保证人员培训、防治活动和管理活动等方面的投入，同时，必须安排卫生资源调整措施所需的经费，提高资源投入的社会效益和经济效益。

（4）在计划一次性投资预算时，必须进行可行性论证，按照一定的配置原则作适宜的投入，并且要充分考虑这些投入引起的经济性维持、维修费用和人员工资增长的因素。

（5）制订规划预算时，要充分考虑筹集卫生资源的渠道，而且，还应该考虑社会赞助、自费、个人支付渠道、政策性增资渠道、国内外贷款渠道及市场渠道等。在财政补偿不足的情况下，可由医疗卫生单位自行解决，单位自有资金也是规划资源筹集渠道之一。

（6）由于规划期较长，预算必然受到物价浮动和执行中进度变化等因素的影响，因此，总预算不是一成不变的，同时，需要制订逐年滚动的年度预算。

4. 时间进度　规划战略实施的一个重要方面是制订一个适宜的时间表,明确在什么时间开始做什么事情，在什么时间内必须将哪些事情做完。

5. 监测评价　详见第三节。

第三节　卫生规划评价

评价是卫生规划制订和实施中必不可少的重要环节。通过评价，一是可获得有关实际事件和做法的信息；二是能对即将开展或正在进行的工作做出积极改进；三是引导我们对各种可能的决策作出最佳选择；四是更好地明确相关各方的责任，使工作获得尽可能理想的成果；五是可以帮助我们判断该工作的可持续性。

一、卫生规划评价的内容

卫生规划评价的主要内容包括：适合程度、足够程度、进度、效率、效果、效益和影响。有些文献中也将上述内容进一步归并成三类评价，即适宜度评价、进度评价和结果评价。其中适宜度评价涵盖适合程度和足够程度两方面，而结果评价则包括效率、效果、效益和影响评价。

1. 适合程度评价　是在卫生规划实施之前,论证卫生规划目标及其实施方案的一致性及可行性，从而对卫生规划进行修正和完善，是从质的方面对卫生规划进行评价，判断其是否合理，主要评价其技术可行性、经济支持的可行性、环境支持的可行性、管理可行性及其影响因素。主要回答如下问题：①规划所提出的卫生问题和要达到的目标是否与公众的客观需要相符合？符合程度如何？②规划所要达到的目标和采取的策略是否与当前社会、经济、政治、文化发展水平相适应？适应程度如何？③规划是否与当前卫生政策或其他卫生规划相匹配？匹配程度如何？④规划目标与规划的各项活动是否具有明显的关系？相关程度如何？规划的各项活动是否能够支撑规划目标的实现？⑤规划的各项策略在社会范围内是否可行？可行程度如何？⑥规划所需要的资源能否得到充分的供给？供给程度如何？

2. 足够程度评价　足够程度又称为确切程度，足够程度评价是从量的方面对卫生计划进行评价。例如，在环境和资源分析中明确的重大问题和障碍，在规划制订过程中是否给予了足够重视；相应方案能在多大程度上解决或缓解这些重大问题和障碍，以及各项具体实施计划是否制订得妥当，有无疏漏。足够程度评价的具体内容包括以下方面。

（1）评价卫生规划中各种问题的确切性。主要评价卫生规划所提出的目标是否确切地反映了影响居民健康状况的卫生问题的幅度和严重程度。其评价原则为：①严重性，是否导致高发病率、高死亡率、高伤残率，是否引起智力或工作能力的损害，是否引起发育障碍或危害胎儿的生命，是否引起重大疾病负担；②发生率，是否为高发生率；③影响，对社会、政治和经济的影响；④分布，分布范围如何，全国还是地区性的；⑤卫生资源的可得性和可及性，卫生资源的分配是否平衡、公平，其效率、效益、效果如何（李鲁、郭岩，2006）。

（2）评价卫生规划战略的确切性。主要评价卫生规划是否妥当，能否实现。评价内容包括：①准备工作的情况；②目标阐述是否明确；③战略的详细程度，是否制订时间进度；④是否有检查卫生规划执行情况的指标和标准。

3. 进度评价　目的在于督促各项活动按计划完成。督促的方法主要是比较各项活动的现状同原定时间计划之间的差异，分析提前或延期的原因，提出推广或整改意见及措施。

4. 效果评价　效果是指规划执行后解决某一卫生问题或改善不良卫生状况取得的实际成果。效果评价主要分析各项目标的达到程度，进而分析目标或指标没有达到的原因，检查采取的纠正行动是否适合。必须特别重视尚未得到解决的各种问题，应尽可能分析各具体规划项目对实现总体规划目标所产生的作用。例如，如果乡村供水指标已达到，那么这项指标是否有助于降低腹泻病的发病率？

5. 效率评价　效率是卫生规划活动成果与成本的比。成果主要是指效果、效益和效用。成本主要是指消耗的人力、财力、物力及时间。如果成果用货币计量，则相应的效率评价方法是成本-效益分析；如果成果是需求、欲望等得到满足的一个度量，则相应的效率评价方法是成本-效用分析；如果成果是用事件或者死亡率、发病率、期望寿命、病死率等来度量，则相应的效率评价方法是成本-效果分析。显而易见，如果成本和成果都能用货币计量，规划与规划之间的可比性将会大为提高。

6. 影响评价　影响是指因为规划执行带来的，包括在既定规划目标之外的，对卫生和有关社会经济发展的作用。影响评价主要回答以下问题：事先预测到的影响是否出现？有无未预测到的影响出现？这类出现的影响是正面效应还是负面效应？出现的影响是否会长期持续？有无专门的方法、方案消除负面影响？

二、卫生规划评价的实施

评价工作必须贯穿于规划从制订、实施到完成的全过程，要按照评价的要求，采取具体措施，分阶段对规划实施评价。

1. 建立评价组织　是开展评价工作的组织保证。评价组织从技术上负责规划的评价工作。评价组织的职责：①制订评价方法；②制订评价指标体系；③按指标体系收集信息数据，并对各指标数据进行分析比较，实事求是地得出评价结果；④撰写书面评价报告。

2. 建立评价制度 用制度形式确保评价工作的正常进行，评价制度应包括以下内容。①评价的组织者：根据各种评价形式和要求的不同，明确评价的组织者和参加人员。②评价的形式：如自评、互评、抽样、综合评价等，以及各种形式的不同要求。③评价的时间：如季评、半年评或年度评，分阶段评价（期初、期中、期终）等。④评价的手段：如抽样调查、典型（个案）调查、座谈会、实地考察、资料分析等，以及这些手段的不同要求。⑤评价的程序：包括确立评价对象，制订评价实施计划，评价前的考评人员培训、评价过程的要求及评价后的总结。⑥评价结果的反馈：明确反馈的传递形式及单位。

3. 确定评价重点 评价工作一定要抓住卫生规划实施中的一些关键问题，提高评价工作的质量和效率，这些关键问题一是规划的适合程度，即目标是否符合社会和人群的需要；二是规划的足够程度，即对重大问题和障碍是否足够重视；三是规划的进展性，即规划实施的走向是否符合预定要求的线路和时间表；四是规划的有效性，即规划实施是否达到预定的效果；五是规划的效率性，即规划的实施是否实现了低投入高产出的要求；六是规划的影响性，即规划对长远卫生工作的影响力。

4. 充分发挥评价的作用 每次评价是对规划实施状况在某个时点的估量，在规划实施进程中，必须充分利用每次评价结果所提供的定性和定量信息，及时向上级和有关部门、单位反馈，以利当地政府了解规划执行的情况，适时的作出必要的政策性调整，推进规划的实施进度。

（宋　莹　殷建忠）

第二章 卫生规划的指标体系

卫生规划的重要内容是在总结上一时期卫生工作取得的成绩及存在问题的基础上，结合卫生服务的需要及需求、卫生服务提供及利用现状与未来预测，确定规划期内卫生发展的目标，包括宏观发展目标及规划期要实现的具体目标，为后期规划的实施和评价提供依据。卫生发展指标体系的确定和筛选，应该符合实用性、敏感性、代表性及可获得性等原则，通过专家咨询法[即德尔斐（Delphi）法]及其他调查方法认真筛选出反映区域内卫生发展和居民健康水平的指标，结合当地的社会经济发展状况、国内同类地区的指标值、文献资料等制订合理的指标值。

指标体系所包含的指标可以分为两类：约束性指标及预期性指标。约束性指标是规划期结束时必须达到特定指标值的指标，其体现了政府职责，是政府向人民的承诺。政府通过公共资源配置及行政力量确保其实现，也是上级政府部门对下级部门的工作要求。预期性指标是规划期结束时希望达到特定指标值的有关指标，其体现了政府的意志，是政府运用政策手段引导、调控、干预社会资源配置，使其达到或不偏离期望值。卫生规划的指标体系可以从居民健康状况、卫生资源配置、医疗与公共卫生服务等方面选择相应的指标。

第一节 人口发展与预测

卫生规划的制订与区域内社会经济及人口发展密切相关，其中，人口数量与结构的发展变化对卫生资源配置、卫生服务关注的重点人群、卫生服务的需要及利用等都有深远的影响。特别是中长期规划，人口预测更为重要。

一、人口数量及发展指标

1. **人口总数** 指一定时间、一定地区范围内有生命的个人总数。可以为年初人口数（1月1日零时的人口数）、年末人口数（12月31日24时的人口数）、年中人口数（7月1日零时的人口数）和年平均人口数。

2. **出生率**（‰） 也称粗出生率（crude birth rate），是年内出生人口数与年平均人口数之比，是反映该地区内人口自然变动的指标之一。出生人口数指活产数，平均人口数为年初人口数与年末人口数的平均数，也可以用年中人口数。

$$出生率 = \frac{年活产数}{年平均人口数} \times 1000‰ \qquad (2\text{-}1)$$

3. **死亡率**（‰） 又称粗死亡率（crude mortality rate），指年内死亡人数与年平均人口数之比。

$$死亡率 = \frac{年内死亡人数}{年平均人口数} \times 1000‰ \qquad (2\text{-}2)$$

4. 人口自然增长率（‰）　为年内出生率与死亡率的差值。

$$人口自然增长率=人口出生率-人口死亡率=\frac{年内活产数-年内死亡人数}{年平均人口数}×1000‰ \quad (2-3)$$

5. 人口密度　指单位土地面积上的人口数，与卫生资源配置有关。

$$人口密度=\frac{某年某地区人口数}{该地区土地面积(平方千米)} \quad (2-4)$$

6. 总和生育率（total fertility rate，TFR）　是按照当时当地的年龄别生育率估计的每个妇女一生可能生育的子女数。总和生育率不受人口年龄结构对属于水平的影响，不同时间、不同地区可以直接进行比较，是反映生育水平的理想指标。

二、人口结构

1. 性别比　即男性人口数与女性人口数之比。

$$性别比=\frac{男性人口数}{女性人口数}×100 \quad (2-5)$$

性别比一般计算出生性别比，即出生时婴儿的性别比，一般为 102～107，如果失衡的话（一般为增大，即多生男孩）可反映家庭生育的性别偏好，但等到结婚年龄时，性别比仍处于较高水平，就会有较多的男性人口，有可能带来一系列的社会问题，如"娶妻难"、拐卖妇女、出轨、离婚等现象的加剧及其他社会不稳定因素的增加。

2. 抚养比　人口中非劳动年龄人口数与劳动年龄人口数之比。一般计算总抚养比、少年儿童抚养比和老年人口抚养比。

$$人口总抚养比=\frac{0～14岁人口数+65岁及以上人口数}{15～64岁劳动年龄人口数}×100\% \quad (2-6)$$

$$老年人口抚养比=\frac{65岁及以上老年人口数}{15～64岁劳动年龄人口数}×100\% \quad (2-7)$$

$$少年儿童抚养比=\frac{0～14岁少年儿童人口数}{15～64岁劳动年龄人口数}×100\% \quad (2-8)$$

人口老龄化将使老年人口抚养比上升，生育政策和生育意愿的变化可能导致出生人口的变化，从而使少年儿童抚养比发生变化。而这两个人群对卫生资源配置的影响较大，所以，进行卫生规划时需要关注这两个指标。

三、人口预测

人口数量及结构的变动是人口预测的主要内容，人口变动有人口的自然变动及人口的迁移变动，前者与出生率及死亡率的变化有关，后者则是人口迁入、迁出的结果。人口的自然增长率可以粗略反映人口增长的趋势，但受人口年龄、性别构成的影响，不能预测人口的发展速度。可用于进行人口预测的指标有：

1. 人口年增长率（‰）　用以反映自然增长及迁移变动导致的人口变动情况。

$$人口年增长率=\frac{年末人口数-年初(或上年末)人口数}{年初(或上年末)人口数}×1000‰ \quad (2-9)$$

2. 人口平均年增长率　反映较长时期内人口变动情况。

$$人口平均年增长率=1-\sqrt[年数]{\frac{期末人口数}{期初人口数}} \qquad （2-10）$$

3. 总和生育率　见前述。

4. 粗再生育率（gross reproduction rate，GRR）　是每个妇女一生平均生育的女儿数。

$$粗再生育率=总和生育率×女婴占出生婴儿的比例 \qquad （2-11）$$

5. 净再生育率（net reproduction rate，NRR）　在粗再生育率的基础上扣除死于 0～49 岁的女儿数，是能取代母亲一代的女儿数。NRR 由女性寿命表计算而得，净再生育率=1.0，表示未来人口将保持恒定，即更替水平（replacement level）；净再生育率＞1.0，表示未来人口将增多；净再生育率＜1.0，表示未来人口将减少。

第二节　居民健康状况

卫生规划的最终目标是通过卫生资源的合理配置及提高卫生服务的能力，改善区域内卫生服务利用的效率及公平性，提高区域内人民的健康水平。与卫生规划有关的居民健康水平的有关指标包括如下几种。

1. 平均期望寿命（life expectancy）　是指按照当时当地的死亡水平测算的每个人出生时平均可以存活的年数，是评价居民健康状况的主要指标之一。该指标由某年某地的各年龄别死亡率计算得来，所以其反映的是当时当地社会经济发展水平及医疗卫生状况。我国 2015 年人均期望寿命为 76.34 岁，男性为 73.64 岁，女性为 79.43 岁。

2. 婴儿死亡率（infant mortality rate，IMR）　是指某年活产儿中未满一周岁的死亡机会，以千分率（‰）表示。婴儿死亡率是最敏感的死亡指标之一，是反映社会卫生状况、卫生保健工作及人群健康状况的重要指标之一。近年来我国的婴儿死亡率呈明显的下降趋势，2015 年，我国婴儿死亡率为 8.1‰，其中，城市 4.7‰，农村 9.6‰，地区、城乡间的差距依然较大。

$$婴儿死亡率=\frac{某年未满一周岁婴儿死亡数}{同年活产儿总数}×1000‰ \qquad （2-12）$$

婴儿死亡率中与妇幼保健工作密切相关的指标有新生儿死亡率（neonatal mortality rate，NMR），是指出生未满 28 日新生儿的死亡机会。

$$新生儿死亡率=\frac{某年未满28日新生儿死亡数}{同年活产儿总数}×1000‰ \qquad （2-13）$$

其他与妇幼保健工作密切相关的指标有围生儿死亡率（perinatal mortality rate），指怀孕 28 周（胎儿或新生儿出生体重达到 1000g 及以上或身长达到 35cm 及以上）至出生后 7 日内胎儿或新生儿死亡的机会，是衡量孕期、产时、产后保健工作的敏感指标。

$$围生儿死亡率=\frac{某年围生期死胎、死产及7日内新生儿死亡数}{同年死胎、死产及活产儿总数}×1000‰ \qquad （2-14）$$

3. 孕产妇死亡率（maternal mortality rate，MMR）　是指某年中在妊娠期至产后 42 日以内由于任何与妊娠有关的原因所致孕产妇死亡的机会。孕产妇死亡率是评价人群健康状况的重要指标之一，也是评价妇女保健工作质量的重要指标之一，是反映国家卫生文化水平的主要指标。2015 年，我国孕产妇死亡率为 20.1/10 万，其中，城市为 19.8/10 万，农村为 20.2/10 万，城乡差距进一步缩小。

$$孕产妇死亡率=\frac{某年孕产妇死亡数}{同年活产儿总数}\times10万/10万 \qquad （2-15）$$

4. 五岁以下儿童死亡率（under 5 mortality rate，U5MR） 是指某年出生的儿童在年满五岁时的死亡机会，用以综合反映儿童健康水平和儿童保健工作质量，同时，该指标还反映了儿童所处的社会、经济、环境状况及卫生保健工作情况，是死亡率指标中较为敏感及可靠的指标。分性别的五岁以下儿童死亡率可以反映性别歧视的影响。同时，儿童死亡的原因分析有助于采取相应措施降低死亡率。2015 年，我国五岁以下儿童死亡率为 10.7‰，其中城市为 5.8‰，农村为 12.9‰。虽然我国的五岁以下儿童死亡率有了明显的下降，但由于人口的规模效应，每年死亡的儿童仍有 20 万左右，地区、城乡之间差距仍然十分巨大。

$$五岁以下儿童死亡率=\frac{某年五岁以下儿童死亡数}{同年活产儿总数}\times1000‰ \qquad （2-16）$$

5. 甲乙类法定报告传染病发病率 是指某年某地甲乙类法定报告传染病的发生机会，一般以每 10 万人口计算。

$$甲乙类法定报告传染病发病率=\frac{某年甲乙类法定报告传染病发病数}{期末人口数}\times10万/10万 \qquad （2-17）$$

2015 年全国甲乙类法定报告传染病发病率 223.6/10 万，死亡率为 1.2/10 万，发病居前五位的病种依次为病毒性肝炎、肺结核、梅毒、细菌性阿米巴痢疾、淋病，占发病总数的90.5%。

制订卫生规划时也可以根据当地传染病发病的具体情况，提出特定传染病的控制目标，如肺结核、HIV/AIDS 等。

6. 地方病防治 地方病是指各种原因所致的具有地方性发病特点的疾病，包括传染病和非传染病。我国的地方病主要有血吸虫病、克山病、大骨节病、碘缺乏病、地方性氟中毒、鼠疫、布鲁氏菌病、地方性砷中毒等。有地方病的地区在制订卫生规划时也会制订相应的地方病防治指标。

7. 卫生服务需要、需求和利用 卫生服务需要（health services need）是指在不考虑支付能力的情况下，消费者个人因健康问题应该获得的卫生服务，一般分为消费者个人认识到的需要及医学专家判断的需要。在有卫生需要的情况下，如果消费者有利用卫生服务的愿望，同时具有支付能力，则卫生服务需要可以转化为卫生服务需求（health services demand），体现在卫生服务的利用。卫生服务需要、需求和利用是卫生资源配置的重要依据，兼顾卫生服务需要和需求进行卫生资源的配置，可以提高卫生资源配置的效率及公平性。

（1）居民两周患病率：调查居民在过去两周内的患病频率，一般通过抽样调查获得。

$$两周患病率=\frac{调查居民中过去两周患病人(次)数}{调查居民总数}\times100\%(或1000‰) \qquad （2-18）$$

"患病"包括被调查者自身感受的不适及医务人员（或调查员）判断的患病、受伤或中毒，国家卫生服务调查中"患病"的定义为：①自觉不适，到医疗机构就诊，接受治疗；②自觉不适，未去医疗机构就诊，自行服药或采取辅助治疗措施；③自觉不适，未就诊，也未服药或辅助治疗，但因身体不适休工、休学或卧床一日及以上者。

两周患病率用以估计人群中卫生服务的需要量，如两周患病率乘以 26（周），再除以抽样比例，可以估算出区域内全年的居民不适、患病、受伤及中毒的总人（次）数。

（2）居民慢性病患病率：指居民中慢性病的患病频率，一般通过抽样调查获得。

$$居民慢性病患病率=\frac{调查居民中患慢性病人(次)数}{调查居民总数}\times100\%(或1000‰) \quad （2-19）$$

慢性病的定义为：①调查前半年内，经过医务人员诊断患有慢性病；②半年前经过医生诊断患有慢性病，在调查前半年内时有发作，并采取治疗措施。慢性病患病人数是指患有慢性病的人数，不论每个人患有几种慢性病，以此计算的慢性病患病率主要反映居民健康状况；慢性病患病人次数是指慢性病患病例数，即一个人可以患多种慢性病（一般最多填写 3 种），以此计算的慢性病患病率主要用于估计卫生服务需要。

（3）门诊服务利用指标：包括两周就诊率、两周患病就诊率及两周患病未就诊率，通过抽样调查获得，用以反映居民对门诊服务的需求。

$$两周就诊率=\frac{调查居民中过去两周内就诊人(次)数}{调查居民总数}\times100\%(或1000‰) \quad （2-20）$$

$$两周患病就诊率=\frac{调查居民中过去两周内患病且就诊人(次)数}{调查居民中患病人(次)数}\times100\% \quad （2-21）$$

$$两周患病未就诊率=\frac{调查居民中过去两周内患病而未就诊人(次)数}{调查居民中患病人(次)数}\times100\% \quad （2-22）$$

（4）居民住院服务利用指标：包括住院率、平均住院天数及未住院率，反映居民对住院服务的需求。

$$住院率=\frac{调查居民中过去一年内住院人(次)数}{调查居民总数}\times100\%(或1000‰) \quad （2-23）$$

$$平均住院天数=\frac{调查居民中过去一年内住院总天数}{调查居民住院人(次)数} \quad （2-24）$$

$$未住院率=\frac{调查居民中过去一年内需住院而未住院人(次)数}{调查居民需住院人(次)数}\times100\% \quad （2-25）$$

（5）其他指标：其他用于衡量居民健康状况的指标还有每千人患病天数、每千人休工天数、每千人休学天数、每千人卧床天数等。

第三节 卫生资源配置

卫生资源是指在一定时期内存在于卫生行业内部的各种生产要素的总和，一般指卫生人力资源、卫生物力资源、卫生财力资源和卫生信息资源，有人也将这些卫生资源称为外生性卫生资源。卫生资源配置包括卫生资源的增量分配及存量调整，是卫生规划的重要内容，其目的是达到卫生资源配置的合理及公平，满足区域内人民群众的卫生服务需要及需求。

一、卫生人力资源配置指标

卫生人力资源是指经过卫生职业训练，能够根据人民的需要提供卫生服务的人员，包括执业医师、执业助理医师、注册护士、药师（士）、检验技师（士）、影像技师、卫生监督员等卫生技术人员（简称卫技人员），以及非卫技人员如其他技术人员、管理及行政工作人员等。卫生人力资源配置的指标包括配置数量的指标及配置结构的指标。

1. 卫生人力资源配置数量指标 以人口为基础的卫生人力资源配置指标有如下几种。

（1）每千人口卫技人员数：卫技人员是指在医院、基层医疗卫生机构、专业公共卫生机构及其他医疗卫生机构工作的卫生专业人员，包括执业医师、执业助理医师、注册护士、药师（士）、检验技师（士）、影像技师、卫生监督员、见习医（药、护、技）师（士）等，不包括从事管理工作的卫生专业人员。每千人口卫技人员数反映了该时点当地的卫技人员总量。

$$每千人口卫技人员数 = \frac{期末卫技人员数}{期末人口数} \times 1000 \tag{2-26}$$

（2）每千人口执业（助理）医师数：是指在每千人口拥有的取得执业医师资格或执业助理医师资格且实际从事医疗或预防保健工作的卫生人员数，不包括从事管理工作的执业医师及执业助理医师。

$$每千人口执业(助理)医师数 = \frac{期末注册在岗的执业(助理)医师数}{期末人口总数} \times 1000 \tag{2-27}$$

（3）每千人口注册护士数：是指每千人口拥有的取得注册护士资格的卫生人员数。

$$每千人口注册护士数 = \frac{期末注册在岗的护士数}{期末人口总数} \times 1000 \tag{2-28}$$

（4）其他卫技人员数：对于特殊的专科医师及公共卫生医师，一般以每万人口拥有的卫技人员数计算，如每万人口全科医师数、每万人口精神卫生医师数、每万人口口腔医师数、每万人口儿科医师数、每万人口公共卫生医师数、每万人口卫生监督员数、每万人口妇幼保健医师数等。

2. 卫生人力资源配置结构及分布指标 卫生人力资源的结构及分布反映了卫生人力资源的质量及配置的合理性，在卫生规划中可以对卫生人力资源的专业结构、学历及职称结构等提出合理的要求，如医生与护士的比例，卫技人员中高、中、初级职称人员的比例等。对卫生人力资源的分布也可以提出合理的要求，如大力发展农村及基层卫生服务机构，可以制订农村及基层卫生人力资源配置的比例，或可以按每千农业人口制订乡镇卫生院卫技人员数等。

二、医疗床位配置指标

床位是医院的基本设备，是接收住院患者的必备条件之一，床位的数量决定了医院可以接收多少住院患者。这里指的医疗床位，是由卫生行政部门核定的医疗床位，也称为编制床位。原卫生部在下发的各级各类医疗机构建设标准中对不同类型及级别的医疗机构床位设置进行了规定，在后来的实施中又允许各地根据具体情况有所调整，所以各地在进行卫生规划时都根据区域内的具体情况对医疗床位进行了规定。医疗床位的配置指标也包括数量配置指标及结构配置指标。

1. 每千人口医疗机构床位数 是区域内医疗床位总量配置的指标。

$$每千人口医疗机构床位数 = \frac{期末实际开放的承担治疗服务的床位数}{期末人口总数} \times 1000 \qquad （2-29）$$

式中，分子所指的床位数，不是编制床位数，而是指固定实有床位数，包括正规床、简易床、监护床、正在消毒或修理的床位、因扩建或大修而停用的床位，不包括产科的新生儿床、接产室待产床、库存床、观察床、临时加床及患者家属的陪侍床。

为促进农村卫生事业的发展，也可以用农业人口为基数计算乡镇卫生院床位数的配置数量。

2. 医疗床位配置结构及分布指标 在医疗床位配置中，可以按照区域内床位分布的现状及存在的问题，增加某些特殊床位的配置指标，以满足区域内的特殊需要，如康复、中医、精神卫生、儿科、老年医疗护理等，一般也按每千人口配置，也可以用某特殊床位占总床位的比重来配置，如《"十三五"卫生与健康规划》中为大力发展社会办医，制订了到 2020 年社会办医院床位占医院床位总数的比重超过 30% 的预期目标。

为促进基层卫生事业的发展，卫生规划中还可以确定基层卫生机构的床位比例或各级医疗机构床位比例（表 2-1）。

表 2-1　卫生资源配置相关指标及 2015 年全国平均水平

指标	2015 年全国平均水平	指标性质
每千人口卫技人员数（人）	5.80	预期性
每千人口执业（助理）医师数（人）	2.20	预期性
每千人口注册护士数（人）	2.40	预期性
每万人口全科医生数（人）	1.38	约束性
每千人口医疗卫生机构床位数（张）	5.11	预期性

三、卫生费用配置指标

卫生费用是指一定时期内，为提供卫生保健服务所耗费的经济资源。卫生费用应与一个国家或地区社会经济发展水平及人民群众的卫生保健需求相适应，是卫生事业与社会经济协调发展的重要保证。

卫生费用指标包括数量指标及结构指标，前者如卫生总费用、卫生总费用占 GDP 的比重、人均卫生费用、人均公共卫生费用、卫生总费用年增长速度等，反映卫生费用投入的数量及变动趋势；后者如卫生总费用中政府卫生支出、社会卫生支出及个人现金卫生支出所占的比例，门诊患者次均医药费、住院患者次均医药费、门诊及住院费用构成，医疗、妇幼保健、疾病预防及控制费用比例等，反映卫生费用的分配及使用情况及卫生服务的公平性。

四、其他卫生资源配置指标

其他卫生资源还包括房屋、设备、药品、信息、知识和技术等。一般对大型医疗设备进行规划，如区域内 CT、MRI 等的配置数量，一般按每万人口为单位进行配置。

第四节　医疗与公共卫生服务

一、医疗卫生服务

医疗卫生服务指标反映了医疗卫生机构提供服务的情况，有反映医疗机构提供服务数量的指标，一般以绝对数表示，还有反映医疗卫生服务效率的指标，常用相对数表示。

1. 反映医疗卫生服务数量的指标

（1）诊疗人次数：指医疗机构所有诊疗工作的总人次数。诊疗人次数中，还可以分别统计门诊人次数、急诊人次数等。

（2）入院人数、出院人数：入院人数指医疗机构接收住院治疗的人数，出院人数指住院后出院的人数。

（3）住院患者手术人次数：指有正规手术单和麻醉单施行手术的住院患者数，包括产科手术患者。

（4）实际占用总床日数：指医院各科每日晚 12 点前实际占用床位数的总和，包括占用的临时加床。

2. 反映医疗卫生服务效率的指标

（1）病床周转次数

$$病床周转次数 = \frac{出院人数}{平均开放床位数} \tag{2-30}$$

（2）病床使用率

$$病床使用率 = \frac{实际占用总床日数}{实际开放总床日数} \times 100\% \tag{2-31}$$

（3）平均住院日

$$平均住院日 = \frac{出院者占用总床日数}{出院人数} \tag{2-32}$$

（4）医生人均日门诊量

$$医生人均日门诊量 = \frac{诊疗人次数}{医生人数 \times 251} \tag{2-33}$$

（5）医生人均负担住院床日

$$医生人均负担住院床日 = \frac{实际占用总床日数}{医生人数 \times 365} \tag{2-34}$$

二、妇幼保健服务

1. 早孕建册率（%）

$$早孕建册率 = \frac{辖区内孕13周之前建册并进行第一次产前检查的产妇人数}{该地同期活产数} \times 100\% \tag{2-35}$$

2. 孕产妇系统管理率（%）

$$孕产妇系统管理率 = \frac{年内孕产妇系统管理人数}{同期活产数} \times 100\% \tag{2-36}$$

式中，孕产妇系统管理人数是指妊娠至产后 28 日内接受过早孕检查、产前检查次数大于或等于 5 次、消毒接生及产后访视全程保健服务的产妇人数。2015 年全国平均水平为91.5%。

3. 住院分娩率（%）

$$住院分娩率 = \frac{年内在取得助产技术资质的机构分娩的活产数}{同期活产总数} \times 100\% \qquad （2-37）$$

式中，所指机构包括乡镇卫生院及乡镇以上各级医疗保健机构。2015 年全国平均住院分娩率为 99.7%。

4. 孕产妇产前检查率（%）

$$孕产妇产前检查率 = \frac{年内产前接受过一次及以上产前检查的产妇人数}{同期活产数} \times 100\% \qquad （2-38）$$

2015 年全国平均水平为 96.5%。

5. 产后访视率（%）

$$产后访视率 = \frac{年内产后28日内接受过产后访视的产妇人数}{同期活产数} \times 100\% \qquad （2-39）$$

2015 年全国平均水平为 94.5%。

6. 婚前检查率（%）

$$婚前检查率 = \frac{年内进行婚前医学检查的人数}{辖区内应查人数} \times 100\% \qquad （2-40）$$

7. 新生儿访视率（%）

$$新生儿访视率 = \frac{年内按照规范要求接受1次及以上访视的新生儿人数}{同期活产数} \times 100\% \qquad （2-41）$$

8. 儿童健康管理率（%）

$$儿童健康管理率 = \frac{年内接受1次及以上健康管理随访的0\sim6岁儿童数}{辖区内0\sim6岁儿童数} \times 100\% \qquad （2-42）$$

式中，儿童健康管理包括新生儿家庭访视、新生儿满月健康管理、婴幼儿健康管理（8 次）及学龄前儿童健康管理（每年一次）。

9. 三岁以下儿童系统管理率（%）

$$三岁以下儿童系统管理率 = \frac{年内接受系统管理的三岁以下儿童数}{辖区内三岁以下儿童数} \times 100\% \qquad （2-43）$$

2015 年全国平均水平为 90.7%。

10. 妇女病普查率（%）

$$妇女病普查率 = \frac{年内实际进行妇女病普查人数}{辖区内20\sim64岁妇女数} \times 100\% \qquad （2-44）$$

式中，妇女病普查人数是指接受了妇科病及乳腺病筛查的妇女人数。

三、疾病预防与控制服务

1. 儿童预防接种建证率（%）

$$儿童预防接种建证率 = \frac{年内已建立预防接种证的0\sim6岁儿童数}{辖区内应建立预防接种证的儿童数} \times 100\% \qquad （2-45）$$

2. 某种疫苗接种率（%）

$$某种疫苗接种率 = \frac{年内某种疫苗实际接种人数}{辖区内该疫苗应接种人数} \times 100\% \qquad （2-46）$$

3. 高血压患者规范管理率（%）

$$高血压患者规范管理率 = \frac{按照规范要求进行高血压患者健康管理的人数}{年内已管理的高血压患者人数} \times 100\% \quad （2-47）$$

式中，高血压患者的健康管理包括随访评估、分类干预和健康体检。

4. 管理人群血压控制率（%）

$$管理人群血压控制率 = \frac{年内最近一次随访血压达标人数}{年内已管理的高血压患者人数} \times 100\% \qquad （2-48）$$

式中，血压控制指收缩压＜140mmHg 和舒张压＜90mmHg（65 岁及以上患者收缩压＜150mmHg 和舒张压＜90mmHg），即收缩压和舒张压同时达标。

5. 2 型糖尿病患者规范管理率（%）

$$2型糖尿病患者规范管理率 = \frac{按照规范要求进行2型糖尿病患者健康管理的人数}{年内已管理的2型糖尿病患者人数} \times 100\%$$

$$（2-49）$$

式中，规范管理包括随访评估、分类干预和健康体检。

6. 管理人群血糖控制率（%）

$$管理人群血糖控制率 = \frac{年内最近一次随访空腹血糖达标人数}{年内已管理的2型糖尿病患者人数} \times 100\% \qquad （2-50）$$

式中，血糖控制达标指空腹血糖＜7mmol/L。

7. 老年人健康管理率（%）

$$老年人健康管理率 = \frac{年内接受健康管理的65岁及以上居民人数}{年内辖区内65岁及以上常住居民数} \times 100\% \qquad （2-51）$$

式中，接受健康管理是指建立了健康档案，接受了健康体检、健康指导，健康体检表填写完整。

8. 老年人中医药健康管理率（%）

$$老年人中医药健康管理率 = \frac{年内接受中医药健康管理的65岁及以上居民数}{年内辖区内65岁及以上常住居民数} \times 100\%$$

$$（2-52）$$

式中，接受中医药健康管理是指建立了健康档案、接受了中医体质辨识、中医药保健指导，服务记录表填写完整。

9. 儿童中医药健康管理率（%）

$$儿童中医药健康管理率 = \frac{年内按照月龄接受中医药健康管理的0\sim36个月儿童数}{年内辖区内应管理的0\sim36个月儿童数} \times 100\%$$

$$（2-53）$$

式中，接受中医药健康管理是指建立健康档案、接受不同月龄的中医药健康指导，服务记录表填写完整。中医药健康指导包括向家长提供儿童中医饮食调养、起居活动指导，向 6、12 月龄家长传授摩腹和捏脊方法，向 18、24 月龄家长传授按揉迎香穴、足三里穴的方法，向 30、36 月龄家长传授按揉四神聪穴的方法。

10. **严重精神障碍患者规范管理率**（%）

$$严重精神障碍患者规范管理率 = \frac{年内按照规范要求进行管理的严重精神障碍患者人数}{年内辖区内登记在册的确诊严重精神障碍患者人数} \times 100\%$$

（2-54）

式中，管理规范要求包括患者信息管理、随访评估、分类干预和健康体检。

11. **肺结核患者管理率**（%）

$$肺结核患者管理率 = \frac{已管理的肺结核患者人数}{同期辖区内经上级定点医疗机构确诊并通知基层医疗卫生机构管理的肺结核患者人数} \times 100\%$$

（2-55）

式中，管理内容包括入户随访、督导服药和随访管理、结案评估。

12. **肺结核患者规则服药率**（%）

$$肺结核患者规则服药率 = \frac{按照要求规则服药的肺结核患者人数}{同期辖区内已完成治疗的肺结核患者人数} \times 100\%$$ （2-56）

式中，规则服药是指在整个疗程中，患者在规定的服药时间实际服药次数占应服药次数的90%以上。

13. **传染病疫情报告率**（%）

$$传染病疫情报告率 = \frac{网络报告的传染病病例数}{登记传染病病例数} \times 100\%$$ （2-57）

14. **传染病疫情报告及时率**（%）

$$传染病疫情报告及时率 = \frac{报告及时的传染病病例数}{报告传染病病例数} \times 100\%$$ （2-58）

15. **突发公共卫生事件相关信息报告率**（%）

$$突发公共卫生事件相关信息报告率 = \frac{及时报告的突发公共卫生事件相关信息数}{报告的突发公共卫生事件相关信息数} \times 100\%$$

（2-59）

四、卫生监督服务

1. **食品卫生合格率**（%） 指对食品生产、经营单位的食品进行的经常性卫生监督检查中合格食品所占的百分比。

$$食品卫生合格率 = \frac{抽检中符合食品卫生标准的样品数}{抽检样品总数} \times 100\%$$ （2-60）

2. **公共场所卫生合格率**（%） 指对辖区内公共场所进行的经常性卫生监督中合格场所所占的百分比。

$$公共场所卫生合格率 = \frac{抽检中符合卫生标准的公共场所数}{抽检公共场所总数} \times 100\%$$ （2-61）

3. **职业卫生合格率**（%） 指对辖区内存在职业病危害的工作场所进行的经常性卫生监督中合格场所所占的百分比。

$$职业卫生合格率 = \frac{抽检中符合职业卫生标准的工作场所数}{抽检工作场所总数} \times 100\% \qquad (2\text{-}62)$$

4. 卫生与计划生育监督协助管理信息报告率（%）

$$卫生与计划生育监督协助管理信息报告率 = \frac{报告的事件或线索次数}{发现的事件或线索次数} \times 100\% \qquad (2\text{-}63)$$

式中，报告事件或线索包括食源性疾病、饮用水卫生安全、学校卫生、非法行医和非法采供血、计划生育。

5. 协助开展的食源性疾病、饮用水卫生安全、学校卫生、非法行医和非法采供血、计划生育实地巡查次数。

五、环境卫生服务

1. **农村自来水普及率（%）** 指农村饮用自来水人口数占当地农村人口总数的百分比。
2. **卫生厕所普及率（%）** 符合农村户厕卫生标准的累计卫生厕所数占当地农村总户数的百分比。

六、健康教育服务

1. 发放健康教育印刷资料的种类和数量。
2. 播放健康教育音像资料的种类、次数和时间。
3. 健康教育宣传栏设置和内容更新情况。
4. 举办健康教育讲座和健康教育咨询活动的次数和参加人次。

七、卫生信息服务

1. **健康档案建档率（%）**

$$健康档案建档率 = \frac{建立健康档案人数}{辖区内常住居民数} \times 100\% \qquad (2\text{-}64)$$

式中，建立健康档案人数是指完成健康档案封面和个人基本信息表的居民数，0～6 岁儿童为"新生儿家庭访视记录表"。

2. **电子健康档案建档率（%）** 是指建立了电子健康档案的百分比。
3. **健康档案使用率（%）**

$$健康档案使用率 = \frac{有动态记录的健康档案份数}{健康档案总份数} \times 100\% \qquad (2\text{-}65)$$

式中，动态记录指与患者的医疗记录相关联和（或）有符合对应服务规范要求的相关服务记录。

第五节　医疗保障体系

医疗保障体系包括新型农村合作医疗（以下简称新农合）、城镇居民基本医疗保险（以下简称城镇居民医保）、城镇职工基本医疗保险（以下简称城镇职工医保）及其他医疗保险。

1. **新农合参保人数及参保率** 新农合参保人数指年内新农合筹资截止时间缴纳新农合资金的人口数。新农合参保率的计算公式如下所示。

$$新农合参保率 = \frac{年内新农合参保人数}{同期区域内应参保人口数} \times 100\% \tag{2-66}$$

2. **城镇居民医保参保人数及参保率** 指参加城镇居民医保(在经办机构参保并建立当年缴费记录)的人数及占应参加人数的比例。

3. **新农合缴纳标准及政府补助标准** 指区域内参加新农合的个人每年的平均筹资标准,包括个人缴纳的资金标准及各级政府的补助标准。

4. **城镇居民医保人均缴纳标准及政府补助标准** 指区域内参加城镇居民医保个人的年平均筹资标准,包括个人缴纳标准及政府补助标准。

5. **新农合及城镇居民医保门诊费用支付比例** 指区域内新农合及城镇居民医保对门诊费用的报销或补偿标准。

6. **新农合及城镇居民医保住院费用支付比例** 指区域内新农合及城镇居民医保对住院费用报销及补偿的标准。

7. **城乡居民大病保险覆盖率** 指参与大病保险的城乡居民人数占应参加人数的比例。

8. **城乡居民大病保险报销比例** 指区域内对城乡居民大病保险的报销或补偿标准。

(李晓梅)

第三章　卫生服务需求与利用

第一节　概　述

一、基　本　概　念

（一）卫生服务需要

卫生服务需要主要取决于居民的自身健康状况，是依据人们的实际健康状况与"理想健康状态"之间存在的差距而提出的对医疗、预防、保健、康复等卫生服务的客观需要，包括个人觉察到的需要（perceived need）和由医疗卫生专业人员判定的需要，两者有时是一致的，有时又是不一致的。如果一个人觉察到有卫生服务需要时，才有可能去寻求利用卫生服务。如果某个人实际存在健康问题或患有疾病，但未被察觉，一般不会利用卫生服务，这种情况会对健康构成危险。发现还没有被觉察到的潜在需要（potential need），这无论对于医疗服务还是预防保健工作都具有积极的意义。

（二）卫生服务需求

卫生服务需求是从经济和价值观念出发，在一定时期内、一定价格水平上人们愿意而且有能力消费的卫生服务量。卫生服务需求取决于消费者具有利用卫生服务的意愿和消费者具有消费这种卫生服务的能力，一般可分为如下两类。①由需要转化而来的需求。人们的卫生服务需要只有转化为需求，才有可能去利用医疗卫生服务，但在现实生活中，并不是人们所有的卫生服务需要都能转化为需求。需要能否转化为需求，除了与居民本身是否觉察到有某种或某些卫生服务需要外，还受其收入水平、社会地位、享有的健康保障制度、交通便利程度、风俗习惯，以及卫生机构提供的服务类型和质量等多种因素的影响。②没有需要的需求。通常是由不良的就医行为和行医行为所造成。一方面，有些医疗卫生服务人员受经济利益驱动给患者做不必要的检查、开大处方等。上述情况均可导致没有需要的需求大量增加，没有需要的需求是造成卫生资源的浪费和短缺的主要原因之一。另一方面，有时居民提出的一些"卫生服务需求"，可能经医学专家按服务规范判定后认为是不必要的或是过分的需求。例如，有些公费和劳动保护医疗者就医时通过要求医生多开药、开高价药等形式过度利用卫生服务。

（三）卫生服务利用

卫生服务利用是需求者实际利用卫生服务的数量（即有效需求量），是人群卫生服务需要量和卫生资源供给量相互制约的结果，既可以直接反映卫生系统为居民健康提供卫生服务的数量和工作效率，也可以间接反映卫生系统卫生服务对居民健康状况的影响，但不能直接用于评价卫生服务的效果。卫生服务利用指标是评价卫生服务社会效益和经济效益的常用手段。卫生服务利用指标虽然不能直接反映卫生系统对人群健康状况的作用效果，但是可间接反映卫生系统通过卫生服务对居民健康状况的影响。卫生服务利用会受到卫生服务需要、卫生服务供给、人群平均经济收入、医疗保障、居民文化和教育程度、传统习俗和信仰、个人对经济与疾病负担的预期等因素影响。

二、卫生服务需要、需求、利用之间关系

卫生服务需求是由需要转化而来的。理论上，如果人们的卫生服务需要都能转化为需求，需求就有可能通过对卫生服务的实际利用得到满足，但现实难以实现。一方面，人们可能由于各种主观和客观的原因，不能或没能使需要转化为需求而未去寻求卫生服务利用；另一方面，由于卫生资源有限、配置不合理，以及存在的服务质量差、效率低、资源浪费的现象，无论是由需要转化而来的需求还是没有需要的需求，都难以得到完全满足，实际满足与否及其满足程度取决于卫生服务的供给量。当供给量大于需求量（供大于求）时，需求将会得到满足；但供大于求时往往会导致卫生资源利用不足，如人员、床位、仪器设备等的闲置造成的利用效率低。当供给量小于需求量（供不应求）时，需求不可能得到全部满足，就会出现等待就诊、住院及得不到应有服务的现象。为了改善广大居民卫生服务利用能力和公平性，需要通过采取建立适宜的健康保障制度、合理配置卫生资源、开源节流，控制医疗卫生服务价格、提高服务效率和质量、杜绝不良就医和行医行为、开展公众健康教育和健康促进活动等措施和方法，使人们的卫生服务需要能更多地转化为需求，才能在卫生资源投入不变的前提下最大限度地满足人们真正的需求。

三、影响卫生服务需求与利用的因素

凡是影响居民健康和社会卫生状况的各种因素，都可直接或间接地影响居民的卫生服务需求和利用，主要包括服务对象的人口学特征、健康状况、所享有的健康保健制度、经济状况、服务提供者的服务能力、卫生设施条件等。其中，居民自身的健康状况是影响卫生服务需求和利用的决定因素。

（一）人口因素

在其他因素不变的情况下，人口数量是决定卫生服务需求最重要的因素之一，服务人口数越多，卫生服务需求量就越大。人口数量的增加必然导致卫生服务利用增加，此外，人口结构的改变也会对卫生服务利用水平有影响。不同年龄别人群对卫生服务需求不同，需求的服务类别存在较大差异。一般来说，老年人的慢性病较多，患病率高，患病的严重程度也较高，因而卫生服务需求量也大，对卫生服务利用也相对较多。青壮年人群面临社会竞争的压力较其他人群大，相较而言精神卫生服务需求及利用较多。婴幼儿抵抗力较弱，发病率较高，对卫生服务利用相对较多。性别对卫生服务的需要和需求有一定影响。从男性所从事的职业特点看，具有危险性和职业毒害的工作多由男性来承担，男性遭受生产性灾害和职业病的机会较多。同时，由于女性有月经期、孕期、产褥期、哺乳期和更年期等特殊需要，女性对卫生服务需要的时间跨度及需求量要多于男性。在其他条件不变的情况下，女性由于寿命比男性长，潜在的卫生服务需求比较多。人口多的家庭，如果成员间相互帮助和关爱，关系紧密，会使卫生服务需求减少，有助于患者更快地康复。

（二）经济因素

社会经济因素不仅可以直接影响居民健康状况，而且可以通过卫生服务间接地对居民的健康产生影响，不同的社会经济发展水平是造成不同国家或地区居民健康水平差异的一个重要原因。卫生服务需求和利用受到卫生服务价格、需求者的收入等因素的影响。卫生服务需求受到卫生服务价格的影响。价格越高，需求量越少；价格越低，需求量越多。需求者收入水平高低会影响到其对卫生服务的需求。收入越高的人群，对卫生服务的购买力越强，对卫生服务需求和利用越多；反之，收入越低的人群，对卫生服务的购买力越弱，对卫生服务需求和利用也越少。居民对未来服务供应情况的预期也会影响现在的需求量。如果预计到医疗费用可能上升，居民会增加现在的卫生服务需求。居民的储蓄对卫生服务需求也会造成影响，同样收入的居民，储蓄多了，对服务的购买力就会下降，需求也会相应减少。

（三）文化因素

文化程度高者对预防保健意识和疾病自我认识能力要强于文化程度低者，短期会增加卫生服务需要。但受过较多教育的人，掌握更多的预防保健知识，就会更多采取自我医疗，从而会降低卫生服务需要和利用。受教育较少的人，掌握的预防保健知识少，对一般卫生服务需求也较少，但一旦有健康问题会较严重，对卫生服务需求和利用则会更多。我国的家庭健康询问调查显示，城镇居民自报的患病率往往高于农村居民的一个重要原因是与城镇居民的受教育程度相对较高、对疾病的自我认识能力相对较强有关。低文化程度人群两周患病率较高，未上过学者两周患病率最高。两周就诊率有随着文化程度增加而降低的趋势，未受过教育人群两周就诊率最高，其次是小学文化程度的人群，其他受教育程度人群的两周就诊率均相对较低。

（四）婚姻与家庭

婚姻与家庭的状况是健康的一个重要影响因素。婚姻幸福与否、家庭结构的完整与否、家庭关系的和谐与否等对家庭中每个成员的身心健康起着重要的作用。一个幸福美满的家庭有利于每个家庭成员的身心健康。而一旦婚姻或家庭出现问题将会损害家庭成员的健康，引起各种疾病。研究表明，有配偶者对医疗服务的需求少于独身、寡鳏及离婚者，即使患病住院，有配偶者可以减少住院次数或缩短住院时间。有时家庭的护理照料可以代替一部分医院治疗，多人口家庭可以减少医疗服务需求，特别对缩短住院天数更为明显。

（五）医疗保险

医疗保障制度是现代社会保障制度的重要组成部分，体现政府管理卫生事业和保障人民健康的公共职责，是政府对卫生事业实行公共管理的实现形式。医疗保障制度直接影响卫生服务的质量、公平和效益，以及人们的卫生服务需求和卫生服务利用。参加不同医疗保险的人群在所利用的医疗卫生机构级别及其利用量方面存在明显不同，参加医疗保险者的就诊率、住院率、住院天数及医药费用均明显高于自费医疗者。由于参加医疗保险者还能获得定期的免费健康检查或疾病普查的机会，还有助于及时发现潜在的不良健康问题，从而认识到卫生服务需要。医疗保险常采用设置起付线、封顶线、按比例补偿或全额补偿等方式，对供方或需方进行补偿。我国的医疗保险采取起付线、封顶线、按比例补偿相结合的方式，对需方进行补偿。

第五次国家卫生服务调查显示，城镇职工医保人群的两周就诊率为最高，其次为新农合人群，第三为城镇居民医保人群。住院服务利用情况，住院人数占需住院人数的比例高低依次为城镇职工医保人群、新农合人群、城镇居民医保人群（表3-1、表3-2）。

表3-1 2013年调查地区不同医疗保障覆盖居民两周就诊率

医保类型	两周就诊率（%）	顺位
城镇职工医保	13.4	1
城镇居民医保	12.4	3
新农合	13.3	2

表3-2 2013年调查地区不同医疗保障覆盖居民住院服务利用情况

医保类型	住院人数占需住院人数的比例（%）	顺位
城镇职工医保	84.2	1
城镇居民医保	81.6	3
新农合	81.9	2

（六）自然因素

自然环境是人类生存的必要条件，与人类的健康密切相关。自然环境中，存在不少对健康不利的因素。这些因素包括各种地质和气象灾害、不良的气候和天气条件、天然有害化学物质、地表化学元素分布不均、天然放射性物质和致病微生物等。某些疾病的高发往往具有明显的季节性和地域性，从而影响居民的卫生服务需要和利用。例如，夏秋季易发消化系统疾病，冬春季易发呼吸系统疾病和心脑血管疾病；克山病、甲状腺肿、血吸虫病、氟斑牙等地方病和寄生虫病也只有在特定的气候地理条件下才易于发生。

（七）时间因素

时间是一个影响卫生服务需求的重要因素。疾病时间具有机会成本，某种服务利用的时间成本占较大比例时，预测的需求价格弹性系数就会较小。随着服务的货币价格减少，卫生服务需求对时间成本更为敏感。低时间成本的人比高时间成本的人更有可能接受卫生服务。通过降低某些人群的时间成本，可增加他们对卫生服务的利用。例如，将基层医疗卫生机构设在交通便利或距离近的地方，可减少人群就诊往返时间，可提高他们的卫生服务利用。

（八）卫生服务质量

卫生服务质量是指卫生服务提供的效果，即与规定的要求相比较，卫生服务提供的优劣程度。提高卫生服务质量可以缩短医疗时间，进而减少患者对卫生服务的需要和利用。积极开展预防保健服务的成效在短期内可能不会明显改变人群总的卫生服务需要量，但从长远来看，若预防保健工作奏效了，疾病减少或消灭了，就势必会减少卫生服务需要量和利用量。此外，在一个缺医少药的落后地区，居民获得规范的卫生服务量势必也是很低的。

（九）卫生服务提供者

在卫生服务方面，需求者对卫生服务的利用主要是由卫生服务提供者主导的。提供者在提供卫生服务时，不仅考虑患者的利益，同时也会考虑到自己的利益。因此，在一定条件下可以诱导患者更多地利用某种卫生服务，产生诱导需求的现象。在医疗服务收费价格偏低的情况下，医疗机构或医生总希望在允许的范围内，尽可能为患者提供更多价格高于成本的检查项目和药品。在我国目前医疗服务收费价格偏低的情况下，医务人员不论从医院还是个人角度，在允许的范围内，会为患者提供更多的价格高于成本的检查项目和药品，不仅可以增加收益，也可避免一些误诊，防止不必要的医疗纠纷。

（十）行为心理因素

行为心理因素一方面对疾病的发生、发展及转归有明显作用；另一方面对就诊、住院的影响也明显存在。

影响卫生服务需要、需求与利用的因素远非以上所述，还包括生物学遗传、职业、社会地位、卫生政策、人口流动、交通便利程度、宗教信仰、风俗习惯、生活方式等众多因素。正确运用多因素分析方法，将有助于发现众多可能影响因素中的主要因素，认识它们内在的多元性联系，进而实施有效的干预措施，改善卫生服务状况。

第二节　卫生服务需要、需求和利用的测量及应用

一、卫生服务需要的测量

卫生服务需要是居民实际健康状况的客观反映，通常可以通过人群健康状况的指标来反映人群的卫生服务需要，包括需要量的水平、范围和类型等。反映人群健康状况的指标很多，包括疾病指标、死亡及其构成指标、残疾指标、营养与生长发育指标、心理指标、社会指标，以及由这些指标派生出来的复合指标，如生存质量指数、健康期望寿命、无残疾期望寿命、伤残调整生命年等。目前，常用疾病指标和死亡指标来反映人群的卫生服务需要。

在死亡指标中，婴儿死亡率、孕产妇死亡率和平均期望寿命是综合反映社会发展水平、居民健康水平及医疗卫生保健水平的敏感指标。因而，常用这三项指标反映一个国家或地区居民的卫生服务需要量水平。如果某个地区人口的婴儿死亡率和孕产妇死亡率高，而平均期望寿命低，则可说明该地区居民的健康状况差，保健水平低，卫生服务需要量大。此外，死因顺位及构成也是反映居民卫生服务需要量的重要指标。通过对死因顺位及其构成的分析，可以找出主要危害居民健康的疾病和卫生问题，从而确定居民的主要卫生服务需要。

与疾病指标相比，死亡指标比较稳定、可靠，资料也比较容易通过常规登记报告或死因监测系统收集，并且可获得连续性资料。但是，死亡是疾病或损伤对健康的影响达到最严重时的结局，因而用死亡指标反映居民健康问题不太精确，还需要结合疾病指标进行分析，特别是在了解人群对医疗、预防、护理、康复、健康教育与咨询等卫生服务需要中消耗资源最多的医疗服务需要时，疾病指标更显得尤为重要。

反映居民医疗服务需要量和疾病负担的指标主要由疾病频率（度）指标和严重程度指

标组成，通常需要通过调查获得。

（一）疾病频率（度）指标

卫生服务研究中所定义的"患病"是从居民的卫生服务需要角度考虑，并非严格意义上的"患病"，主要依据被调查者的自身感受和经过培训的调查员的客观判断综合确定。常用的指标有如下几种。

1. 两周患病率

$$两周患病率=\frac{前两周内患病人(次)数}{调查人数}\times 100\% \qquad （3-1）$$

我国卫生服务总调查将"患病"的概念界定为：①自觉身体不适，曾去医疗卫生单位就诊、治疗；②自觉身体不适，未去医疗卫生单位诊治，但采取了自服药物或一些辅助疗法，如推拿按摩等；③自觉身体不适，未去就诊治疗，也未采取任何自服药物或辅助疗法，但因身体不适休工、休学或卧床一日及以上者。上述三种情况有其一，即判定为"患病"。

2. 慢性病患病率

$$慢性病患病率=\frac{前半年内患慢性病人(次)数}{调查人数}\times 100\% \qquad （3-2）$$

卫生服务总调查中"慢性病"的概念被界定为：①被调查者在调查的前半年内，经过医务人员明确诊断有慢性病；②半年以前经医生诊断有慢性病，在调查的前半年内时有发作，并采取了治疗措施，如服药、理疗等；两者有其一，即判定为患"慢性病"。

3. 健康者占总人口百分比　　即每百名调查人口中健康者所占的百分比。

"健康者"是指在调查期间无急慢性疾病、外伤和心理障碍，无因病卧床及正常活动受限制，无眼病和牙病等。

（二）疾病严重程度指标

居民的医疗服务需要不仅反映在患病频率的高低，同时还表现在所患疾病的严重程度。通常家庭健康询问调查了解到的疾病严重程度不是临床医学上的概念，而是通过询问被调查者在过去的某一个时期内患病伤持续天数和因病伤卧床、休工、休学天数来间接了解疾病的严重程度、对劳动生产力的影响及推算因病伤所造成的经济损失。常用的指标有如下几种。

1. 两周卧床率

$$两周卧床率=\frac{前两周内卧床人(次)数}{调查人数}\times 100\% \qquad （3-3）$$

2. 两周活动受限率

$$两周活动受限率=\frac{前两周内活动受限人(次)数}{调查人数}\times 100\% \qquad （3-4）$$

3. 两周休工（学）率

$$两周休工(学)率=\frac{前两周内因病休工(学)人(次)数}{调查人数}\times 100\% \qquad （3-5）$$

4. 人均两周患病天数

$$人均两周患病天数 = \frac{前两周内患病总天数}{调查人数} \qquad (3\text{-}6)$$

此外，还有失能率、残障率，以及两周卧床天数、休工天数、休学天数等。

第五次国家卫生服务调查显示，2013 年调查地区居民两周患病率为 24.1%，城市、农村分别为 28.2% 和 20.2%（表 3-3）。2013 年调查地区 15 岁及以上人口按患病人数计算居民慢性病患病率为 24.5%，城市、农村分别为 26.3% 和 22.7%；按患病例数计算慢性病患病率为 33.1%，城市、农村分别为 36.7% 和 29.5%（表 3-3、表 3-4）。

对于预防保健的需要量，通常可用传染病的发病率来反映。通常，传染病发病率高的地区居民对预防保健的需要量也高；反之则低。传染病发病资料一般可以通过疾病常规登记获得。

表 3-3　2013 年调查地区城乡居民两周患病率

指标	合计	城市				农村			
		小计	东部	中部	西部	小计	东部	中部	西部
患病人数（人）	54 067	29 810	11 019	9370	9421	24 257	9850	9544	6863
患病例数（例）	66 067	37 660	14 278	11 810	11 572	28 407	11 767	8754	7886
两周患病率（%）	24.1	28.2	32.1	26.4	26.2	20.2	25.7	19.5	15.9

表 3-4　2013 年调查地区 15 岁及以上人口慢性病患病率

指标	合计	城市				农村			
		小计	东部	中部	西部	小计	东部	中部	西部
慢性病患病人数（人）	56 417	30 298	11 017	10 063	9218	26 119	9525	8422	8172
慢性病患病例数（例）	76 093	42 214	15 285	13 934	12 995	33 879	12 297	11 039	10 543
按人数计算患病率（%）	24.5	26.3	27.9	26.2	24.8	22.7	24.7	23.1	20.5
按人次计算患病率（%）	33.1	36.7	38.7	36.2	35.0	29.5	31.8	30.3	26.4

二、卫生服务需求和利用的测量

我国卫生服务需求和利用的评价资料主要来源于常规的卫生信息登记及报表。此类资料一般较易收集、长期积累和系统观察，但由于一个地区的居民常常在不同的地点利用卫生服务，仅仅根据卫生与计划生育部门登记报告资料不易判断人群利用卫生服务的全况。因而，可进行家庭抽样询问调查以较全面地了解与掌握人群健康、卫生服务需求和利用的状况。

卫生服务需求和利用可分为医疗服务、预防保健服务及康复服务利用等几类。医疗服务的主动性主要在于群众，预防保健服务的主动性主要在于卫生人员。

（一）两周患病治疗情况

两周患病者在两周内的治疗方式包括两周内就诊、延续两周前治疗、自我医疗、未治疗。两周内就诊指因疾病或损伤在两周内去医疗卫生机构就诊；延续两周前治疗指调查两周前发现病例在调查两周内正在延续两周前的治疗方式，如服药、理疗、康复等；自我医疗指调查两周内未就诊，自己进行了治疗，如服药、理疗等；未治疗指两周内未进行任何的治疗。

第五次国家卫生服务调查显示，2013 年调查人口两周患病者中，84.5%的患者有就诊，自我医疗者占 14.1%，仅有 1.4%的患者未采取任何治疗措施。城市地区与农村地区两周患病者到医疗机构就诊差异不大。城市地区未采取任何治疗措施的比例低于农村地区。东部纯自我治疗者比例均低于中部和西部。城市地区，东、中、西部两周患病者未采取任何治疗措施的比例差别不大，农村地区差别相对较大（表 3-5）。

表 3-5　2013 年调查人口两周患病治疗情况

指标	合计	城市				农村			
		小计	东部	中部	西部	小计	东部	中部	西部
患病例数（例）	66 067	37 660	14 278	11 810	11 572	28 407	11 767	8754	7886
治疗方式（%）									
两周内就诊	37.2	32.5	34.2	25.0	38.2	43.5	40.3	42.6	49.3
延续两周前治疗	47.2	53.0	55.3	59.0	43.9	39.6	46.1	36.2	33.7
自我治疗	14.1	13.9	10.0	15.3	17.2	14.4	12.2	16.4	15.6
未治疗	1.4	0.7	0.5	0.7	0.7	2.4	1.4	4.8	1.4

（二）两周患病医生治疗指标

1. **两周患病医生指导治疗率**　指每一百名（或一千名）调查人口中，在医生指导下两周内对疾病有过治疗的病例数。两周患病医生指导治疗率可按疾病类别和疾病别进行测算。

两周患病医生指导治疗率=

$$\frac{两周患病就诊例数、遵医嘱延续治疗和遵医嘱自我医疗的病例数之和}{调查人口数}\times100\% \qquad (3-7)$$

第五次国家卫生服务调查显示，2013 年两周患病医生指导治疗率为 20.4%，城市高于农村。东部两周患病医生指导治疗率较高，其次是中部，西部最低。两周患病医生指导治疗率由 2008 年的 11.8%增加到 2013 年的 20.4%（表 3-6）。

表 3-6　2013 年调查人口两周患病医生指导治疗率

指标	合计	城市				农村			
		小计	东部	中部	西部	小计	东部	中部	西部
调查人口数（人）	273 688	133 393	44 499	44 774	44 120	140 295	45 875	44 883	49 537
患病例数（例）	66 067	37 660	14 278	11 810	11 572	28 407	11 767	8754	7886
医生指导治疗例数（例）	55 806	32 190	12 770	9920	9500	23 616	10 167	6904	6545
两周患病医生指导治疗率（%）	20.4	24.1	28.7	22.2	21.5	16.8	22.2	15.4	13.2

2. **分疾病类别两周患病医生指导治疗率**　第五次国家卫生服务调查显示，居民分疾病类别两周患病医生指导治疗率位居前五位的是循环系统疾病，呼吸系统疾病，内分泌、营养和代谢疾病，肌肉骨骼系统和结缔组织疾病，消化系统疾病。与 2008 年相比，循环系统疾病及内分泌、营养和代谢系统疾病两周患病医生指导治疗率大幅上升，肌肉骨骼系统

和结缔组织疾病有所增加，而呼吸系统疾病、消化系统疾病变化不大（表 3-7）。

表 3-7 不同年份调查人口分疾病类别两周患病医生指导治疗率（%）

疾病类别	合计		城市		农村	
	2013 年	2008 年	2013 年	2008 年	2013 年	2008 年
循环系统	105.3	14.7	131.7	22.4	80.1	12.0
呼吸系统	29.1	27.1	27.8	18.1	30.4	30.2
内分泌系统	26.1	2.2	38.5	4.9	14.2	1.3
肌肉骨骼系统	12.1	8.5	11.1	6.2	12.9	9.4
消化系统	12.0	13.1	11.3	8.8	12.7	14.6
泌尿系统	4.6	3.6	5.0	2.8	4.1	3.9
损伤中毒	3.4	3.1	3.0	2.5	3.8	3.3
神经系统	2.0	1.2	2.3	1.0	1.8	1.3
皮肤	1.8	1.8	1.7	1.6	1.8	1.9
恶性肿瘤	1.5	0.8	2.0	1.1	1.1	0.7

3. 疾病类别两周患病医生指导治疗率与构成比 第五次国家卫生服务调查显示，居民两周患病医生指导治疗率位居前五的疾病分别是高血压、糖尿病、感冒、急慢性胃肠炎、脑血管病。城市地区高血压病和糖尿病的两周患病医生指导治疗率明显高于农村地区（表 3-8）。

表 3-8 2013 年调查人口疾病类别两周患病医生指导治疗率与构成比

合计			城市			农村		
疾病名称	治疗率（‰）	构成（%）	疾病名称	治疗率（‰）	构成（%）	疾病名称	治疗率（‰）	构成（%）
高血压	89.8	44.0	高血压	112.9	46.8	高血压	67.7	40.2
糖尿病	24.4	11.9	糖尿病	36.0	14.9	糖尿病	24.9	14.8
感冒	23.4	11.5	感冒	21.9	9.1	感冒	13.3	7.9
急慢性胃肠炎	5.9	2.9	急慢性胃肠炎	6.0	2.5	急慢性胃肠炎	6.3	3.7
脑血管病	5.2	2.6	脑血管病	5.6	2.3	脑血管病	4.8	2.9
缺血性心脏病	4.5	2.2	缺血性心脏病	5.4	2.3	缺血性心脏病	4.7	2.8
椎间盘疾病	4.4	2.2	椎间盘疾病	4.1	1.7	椎间盘疾病	3.5	2.1
类风湿关节炎	3.0	1.5	类风湿关节炎	2.8	1.2	类风湿关节炎	3.0	1.8
慢性阻塞性肺病	2.9	1.4	慢性阻塞性肺疾病	2.5	1.1	慢性阻塞性肺疾病	2.9	1.7
胆结石胆囊炎	1.4	0.7	胆结石胆囊炎	1.4	0.6	胆结石胆囊炎	1.4	0.8

（三）门诊服务利用指标

通过该指标可以掌握居民就诊的水平、流向和特点，分析其影响因素，为合理组织门诊服务提供重要依据。居民门诊服务利用的指标主要有：两周就诊率、两周就诊人次数或人均年就诊次数（可根据两周就诊人次数推算得到）、两周患者就诊率及两周患者未就诊率等，用来反映居民对门诊服务的需求水平和满足程度。

1. 两周就诊率

$$两周就诊率 = \frac{前两周内就诊人(次)数}{调查总人口数} \times 100\% \qquad （3-8）$$

2. 两周患病就诊率

$$两周患病就诊率 = \frac{前两周内患者就诊人(次)数}{两周患者总例数} \times 100\% \qquad （3-9）$$

3. 两周患者未就诊率

$$两周患者未就诊率 = \frac{前两周内患者未就诊人(次)数}{两周患者总例数} \times 100\% \qquad （3-10）$$

4. 两周内未就诊比例

$$两周内未就诊比例 = \frac{两周患者两周内未就诊病例数}{两周患病例数} \times 100\% \qquad （3-11）$$

5. 人均年就诊次数

$$人均年就诊次数 = \frac{两周内因病伤就诊次数 \times 26}{调查总人口数} \qquad （3-12）$$

（四）住院服务利用指标

反映住院服务利用的指标主要有：住院率、住院天数及未住院率，可用于了解居民对住院服务的利用程度，还可以进一步分析住院原因、住院医疗机构与科别、辅助诊断利用、病房陪住率，以及需住院而未住院的原因等，从而为确定医疗卫生机构布局、制订相应的病床发展和卫生人力规划提供依据。

1. 住院率

$$住院率 = \frac{前一年内住院累计次数}{调查总人口数} \times 100\% \qquad （3-13）$$

2. 未住院率

$$未住院率 = \frac{一年内需住院而未住院累计次数}{需要住院人(次)数} \times 100\% \qquad （3-14）$$

3. 每人每年住院日数

$$每人每年住院日数 = \frac{累计调查人口一年内住院日数}{调查总人口数} \qquad （3-15）$$

第五次国家卫生服务调查显示，2013 年调查地区居民两周就诊率为 13.0%，其中城市地区为 13.3%，农村地区为 12.8%，城市高于农村。东部城市地区与东部农村地区两周就诊率接近，而西部城市地区的两周就诊率则高于西部农村地区。调查地区居民住院率为 9.0%，城市地区为 9.1%，农村地区为 9.0%，城乡差别不大，中部与西部的住院率高于东部（表 3-9）。

表 3-9　2013 年调查人口医疗服务利用量

指标	合计	城市				农村			
		小计	东部	中部	西部	小计	东部	中部	西部
调查人口数（人）	273 688	133 393	44 499	44 774	44 120	140 295	45 875	44 883	49 537
两周就诊率（%）	13.0	13.3	15.4	8.8	15.8	12.8	16.1	11.4	11.0

续表

指标	合计	城市				农村			
		小计	东部	中部	西部	小计	东部	中部	西部
住院率（%）	9.0	9.1	7.9	8.7	10.7	9.0	7.6	10.0	9.4
需住院未住院比例（%）	17.1	17.6	13.7	20.8	17.5	16.7	13.6	16.6	19.0

（五）预防保健服务利用评价

预防保健服务包括计划免疫、健康教育、传染病控制、妇幼保健等。与医疗服务相比，测量预防保健服务利用比较复杂困难。预防保健服务利用常常发生在现场，资料登记收集有一定困难。有些预防保健服务利用率低，且又有一定的季节性，对少数人群进行一次性横断面调查常常不易获得满意的结果。而采取卫生机构登记报告和家庭询问调查相结合的方法收集资料，可通过比较居民实际接受的服务量与按计划目标应提供的服务量进行测量与评价。妇幼保健服务利用指标包括产后访视率、妇科病查治率、孕产妇产前检查率及平均检查次数、孕早期检查率及平均初检孕周、住院分娩率、婴儿出生体重及婴幼儿计划免疫接种等。表3-10为我国第五次国家卫生服务总调查中获得的部分妇幼卫生服务和预防保健服务利用指标，除1993年农村妇女产后访视率高于城市外，产前检查率、产后访视率、住院分娩率等指标都明显优于农村，表明城乡妇幼卫生服务存在明显差别。

表3-10　我国城乡居民妇幼卫生服务利用

指标	1993 年		1998 年		2003 年		2008 年		2013 年	
	农村	城市	农村	城市	农村	城市	农村	城市	农村	城市
产前检查率（%）	60.3	95.6	78.6	86.6	85.6	96.4	93.7	97.6	97.3	98.4
产后访视率（%）	48.3	39.6	50.2	61.4	51.7	59.6	54.3	61.0	63.5	64.9
住院分娩率（%）	21.7	87.3	41.3	92.4	62.0	92.6	87.1	95.1	95.7	96.8
孕产妇剖宫产率（%）	—	—	2.9	19.2	9.9	38.8	21.6	51.1	33.4	49.6
低体重出生儿比例（%）	3.3	3.8	3.7	3.4	3.8	3.1	2.8	2.1	3.3	3.4
五岁以下儿童预防接种建卡率（%）	56.0	89.2	91.8	97.3	87.3	94.7	97.8	98.4	99.4	99.4

第五次国家卫生服务调查显示，2013年调查地区五岁以下儿童卡介苗、麻疹疫苗、百白破、脊髓灰质炎疫苗和乙肝疫苗的接种率均高于90%，城市地区和农村地区差异不大（表3-11）。

表3-11　2013 年调查地区五岁以下儿童疫苗接种率（%）

指标	合计	城市				农村			
		小计	东部	中部	西部	小计	东部	中部	西部
卡介苗	98.7	98.9	98.9	99.0	98.9	98.5	98.7	98.4	98.5
麻疹疫苗	97.3	97.5	98.0	96.9	97.7	97.3	97.2	97.2	97.4
百白破（3 次）	92.5	91.0	94.4	88.5	90.8	93.5	93.7	93.9	93.1
脊髓灰质炎疫苗（3 次）	93.7	92.6	94.7	91.3	92.2	94.4	94.3	94.0	94.9
乙肝疫苗（3 次）	93.3	93.0	93.2	93.3	92.4	93.6	93.8	94.0	93.1

家庭健康询问调查中一般通过询问一定时期内接受服务的种类和数量，来推断居民对预防保健服务的利用。例如，服务项目是全年内经常开展的工作，如计划生育、妇女保健、儿童保健、健康教育和家庭访视等，以询问两周（或一个月或半年）的结果来推算全年；服务项目只发生在一年中特定的若干月份，如预防接种、妇女病普查和某些传染病防治服务等，一般询问在一年或若干年内接受服务的次数。

三、卫生服务需要与利用测量的应用

（一）测算目标人群卫生服务需要量与利用量

假设两周内进行一次性横断面抽样调查，其结果对全年有代表性，通过采用两周指标平均值乘以 26（以 1 年 52 周计），再除以调查人数，就可得出全年每人每年患病、休工（学）及卧床人数或天数，因病伤门诊和住院人次数，以及医药费用等。因此，两周抽样调查结果从时间上延长可以测算全年卫生服务需要量和利用量，从调查人群可以推论一个区域内总人群的卫生服务概貌。由于疾病与就诊指标存在明显的季节变动，用两周抽样结果推算居民全年疾病发生的频率、严重程度及利用医疗卫生服务情况可能会存在一定的偏差。因此，要注意一次性横断面抽样调查的结果是否有代表性，如果能够采用连续性抽样调查方法进行资料收集，计算出的居民卫生服务需要量和利用量指标，就更能准确地测算全年目标人群卫生服务需要量和利用量的水平及其变动规律。例如，人群患病率、休工率及卧床率指标不仅可以计算医疗服务需要量，还可以进一步计算病床需要量和医务人员需要量，作为设置病床、配备人员和分配经费的依据。

（二）为合理配置卫生资源提供依据

配置和规划卫生资源必须从需方的角度考虑，从需方的健康需要和卫生服务需求及区域内的卫生资源配置与利用主要问题出发，测算所需要的卫生资源的数量、结构与分布，决定各种生产要素投入的最佳组合，确定优先保障人群和资源投向，确保资源的拥有量与投向与人群的健康需要、主要卫生问题相匹配。卫生服务需求和卫生服务需要是卫生资源优化配置的基础。合理地根据卫生服务需求和需要，可公平、有效地配置有限稀缺的卫生资源。但受到服务价格、质量、消费者的消费能力等多种因素的影响，单纯地根据卫生服务需要决定卫生资源的配置，也很可能会导致资源配置的失当。当按需要配置的卫生资源超过人群实际的利用量时，就会造成卫生资源配置效率低下，甚至产生浪费；反之，当资源数少于人群实际利用量，则会呈现资源短缺，一部分人群不能及时得到所需要的卫生服务，同样会影响卫生服务的利用。制订床位配置标准主要是以人群住院医疗服务需要和需求、人口规模与结构等为依据。区域医院床位需要量常用需要/需求法进行测算，即以实际调查的住院率和住院天数，以及床位开放标准进行测算，适当考虑在规划期内住院服务需求的影响因素的变化和潜在的需求。

（三）科学预测卫生人力资源需求

预测卫生人力资源需求是卫生人力资源规划中的一个重要内容。科学预测卫生人力需求，在满足被服务人群需要的前提下获得"正确"的工作人员数，并达到"正确"的专业人员组合，以保证卫生人力资源规划的正确性。卫生人员的需求受社会、经济、管理、组织机构等多种因素的影响,想要获得绝对"正确"的工作人员数和绝对"正确"的专业人员组合很难。用于卫生人力资源规划的方法很多,但相对而言,现状预测法、经验预测法、健康需要法、健康需求法等方法较常用。健康需要法和健康需求法考虑到卫生服务利用的程度,即以有效的需求量为基础,客观地预测目标年度的卫生人力需求量,使预测结果更有可信性和可行性。健康需要法和健康需求法假设人群对卫生服务的费用均有支付意愿和支付能力,根据市场对卫生服务有效需求量预测卫生人力的需求量,适合于市场经济条件下的国家和地区做好区域卫生人力规划。但由于所需资料多、成本高等原因,健康需要法和健康需求法不宜用于低收入国家。

健康需要法多用于预防保健资源的配置和规划。该方法是从人群的自然患病率和保健需求出发,通过适当样本的卫生服务调查确定卫生服务项目及其服务量,再依据服务数量计算卫生人力需要量。例如,一名高血压病患者每年需提供 4 次随访服务,每千名高血压患者规范化管理需配备 1 名全科医生、2 名预防保健人员、1 名社区护士,才能基本满足服务需要。该方法关键在于了解居民需要什么样的卫生服务需要、需要量是多少,居民接受哪些服务项目才能满足健康需求,根据服务需要量再转换成卫生资源需要量。

健康需求法建立在有效需求即卫生服务的实际利用上,根据过去和现状的实际服务需求量,考虑到未来一定时期内影响需求量的各种因素,计算出来的服务需求量,再推算出卫生人力需求量。该方法的关键是目标年度或目标机构的服务利用率。

(四)为卫生服务综合评价提供依据

评价和了解卫生服务的需要、需求和利用,明确影响居民健康和卫生服务利用的因素,有助于更有效地配置和使用现有的卫生资源、更合理地组织卫生保健服务,提高卫生服务的效率、效益与效果,改进与完善各项卫生服务计划和规划。通过研究卫生服务需要、卫生资源和卫生服务利用三者之间的关系,分析"供求矛盾"的现况及其变动趋势,是进行卫生资源宏观调控、配置的重要依据。世界卫生组织提出了一个值得借鉴的综合评价模式,其基本思路是将人群健康需要、卫生服务利用和卫生资源三个方面有机联系起来,以人群健康需要量、卫生服务利用量和卫生资源投入量三类指标的平均数作为划分高低的标准,组成 8 种组合(表 3-12),以此对一个国家或地区的卫生服务状况进行综合评价,为制订卫生服务发展规划、合理配置卫生资源提供参考依据。

表 3-12　卫生服务综合评价模式

卫生服务利用	高需要		低需要	
	高资源	低资源	高资源	低资源
高	A 型(平衡型)	B 型	E 型	F 型
	资源分配适宜	资源利用率高	过度利用	资源利用率高
低	C 型	D 型	G 型	H 型(平衡型)
	资源利用率低	资源投入低	资源投入过度	资源分配适宜

A 型:人群卫生服务需要量大,卫生资源投入充足,卫生服务利用量大,三者之间在高水平状态下保持相对平衡。

B 型：人群卫生服务需要量大，卫生资源投入不足，卫生服务利用量大，低资源与高需要不相适应。由于资源利用紧张，通过提高利用率保持平衡，但不能持久，应向 A 型转化。

C 型：人群卫生服务需要量大，卫生资源投入充足，卫生服务利用量小，需研究人群卫生服务利用的障碍因素，提高卫生服务的效益。

D 型：人群卫生服务需要量大，卫生资源投入不足，卫生服务利用量小，不能充分满足人群卫生服务需要，应增加卫生资源投入，提高卫生服务利用量，以适应人群卫生服务需要。

E 型：人群卫生服务需要量小，卫生资源投入充足，卫生服务利用量大，很可能存在人群过度利用卫生服务、浪费卫生资源的情况。

F 型：人群卫生服务需要量小，卫生资源投入不足，卫生服务利用量大，虽然服务效益良好，但建立在低资源与人群的低卫生服务需要相适应的基础上。

G 型：人群卫生服务需要量小，卫生资源投入充足，卫生服务利用量小，卫生资源投入过度，应向 H 型转化。

H 型：人群卫生服务需要量小，卫生资源投入不足，卫生服务利用量小，三者之间在低水平状态下保持相对平衡。

（五）计算疾病造成的间接经济损失

疾病的间接经济负担是疾病、伤残、死亡给社会带来的经济损失，通过劳动力有效工作时间的减少和工作能力的下降而产生。间接经济负担无法通过医疗机构进行收集，只能向患者及其家属调查，采用现值法和人力资本法进行测算。例如，每人每年因病伤休工天数乘以人均产值或利税和该地区因病休工总人口数，可以得出因病休工而引起的间接经济损失数。

现阶段在制订卫生计划和区域卫生规划时，应同时考虑需要和需求，要对不同地区、不同时期、不同领域及不同类型和层次的卫生服务区别对待，既要保证城乡居民获得基本的卫生保健服务，满足他们的基本需要，以体现社会公平，又要适当地引入市场机制，提高卫生资源的配置效益，兼顾需求。在农村地区，尤其是贫困地区，群众支付能力较差，需要难以转变为需求，对于基本的医疗卫生服务，主要靠国家提供保障，在制订卫生计划时要更多地考虑需要；对于超出基本医疗卫生服务的一些特殊服务，完全可以依据需求制订卫生计划。一般来说，短期卫生发展计划可相对多地考虑需求，而长期卫生发展计划和规划则可更多地考虑需要。

第三节　国家卫生服务调查

一、国家卫生服务调查状况

为全面获取居民健康状况、卫生服务需求及利用情况，我国统一组织了全国性的卫生服务调查即国家卫生服务调查，旨在调查基础上制定出切合实际反映人民意愿的政策。国家卫生服务调查是我国政府掌握城乡居民健康状况、卫生服务利用、医疗保健费用及负担等信息的重要途径，是我国卫生资源规划和卫生服务管理的一项基本制度，已成为中国卫生调查制度的重要组成部分。

国家卫生服务调查每五年开展一次，从 1993 年开始到 2013 年已经采用多阶段分层整群随机抽样的方法，连续进行了五次全国性卫生服务调查，得到了比较完整的数据（表3-13）。通过客观评价城乡居民卫生服务的需要、需求、利用、费用、医疗服务满意度等，真实反映出卫生服务需要、需求与利用的变化趋势及卫生事业面临的挑战，对于各级政府全面掌握卫生服务供需状况、科学评价卫生工作绩效及卫生政策的制订和调整有重大意义。

表 3-13　五次国家卫生服务调查方式和内容的比较

调查次别	调查方式	调查内容
第一次国家卫生服务调查	定量研究	人口与社会经济学特征，居民健康状况，卫生服务需要、需求与利用情况；健康危险因素、医疗保障情况；卫生服务机构的卫生资源配置情况等
第二次国家卫生服务调查	定量研究	人口与社会经济学特征，居民健康状况，卫生服务需要、需求与利用情况；健康危险因素、医疗保障情况；卫生服务机构的卫生资源配置情况，回顾和评价之前的卫生政策等
第三次国家卫生服务调查	定量研究 定性研究 小规模的社会学评估	增加了公共卫生服务需求和服务方面的指标，居民对卫生系统反应性的指标，联合国千年发展目标中健康评价方面的指标；不同社会阶层、卫生事业管理者、医疗卫生机构对卫生改革的看法和评价；贫苦人口及流动人口的卫生服务需求、利用及医疗保障情况等
第四次国家卫生服务调查	定量研究 定性研究 社会学评估专题研究	增加了医务人员执业环境与满意度的调查；基层医疗卫生机构服务提供能力与质量的调查；居民对医疗服务提供过程的满意度及对医疗保障制度满意度的调查
第五次国家卫生服务调查	定量研究 定性研究 社会学评估专题研究	城乡居民人口与社会经济学特征、卫生服务需要、卫生服务需求与利用、医疗保障、居民对医疗卫生服务提供过程和结果的满意度、重点人群在卫生服务方面的特殊需要及满足情况、医务人员工作特征和工作感受等

国家卫生服务调查是一项庞大而系统的工作。其综合运用定量研究、定性研究、社会学评估和专题研究等方法，同时研究卫生服务供需双方的情况，且每次的卫生服务调查都与社会背景相联系，并在原有的基础上根据实际情况不断改进研究方法和内容，使其能真实反映卫生问题。调查结果不仅检验了以往的卫生政策效果，也为国家制定卫生策略提供了重要的信息，被广泛应用于各级卫生行政部门的科学管理和决策之中，特别是对政府编制各类卫生计生发展规划、有效调控卫生服务供求关系、提高行政科学管理水平、促进医疗卫生事业改革与发展，发挥了重要的作用。

二、国家卫生服务调查目的与目标

（一）调查目的

通过抽样调查系统地了解和分析全国及各省、自治区、直辖市城乡居民医疗卫生服务的需要、需求和利用，医疗保健费用与经济负担，居民对医疗卫生服务的满意度等信息，客观反映人民群众享有基本医疗卫生服务的程度，为评价医改的效果、制定卫生改革政策及卫生事业发展规划提供依据。

（二）调查目标

1. 了解城乡居民的卫生服务需要、需求及利用的水平及特点，分析卫生服务需要、需求及利用的变化趋势及其影响因素，为评价医改实施效果、合理配置卫生资源提供依据。

2. 了解城乡不同医疗保障制度的覆盖水平，分析不同医疗保障制度对居民医疗卫生服务利用产生的影响、对减轻居民医疗经济负担的作用，为进一步完善医疗保障制度提供依据。

3. 了解重点人群卫生服务利用情况，分析重点人群对卫生服务的特殊需求及在利用卫生服务过程中的障碍，为进一步健全卫生服务体系提供依据。

4. 了解居民医疗卫生服务利用过程的反应性和满意度，评价居民满意度的变化及影响，为进一步改善服务提供依据。

5. 了解医务人员的工作状况与感受，测量医务人员的工作投入、工作压力、工作满意度等，评价医改对医务人员产生的影响。

三、国家卫生服务调查内容

1. 城乡居民人口与社会经济学特征。

2. 城乡居民卫生服务需要，健康状况的自我评价、居民两周病伤情况、慢性病患病情况等。

3. 城乡居民卫生服务需求与利用：疾病治疗情况、需求未满足程度及原因、居民利用公共卫生服务情况、门诊和住院服务利用的类型和水平、各种类型服务利用支付的费用等。

4. 城乡居民医疗保障：不同医疗保险制度的覆盖程度、补偿水平、对卫生服务利用及居民医疗经济负担的影响、居民对医疗保障制度的利用等。

5. 居民的满意度：对医疗卫生服务提供过程和结果的满意度。

6. 5 岁以下儿童、15～49 岁育龄妇女等重点人群在卫生服务方面的特殊需要及满足情况。

7. 医务人员工作特征、工作感受、执业环境等。

四、国家卫生服务调查方法与对象

（一）调查方法

1. **家庭健康询问调查**　采用入户询问的方法收集数据。由经过培训合格的调查员按调查表的项目对调查户所有成员逐一进行询问。家庭健康询问调查设调查员和调查指导员，调查员负责入户调查，调查指导员负责调查的组织、指导、检查及验收工作。调查员和调查指导员应为乡镇卫生院或社区卫生服务中心及以上卫生机构的卫生人员。

家庭健康询问调查的对象为所抽中样本住户的实际人口（凡居住并生活在一起的家庭成员和其他人，或单身居住、生活的，均作为一个住户）。家庭健康询问调查问卷主要由家庭成员个人情况、调查前两周病伤情况、调查前一年内住院情况、5 岁以下儿童、15～49 岁已婚育龄妇女、家庭一般情况等调查表组成。

2. **医务人员问卷调查** 由医务人员按调查问卷的内容进行自我填报。调查对象为被抽样选中的临床医生、护理及防保人员。被调查人员将在家庭健康询问调查样本县（市、区）的医疗卫生机构中抽取，涉及机构包括样本县（市、区）中的所有三级综合医院、部分二级综合医院及样本街道中的所有社区卫生服务中心和乡镇卫生院。由县（区、市）卫生和计划生育委员会负责组织填写、收集和质量核查。

3. **医疗卫生机构调查表** 采用统一设计的调查表，由医疗卫生机构自我填报。调查对象为样本县（市、区）中所有县（市、区）级医疗卫生机构、样本乡或街道中所有的乡镇（街道）卫生院、社区卫生服务中心（站）和村卫生室。机构调查由县（区、市）卫生和计划生育委员会负责组织填写、收集和质量核查。调查表主要由卫生资源、医疗卫生服务功能及提供、医疗卫生服务质量及管理等内容组成。

（二）调查对象

国家卫生服务调查为全国性的抽样调查，调查对象为被抽中住户的实际人口。调查样本遵循经济有效的抽样原则，采用多阶段分层整群随机抽样的方法进行抽取。第一阶段分层是以县（市、区）为样本地区；第二阶段分层是以乡镇（街道）为样本地区；第三阶段分层以村（居委会）为样本地区。

国家基本公共卫生服务调查除个别地区行政区划调整外，基本保持相同的样本县（市、区）、样本乡镇（街道）、样本村（居委会），每次调查只对样本住户进行重新抽样。第五次国家卫生服务调查调整后的样本覆盖全国 31 个省（自治区、直辖市），共有 350 个县（市、区）、1750 个乡镇（街道）、3500 个村（居委会）。家庭健康询问调查最终抽样单位是户，在每个样本村（居委会）中随机抽取 60 户，全国共抽取 21 万户（约 65 万人口）。

五、国家卫生服务调查质量控制

国家卫生服务调查的每一环节都实行严格的质量控制，包括设计阶段（含调查表的设计）的质量控制、调查员质量控制、现场调查质量控制和资料整理分析阶段的质量控制。现场调查阶段的质量控制是关键。

（一）调查方案设计、论证和预调查

调查方案设计遵循科学可行的原则，围绕调查目标对调查指标进行认真筛选和清晰界定。调查内容在保持连续性和可比性的基础上，参考和借鉴了国际上其他国家和地区类似调查的核心指标。召开研讨会，广泛征求专家及各有关方面的意见。同时，开展了预调查，检验调查设计的科学性、有效性及可行性，进一步完善方案。

（二）调查人员的选择与培训

调查人员的挑选和培训是取得准确、可靠资料的保障条件。要求调查员既要具有一定的专业知识，还应具有高度的责任心、工作认真、耐心细致并具有一定的社会交往能力，调查员由县（市、区）卫生机构及乡镇卫生院或社区卫生服务中心的卫生人员共同组成。

每位调查员都要经过严格培训。调查员要明确调查的目的和意义，了解调查设计的原则和方法，掌握指标的含义及填写要求；调查员还要了解调查过程中可能出现的问题，掌握访问程序，明确现场调查工作纪律，保证调查工作的质量和进程。

调查人员培训按统一的培训计划、统一的培训教材分两级培训。国家卫生与计划生育委员会负责培训省和县级的调查负责人及师资，省和县级的调查负责人及师资负责组织和培训样本地区的调查指导员和调查员。培训结束后，经培训效果考核合格后方能参与正式调查。

（三）调查人员工作职责及调查质量核查

明确调查人员职责与任务，提高调查人员的责任心和积极性，防止分工不清和责任不明导致的任务遗漏和信息误差等。调查指导员和调查员必须按照调查人员职责及现场工作准则开展工作。调查质量核查制度包括如下方面。

1. 现场调查中，在每户询问并记录完毕后，调查员都要对填写内容进行全面检查，如有疑问应重新询问核实，如有错误要及时改正，有遗漏项目要及时补填。

2. 每个乡镇（街道）的调查指导员要对每户的调查表进行逐项审核，从正式调查开始后的当晚就应逐日检查每份调查表的准确性和完整性，发现错漏项时，要求调查员应在第二日重新询问予以补充更正，认真核实无误后，方可签字验收。

3. 每个县（市、区）设立质量考核小组，全程监控调查质量，调查完成后进行复查考核，家庭健康询问调查的复查考核应在已完成户数中随机抽取 5%，通过电话或再入户的方式对复核调查表的内容进行询问，复核调查结果与原调查结果进行比较，计算符合率。

4. 现场调查过程中，各省（自治区、直辖市）组织专人进行现场督导。

（四）质量要求

1. **调查员调查技术一致性**　要求经过培训后，调查人员调查技术达到一致。

2. **调查完成率**　在三次上门未调查成功而放弃该户时，应从候选户中按顺序递补。调查完成率应控制在 85%以上。

3. **本人回答率**　原则上调查内容应全部由本人回答，如调查期间本人确实外出不在家或者本人无应答能力可由熟悉其情况的人代替回答，但育龄妇女的问题必须由本人回答，要求成年人的本人回答率不低于 70%；婴幼儿一般应由直接抚养者回答。

4. **复查符合率**　复查考核中，同户复查项目与原调查结果的符合率要求在 95%以上，符合率达不到 95%的地区应对全部调查户进行回访，重新调查。

（李伟明）

第四章 医疗机构规划

第一节 概 述

一、医疗机构规划的含义

从一般的概念来说，规划是为了实现既定目的，所有的目标、政策、程序、规则、任务分配、执行步骤、使用资源的种类、数量和分配方式，以及其他要素的总和。为了指导和规范各地制订《医疗机构设置规划》，国家卫生和计划生育委员会在《医疗机构设置规划指导原则》中指出：医疗机构规划是指以卫生区域内居民实际医疗服务需求为依据，以合理配置利用医疗卫生资源及公平地向全体居民提供高质量的基本医疗服务为目的，将各级各类、不同隶属关系、不同所有制形式的医疗机构统一规划设置和布局，规划一般为五年的中期计划。依据《医疗机构设置规划》设置区域内的各级各类医疗机构，引导医疗卫生资源的合理配置，符合区域内一定人群的实际医疗服务需求，避免医疗卫生资源配置的重叠或遗漏，有利于充分合理利用我国有限的医疗卫生资源，建立适应我国国情和具有中国特色的社会医疗服务体系。

二、医疗机构设置规划法

（一）医疗机构设置规划法的概念

医疗机构设置规划法是指规定医疗机构设置规划或布局的法律规定。医疗机构不同于一般的商事主体，不可能按照设置人的意愿表示自己设置和规划。它必须要考虑一定区域内的人口、医疗资源、医疗需求和现有医疗机构的分布状况，并且由法律部门统筹规划设置。

（二）医疗机构设置规划法的主体

医疗机构设置规划法的主体是指享有医疗机构规划、布局权利并承担相应义务的人。

1. **县级以上卫生行政部门是完全的医疗机构设置规划和发布机关** 根据《医疗机构管理条例》第六条第一款的规定，县级以上地方人民政府卫生行政部门应当根据本行政区域内的人口医疗资源、医疗需求和现有医疗机构的分布状况，制订本行政区域医疗机构规划。《医疗机构管理条例实施细则》第八条规定："《医疗机构设置规划》由县级以上地方行政部门依据《医疗机构设置规划指导原则》制定，经上一级卫生行政部门审核，报同级人民政府批准，在本行政区域内发布实施。"据此，县级以上卫生行政部门是完全的医疗机构设置规划和发布机关，其他主体则是不完全或局部的设置单位。例如，计划生育局设置某些计划生育技术服务机构，虽然也有设置规划权利，但是仅限于单一的一部分。

2. **机关、企业和事业单位依法享有自需的医疗机构设置规划权** 根据《医疗机构管理条例》第六条第二款的规定，机关、企业和事业单位可以根据需要设置医疗机构，并纳入当地医疗机构的设置规划。在我国，存在有相当多的机关、企业和事业单位设置医疗机构的情况，如某机关医院、铁路医院、交通医院、矿山医院等。随着医改的不断深入，我国机关、企业和事业单位设置的医疗机构也处于运行机制改革的关口。研究机关、企业和事业单位医疗机构设置规划的意义还在于它们根据需要进行医疗机构规划，规划完成后，并入县级及县级以上区域规划，而且不需要实现审批。当然，这些单位医疗机构的设置都是满足自需的，不可能是社会医疗服务市场整体需求的，整体需求还是由县级以上卫生行政部门制订。

3. **县级以上计划生育管理部门也是医疗机构设置规划的主体之一**　根据《计划生育技术服务管理条例》第五条规定，计划生育技术服务网络由计划生育技术服务机构和从事计划生育技术服务的医疗保健机构组成，并纳入区域卫生规划。计划生育技术服务机构从事产前诊断和辅助生育技术治疗不孕不育症，应当经过省级计划生育行政部门和卫生行政部门批准，产前诊断业务还要报备至国务院卫生行政部门。因此从事产前诊断和辅助生育技术治疗不孕不育症的计划生育技术服务机构也构成了医疗机构的外延。所以在我国，计划生育行政部门也享有部门的医疗机构设置规划权。

4. **国务院卫生行政部门、人民军队和特别行政区及特殊人群管理、服务机构都是我国医疗机构设置规划法的法定主体**　《医疗机构管理条例》第十三条规定，国家统一规划的医疗机构设置规划，由国务院卫生行政部门决定。这方面主要体现在一些区域医疗机构的数量和专科医院方面。例如，三甲医院的数量和规模，中医药管理法规定了每个县至少保留一个中医院，再如传染病医院等，这些医疗机构的规划通常都是由国务院卫生行政部门在总体上领导把握的。人民军队可以根据军事法规进行医疗机构的数量、规模层级及平时和战时的总体规划部署。从一国两制的意义上来讲，香港和澳门特别行政区的医疗机构设置规划法也构成了我国医疗机构设置规划法的渊源。例如，教会、老年人管理服务机构、残障人士保障机构均进行医疗机构设置规划，它由国务院卫生行政部门、人民军队及特别行政区等设置规划完成后纳入当地县级医疗机构区域设置规划，并由县级以上卫生行政部门统一发布。

三、医疗机构规划的意义

（一）医疗机构规划是设置医疗机构的依据

《医疗机构管理条例》第二章第六条明确规定：县级以上地方人民政府卫生行政部门应当根据本行政区域内的人口、医疗资源、医疗需求和现有医疗机构的分布状况，制定本行政区域医疗机构设置规划。这是新中国成立以来国家第一次明确提出要制订《医疗机构设置规划》，并以此统一在全国范围内设置医疗机构，我国医疗机构规划布局开始了科学化、法制化的管理，结束了医疗机构宏观布局上失控的局面。例如，某一特定的区域内，应该设置多少家的医疗机构？综合医院和专科医院应该设立多少？医院的规模应该设置多大为好？医院的专科设置如何决定？医务人员数量应该为多少？如何配置县级以下的医疗机构？如何配置该区域内的急救服务机构、医疗康复机构等，这些问题，都离不开医疗机构设置规划的指导。

（二）医疗机构规划是审批医疗机构设置的依据

《医疗机构管理条例实施细则》第十九条规定，县级以上地方卫生行政部门依据当地

《医疗机构设置规划》审批医疗机构的设置。不符合《医疗机构设置规划》的设置申请不予批准。这个规定从根本上避免了以往医疗机构设置条块分割、宏观失控、布局失控、多头审批、缺乏统一标准的混乱局面。

申请设置医疗机构的单位或个人,应当提交包括设置可行性研究报告在内的三个文件,设置可行性研究报告中应包括所在地区人口、经济和社会发展状况、人群健康状况、疾病谱和疾病流行状况、医疗资源分布和利用状况、医疗服务需求分析、拟设机构的功能、任务、服务半径、服务方式、诊疗科目、建筑面积、床位编制、组织结构、人员配备、仪器设备配置情况等。申请者只有提供和分析如此详尽的信息,提出申请设置医疗机构的理由,卫生行政部门才可以在此基础上进行综合分析,以《医疗机构设置规划》为依据审批医疗机构的设置,超出《医疗机构设置规划》要求的医疗机构设置申请不予批准,否则会给当地的人民群众提供过度的医疗服务,带动医疗成本的增加,导致医疗服务利用率不高等问题的产生。

(三)规划体现了医疗卫生服务应该具有的公平性

公平性是指"健康是基本人权",即每个公民无论其年龄、性别、种族、地域、地位的差别,都有享有基本医疗卫生服务的权利。基本医疗卫生服务利用是针对基本医疗需要而言的,基本医疗需要量是衡量某一人群健康状况的客观指标,以患病频率和疾病的严重程度等指标为代表,基本医疗需要量的大小不应该取决于该人群的经济支付能力大小,即穷人和富人应具有同样的享受基本医疗服务的权利和获得这种权利的可能性。除人人都享有基本医疗保健的含义外,不同的人群间基本医疗需要的内容也有所差别,如老幼病残等特殊人群,具有该人群特点的基本医疗服务需要。

(四)根据规划进行医疗机构的布局,可以提高医疗卫生服务效率

由于我国各地区社会、经济、人口、文化和地理条件都存在不同程度的差异,导致卫生事业发展具有明显的差异性,医疗需要和利用的模式也千差万别。所以只按行政区域和人口数的多少来机械地配给医疗机构数量的方法,并不能保证医疗服务的提供在地域上、服务人口上的合理性,这种僵化的管理方法的弊端主要表现在两个方面:①社会经济较发达的地区,基本医疗服务需要基本上是满足的,但是如果人们具有更高的医疗服务需要,则会出现医疗服务不能满足医疗需求的问题;②经济发展相对落后的地区,卫生资源较贫乏,人们的健康意识较低,导致基本医疗服务的提供和利用不足,造成医疗资源的浪费。

人类的欲望是无尽的,但是资源是有限的。这就是所谓的资源的"稀缺性",医疗卫生资源也是如此。相对于人们日益增长的医疗服务需求来说,医疗卫生资源总是处于相对匮乏的状态。面对这样的问题,我们应该提供什么样的服务、提供多少服务、如何提供服务、向什么人提供服务才能最大限度地发挥卫生资源的作用,要解决上述问题必须经过在调查研究的基础上进行计划和决策。

(五)依据规划进行医疗机构布局,为医疗系统在社会主义市场经济体制下,创造了一个有管理的公平竞争的法制环境

我国经济发展管理模式由以前的计划经济转向了以市场经济为主,计划经济为辅的模式,这种转变给卫生领域带来了一个复杂并且尖锐的问题,医疗服务如何主动地适应社会

主义市场经济体制？能否用价格来引导医疗机构布局？经过多次的理论研讨和国内外实践经验的总结，答案已经显然易见了：单纯以价格来引导医疗卫生资源的配置会造成难以克服的弊端。在客观上造成了医疗费用的急剧增长，国家和个人的医疗经济负担会明显加剧，在造成卫生资源缺乏的同时又浪费了卫生资源。医疗服务要以社会效益为目的，它是不同于一般商品的特殊商品。理论和实践证明了对于医疗服务管理只有以规划为导向，才能有效地利用好卫生资源。有人认为制订《医疗机构设置规划》是否又会回到以前的"计划经济体制"的做法，这是一种误解。规划不等于僵化的指令性计划，它是以对人群卫生服务调查结果为基础制订的，是一种尊重客观实际、坚持实事求是的管理方法。根据卫生服务调查的结果显示，制订卫生资源分配和使用的政策，这本身就是市场供求关系原则在卫生管理中的应用。因此我们可以说依据《医疗机构设置规划》进行医疗机构配置的方法与"计划经济"管理思想有本质的区别，而与社会主义市场经济体制的管理思想并没有矛盾之处。在以经济建设为中心的总形式下，要使卫生事业作为社会保障体系中的重要组成部分并与国民经济可以同步发展，必须要考虑到医疗服务的特殊性，必须要采取法制管理的方法，按照规划进行统一的布局，形成医疗服务体系，使医疗服务主动适应社会主义市场经济体制的建立和发展，在法律保障的环境中进行医疗服务的良性竞争和同步发展。

（六）规划将对健全农村三级医疗预防保健网发挥积极的作用

三级网是我国农村卫生工作的三大支柱之一，也是农村合作医疗保健制度的组织基础。但是近些年来由于各种各样的原因，农村医疗机构缺乏强有力的管理和监督手段，村卫生室由原来的集体办变成了个体办，三级网的网底不稳固，同时由于个体办医与乡镇卫生院的竞争，使本来竞争力就低的乡镇卫生院更加难以生存。县级医院同样也面临着经费紧张的困境。在这种情况下，乡镇卫生院和县级医院为了更好地生存下去，就以原来的追求社会效益变成了追求经济效益，竞相购进高级医疗检查设备，再加上药品价格上涨，使群众的就诊费用急剧上升，医疗成本增加，导致个人难以承受医疗费用，并且使原本难以维持的合作医疗更加不堪重负。制订并实施规划将对农村医疗机构进行宏观调控，根据当地的实际情况，在《医疗机构设置规划》的指导下，将会合理布局村级、乡镇级和县级医疗机构，制止"乱办医，办医滥"的现象发生，完善和巩固农村三级医疗预防保健网。在此基础上，才有条件对合作医疗进行改革和发展，稳定住乡村医生队伍，保障和提高广大农民群众的健康水平。

第二节　医疗机构规划原则和医疗服务体系框架

医疗机构规划是设置和审批医疗机构的依据，体现了医疗卫生服务的公平性，可以提高医疗卫生服务的效率，是医疗管理法制化的重要步骤，同时它也是社会经济改革总体规划的组成部分，而且将对建立健全农村三级医疗保健网发挥积极作用。医疗机构规划的目标主要是优化医疗卫生资源的配置，构建与国民经济和社会发展水平相适应、与居民需求相匹配、体系完整、分工明确、功能互补、密切协作的整合型医疗卫生服务体系，为实现"2020 年基本建立覆盖城乡居民的基本医疗卫生制度"奠定坚实的医疗卫生资源基础。医疗机构的设置以每千人口床位数、每千人口医师数等主要指标为依据进行宏观调控，具体指标值由各省、自治区、直辖市根据当地实际情况确定。医疗机构的规划应遵循以下几个原则。

1. 公平性原则　从当地的医疗供需实际出发，面向全人群，充分发挥现有医疗资源的作用。现阶段发展要以农村、基层为重点，严格控制城市医疗机构的发展规模，保证全体居民尤其是广大农民公平地享有基本医疗服务。

2. 整体效益原则　医疗机构设置要符合当地卫生发展总体规划的要求，要充分发挥医疗系统的整体功能，合理配置医疗资源，提高医疗预防保健网的整体效益，局部服从全局。

3. 可及性原则　医疗机构服务半径适宜，交通便利，布局合理，易于为群众服务。

4. 分级原则　为了合理有效的利用卫生资源，确保医疗机构的服务质量，按医疗机构的功能、任务、规模将其分为不同级别，实行标准有别、要求不同的管理，建立和完善分级医疗体系。

5. 公有制主导原则　医疗机构应坚持以国家和集体举办为主，个人和其他社会团体办为补充的原则。

6. 中西医并重原则　遵循卫生工作的基本方针，中西医并重，保证中医、中西医结合、民族医疗机构的合理布局及资源配置。国家"十三五"规划纲要中提出要健全中医医疗保健服务体系，创新中医药服务模式，提升基层服务能力。不仅要加强中医临床研究基地和科研机构建设，发展中医药健康服务，还要开展中药资源普查，加强中药的资源保护，建立中医古籍数据库和知识库等。

随着卫生事业的长期发展，基本医疗卫生制度全面覆盖的逐步实现，我国已经建立了由医院、基层、公共卫生等医疗卫生服务机构组成的覆盖城乡的医疗卫生服务体系。《全国医疗卫生服务体系规划纲要》明确了我国医疗卫生服务体系的定义和组成，即我国医疗卫生服务体系的机构设置主要包括医院、基层医疗卫生机构和专业公共卫生机构等。医疗服务体系的框架包含五个方面：按三级医疗预防保健网和分级医疗的概念，一、二、三级医院的设置应层次清楚、结构合理、功能到位，建立适合我国国情的分级医疗和双向转诊体系总体框架，以利于发挥整体功能；大力发展中间性医疗服务和设施（包括医院内康复学科、社区康复、家庭病床、护理站、护理院、老年病和慢性病医疗机构等），充分发挥基层医疗机构的作用，合理分流患者，以促进急性病医院的发展；建立健全急救医疗服务体系，急救医疗服务体系应由急救中心、急救站和医院急诊科（室）组成，合理布局，缩短服务半径，形成急救服务网络；其他医疗机构纳入三级医疗预防保健网或与三级医疗预防保健网密切配合、协调；建立中医、中西医结合、民族医疗机构服务体系。

第三节　医疗机构规划的相关理论和方法学

一、医疗机构规划的相关理论

（一）社会分工理论

社会分工理论最早是由古典经济学家的代表人物亚当·斯密（Adam Smith）提出的，在他看来，劳动分工是经济生活的核心现象。Adam Smith 认为正确的制度结构是经济发展的机制，劳动分工则是经济发展和经济效益提升的源泉。相对于卫生领域而言，医疗服务体系作为一个完整且复杂的系统，它的各个子系统和要素之间的科学分工体现在很多方面，主要表现在各级各类医疗机构的合理设置和布局。随着社会经济的快速发展，居民健康保障体系的建立和完善，再加上老龄化的严重和疾病谱转变，居民的健康需求不仅在数量上与日俱增，还对医疗卫生服务的种类、层次和质量提出了更高的要求。因此，需要对卫生医疗服务机构的设置、规模、功能定位等进行界定，并根据医疗服务的市场需求来进行综合的分工和布局，逐步建立分级诊疗、中西医结合协调发展的医疗模式，以达到对医疗卫生服务体系整体的最大效益实现。

（二）规模经济理论

规模经济又叫规模效益，指在一定的科技水平下生产能力的扩大，使长期平均成本下降的趋势，即长期费用曲线呈下降模式。但是当生产扩张到一定的规模以后，如果继续扩大生产规模，则会导致经济效益下降，称作规模不经济。对医疗领域而言，从宏观上是规划区域资源总量的规模，从微观上讲就是合理规划医疗机构的规模。目前我国的医疗卫生服务体系中出现了很多问题，如卫生资源配置数量和布局结构不合理、不同医疗机构之间卫生资源分配不科学、卫生资源利用效率低下、存在资源浪费与不足并存等现象。因此，在核定不同层次医疗机构的发展规模时，应该考虑医疗机构的定位和服务功能、服务范围和效率、规模配置三者要相适应。

（三）卫生服务的整合理论

卫生服务的整合理论强调根据居民的卫生服务需求，针对性的提供分工明确、连续、整合、协调发展的综合服务。整合型医疗卫生服务系统（integrated delivery systems，IDS）是国际上较为新颖的医疗卫生服务组织形式，在构建整合型卫生服务系统并实施方面，英国、美国等处于国际领先地位。整合型医疗卫生服务系统可以为人们提供完整的预防、医疗、康复等一体的卫生服务。卫生领域不同于一般的产业，必须兼顾公平与效率。为了挖掘医疗资源的潜力，最大限度地发挥医疗资源的效益。

（四）布局经济理论

布局经济是生产力经济学中的一个重要范畴。布局经济理论是指人们根据生产力因素空间组合方式发展变化规律的要求，通过自觉地和科学地选择并控制生产力因素的空间分布，优化布局结构，最大程度的发挥生产力系统功能，以取得最大经济效益的一种经济管理活动。布局经济理论运用在医疗卫生服务体系中，即对卫生服务资本及劳动诸多生产要素进行最优组合，体现医疗服务提供的公平性、可及性和科学性。在当今的医疗卫生资源供给约束与卫生需求不断增长之间的矛盾持续存在的情况下，应该对医疗卫生服务系统进行统一、全面的布局和规划，包括对区域内各级各类医疗机构、卫生人员、设备、卫生费用等各个要素进行科学配置和合理规划，使不同层次医疗机构处于最佳的结构和功能状态，以取得整个医疗卫生服务系统的功能最大化。

二、医疗机构规划的方法学

（一）系统分析法

系统分析法（system analysis method）指的是运用系统思维，对各子系统及系统内各个要素之间的关系进行综合全面地分析。在医疗卫生领域，将医疗服务体系当作是一个完整的系统，来深入分析系统及各个子系统之间的关系、结构和功能，研究系统、要素、环境三者之间的相互关系和内在规律。要充分发挥医疗系统各个要素之间的协同效应，维护系统整体功能的运转。

（二）卫生服务需求预算

卫生服务需求指消费者在一定条件下，愿意并且有能力购买的卫生服务及数量。在市场经济条件下，了解卫生服务市场需求及其变化趋势，是医疗服务提供者进行管理和决策的重要依据。由于卫生服务需求具有不确定性、效益外在性等诸多特点，加之消费者对卫生服务专业性的认识缺乏，因此，在考虑卫生服务需求这些特点的情况下，如何科学合理地规划医疗资源的数量和结构，决定各种生产要素投入的最佳组合，是有效解决区域卫生资源过剩与短缺两者并存矛盾的途径。

（三）运筹学方法

运筹学（operations research）是利用统计学、数学模型及算法等科学研究方法寻找解决复杂问题的最佳途径。运筹学在卫生领域应用比较广泛，具体是将卫生资源规划的目标和约束条件以函数形式表示并求解，最后结合地区的实际情况来优化资源配置。例如，通过线性规划法、按照卫生投资费用最小的原则进行资源分配，用于求解不同层次和规模医疗机构的有效服务半径、数量、结构及空间等方法。

（四）卫生经济学预测方法

世界卫生组织推荐的卫生经济学预测方法包括如下几种。①卫生服务需要法：由专业人士根据居民的身体健康状况，来确定他们是否应该获得卫生服务，并由此测算医疗资源需求总量，但是这种方法有自身的局限性，它忽视了居民的经济支付能力。②卫生服务需求法：此种方法的优势是考虑了居民的实际支付能力。需求法利用的指标包括就诊率、住院率等。在计算卫生服务需求的过程中，必须要考虑卫生服务需求的影响因素，如经济能力、消费需求、医疗需求等。③资源人口比值法：它是以资源与人口的比值为依据来测算卫生资源的规划布局标准。④医院规划模式法：此法是根据医院的服务能力、不同资源的配置比例来确定医疗卫生资源。

（五）医疗服务设施可及性法

医疗服务设施可及性反映了人群及其所需医疗服务之间的关系，是研究一定空间范围内医疗服务设施区域配置合理性的重要评价因子。医疗服务的可及性法可作为医疗机构空间布局的依据。地理信息系统（geographic information system，GIS）作为集合了地理分析功能、一般数据库操作和地图视觉化效果的空间信息系统，是实现医疗机构可及性的布局规划方法的重要技术手段。可及性的衡量可以将居民点到医疗机构的交通距离或地理距离作为指标。具体步骤为在获得小尺度单元划分的人口数据和医院地理数据的基础上，首先对医院服务范围进行划分，再测算每一居民点的地理可达性，最后可以利用空间差值法在地图上显示出可达性在地域上的连续分布。但是地理距离指标的不足之处在于并未考虑不同规模等级的医院具有不同的服务半径，低估了高等级医疗机构的服务区域，这将对可及性测度造成影响。但是有一些国外学者通过改进可及性指标解决了这个问题，如 Bixby 构建了综合的可及性指标，这个指标由各个医疗机构的规模等级和空间距离加权得到，其中权重因子的决定可通过机构选择的全国抽样调查得到。再如 Lwasa，他对人口数据的分析采用方格网方式而非按照居民点划分单元，这给数据收集带来了困难但是便于对 GIS 数据进行处理。

（六）成本函数法

除了定义地理空间中的医疗机构到居民点的实际距离外，还可以建立同心圆理想模型下的社会成本与空间距离的函数关系。该方法的核心是假设随着医疗机构服务半径的上升，家庭成本（包括孕产妇死亡率成本）上升而医疗机构平均成本下降。社会成本与空间距离这两个函数加和得到的 U 形曲线即社会总成本，曲线的最低点对应的是最优服务半径，从而得到医疗机构服务区域及该地区医疗机构的最佳数量。该方法思路较明确，简便易懂，但是理论性较强，需要根据规划区域实际情况对假设和成本函数做出一定的修正。

第四节　我国医疗机构规划的政策回顾和现状

一、政　策　回　顾

（一）起步阶段

《医疗机构管理条例》第六条、第七条及第八条明确规定：县级以上地方人民政府卫生行政部门应当根据本行政区域内的人口、医疗资源、医疗需求及现有的医疗机构分布状况，制订本行政区域内医疗机构设置规划。县级以上地方人民政府应当把医疗机构规划纳入当地的区域卫生发展规划和城乡建设发展总体规划；设置医疗机构应当符合医疗机构规划基本标准，医疗机构的基本标准由国务院卫生行政部门制定。《医疗机构管理条例实施细则》的第八条、第九条、第十条和第十一条明确规定了《医疗机构规划》审批原则、设置机构范围、设置审批权限的划分等。同时为了更好地处理各类医疗机构的布局、功能和相互关系，国家卫生与计划生育委员会下发了《医疗机构设置规划指导原则》的通知，对医疗机构规划的基本原则、内容和程序提出了指导意见，同时也明确了不同级别政府的管理权限。此后我国城市医疗机构实施了三级医疗服务体系，为人民群众提供优质的医疗卫生服务发挥了重要作用。

（二）医改推动了医疗机构设置规划的发展

1997 年《中共中央、国务院关于卫生改革与发展的决定》指出，要合理配置并充分利用现有的卫生资源，提高卫生资源的利用效率。区域卫生规划是政府对卫生事业发展实行宏观调控的重要手段。它是以满足区域内全体居民的基本卫生服务需求为目标，对机构、床位、人员、设备和经费等卫生资源实施统筹规划、合理配置。同时提出了改革城市卫生服务体系，积极发展社区卫生服务，逐步形成功能合理、方便群众的卫生服务网络。20 世纪 90 年代，我国开始实施区域卫生规划。1999 年，国家计划委员会、财政部和卫生部联合制定并下发《关于开展区域卫生规划工作的指导意见》。之后，以省为单位编制了"十五"期间的卫生资源配置标准，以区市为单位制订并实施了区域卫生规划。区域卫生规划促进了各地卫生资源的调整，同时也促进了医疗机构规划的发展。

（三）新医改促进医疗机构规划逐渐完善

《中共中央国务院关于深化医药卫生体制改革的意见》指出要进一步完善医疗服务体系。坚持非营利性医疗机构为主体、营利性医疗机构为补充，公立医疗机构为主导、非公立医疗机构共同发展的办医原则，建设结构合理、覆盖城乡的医疗服务体系。同时要大力发展农村医疗卫生服务体系。进一步健全以县级医院为龙头、乡镇卫生院和村卫生室为基础的农村医疗卫生服务网络。要合理配置城乡医疗资源，同时也要制订实施县级卫生规划和医疗机构规划，各地区要根据人口数量和分布、服务需求、地理、交通、经济等因素，确定县级医院设置，要合理布局、规模适宜、方便群众就医。2012 年 6 月，卫生部发布的《关于规范医院评审工作的通知》明确提出，省级卫生行政部门开展三级医疗评审制度，必须将本省市医疗机构规划上报卫生部备案，这一举动旨在促进医疗机构设置规划的完善和发展。

二、国内外医疗机构规划的现状和影响因素

（一）国外医疗机构规划的经验和模式

目前国际上有很多国家在医疗机构服务要素准入方面都有了严格的规定，在医疗机构的设置规划上有了明确的规定。例如，英国政府通过规划规定了各级医院的功能、定位、规模和服务内容，中央级别的医院负责提供疑难病症的诊治及负责科研教学任务，地区医院负责提供综合或某些专科性医疗服务，社区医院主要提供初级卫生保健和健康咨询等。瑞典以医疗区域为单位，组织卫生服务的形式、结构和规模，中小型医院为周边居民提供急诊服务和少量的专科服务，大型医院为约 100 万居民提供各类的专科服务、急诊服务及住院医疗服务，私人和初级卫生保健中心主要提供初级卫生保健服务。澳大利亚的医院、全科医疗诊所和社区卫生服务中心按照政府规定的不同服务范围和服务内容提供医疗服务。德国制定了区域医院规划法，在区域性医院规划的统一协调和分类指导下，医院服务分为社区服务级别、跨社区服务级别、中心服务级别和最高服务级别。按规划的基本原则、患者平均住院天数和床位利用率动态地调整医院床位。日本也是通过实施区域医疗规划对卫生事业发展进行宏观管理。《日本医疗法》重点对医疗机构和床位进行了规划，包括规划医院、业务医疗诊所、药店和其他医疗相关机构相互间的功能分担和业务联系等。同时日本严格规定医疗机构的审批必须符合医疗机构的规划，有关部门根据情况每五年进行修改或者变更。这些国家的做法及经验都说明了加强政府对医疗机构设置规划与布局的宏观管理，规定各类医疗机构的发展方向和功能定位是加强医疗机构和医疗服务管理的重要措施。

（二）我国医疗卫生资源的配置现状

一般来说，医疗卫生资源可分为三大类：一类是以金钱为基础的医疗物质资源；一类是以人力为基础的医疗技术资源；还有一类是以思想、文化为基础的医学伦理道德价值资源。在这里，我们主要讲的是前两种可以进行实际调控的卫生资源，即以物质、人力为基础的医疗卫生资源。从总量上来说，我国医疗卫生资源明显不足，约占世界 20% 的人口，却仅仅享受了世界医疗卫生资源总量的 2%。随着经济的进一步发展和人民收入水平的不断提高，我国的医疗卫生资源得到了极大的丰富。参阅近年来的《中国卫生统计年鉴》，

不难看出我国医疗卫生资源总体的配置现状。

在医疗机构数量方面，2004 年末，全国共有医疗卫生机构 29.75 万家，其中医院 1.84 万家，县级及县级以上医院 1.44 万家，卫生院 4.77 万家，妇幼保健站 2988 家，专科疾病防治院 1583 家，疾病预防控制中心 3588 家。2004 年比 2003 年增加了 2.13%。其中医院数量和个人诊所的数量都有所增加，增加最快的是专科医院，增幅达到了 9.73%，但是乡镇卫生院、妇幼保健院和专科疾病防治院的数量却有所下降，其中下降最多的就是专科疾病防治医院，下降幅度为 9.5%。在卫生机构床位方面，全国床位数总量有所增长。2004 年共有 326.84 万张，比 1990 年增加了 0.11 倍。但是考虑到人口增长因素，全国床位数却略有减少。1990 年，每千人口床位数为 2.56 张，而 2004 年却仅为 2.51 张，目前每千人口床位数数量更少。在政府财政投入方面，财政预算支出从 1990 年的 187.27 亿元到 2003 年的 1116.94 亿元，增加了 5.96 倍，年均增长率为 38.18%。而其中的卫生事业费用也从 1990 年的 79.47 亿元增加到 2003 年的 439.28 亿元，增加了 5.53 倍，年均增长率达到了 34.83%，分摊到个人身上，从平均每人 6.95 元增加到了每人 33.79 元，增加了 4.86 倍，年均增长率为 29.71%。

（三）我国医疗机构规划现状分析

根据我国医疗机构的数量和布局、承担的功能和任务情况来看，目前我国医疗机构规划工作上尚存在许多问题和不完善之处。1994 年以来除了部分的省、市制订了初步的医疗机构规划外，大部分地区未启动这项工作或者没有按照有关规定完成工作。一些城市虽然制订了统一的医疗机构设置规划，但是执行力度较低，规划的医疗机构数量与实际审批的数量存在较大的差距，特别是近五年来，批准设置的门诊部和个体诊所、卫生室数量很大，还有一些地方的医疗机构设置规划超过 10 年甚至 15 年没有修订。医疗机构设置规划不健全不完善，不利于医疗机构规范化、科学化配置和管理。一段时间内，一些地区审批医疗机构一度出现了失控的趋势。主要原因是强调了多种形式、多种渠道举办医疗机构，而相应的规划和管理措施又未能及时地跟上，导致一些不符合条件、不具备办医条件的单位和个体也纷纷开业行医。由于没有按照既定的规划设置医疗机构，医疗机构布局不合理、重置问题比较突出。在一些城市有些新设置的医院之间不足百米，各类医疗机构功能定位不清，这就使大量常见病、多发病患者到大医院就诊，加剧了基层医疗机构资源利用率不高的情况、"吃不饱"等问题的出现。同时，大中型医院争相购置高新医疗设备，盲目增设床位、扩大规模。与此同时，对急危重症、疑难病症的诊疗及科研攻关和临床教学等重点工作重视不足。这些问题都与缺乏政府对医疗资源的宏观调控和规划密切相关。

表 4-1　我国与不同经济发展阶段国家医疗资源配置水平的比较

地区	国家个数	人口数（亿人）	人均 GDP（美元）	医师数（人/千人）	护士数（人/千人）	床位数（张/千人）
中国	1	13.45	6094	1.4	1.4	4.2
高收入国家	33	9.88	37 748	2.8	8.01	5.9
中等收入	38	9.14	12 476	2.3	3.8	3.9
中低收入	46	36.45	4367	0.9	1.3	1.8
低收入国家	35	8.26	1366	0.3	0.9	1.3
均值			10 316	1.3	2.6	2.7

数据来源：2012 年世界卫生组织卫生统计年鉴

我国属于中等收入国家,通过与其他国家的经济发展水平及医疗资源配置相比较(表4-1),我国医疗资源配置的各项指标中每千人护士数低于本组平均水平,但是床位高于中等收入国家的平均水平。说明我国的床位资源配置量在国际水平上并不低,因此在未来卫生规划中不应只强调高医疗资源配置总量水平,还应该注重优化医疗资源结构和布局,注重质量。

(四)我国医疗机构规划常用的相关指标

我国医疗机构的规划要根据当地的社会经济发展水平、地理条件、人口状况、居民卫生服务需求、医疗服务需求进行预测,进而确定所需要的医疗机构类别、级别、数量、规模及分布,并确定床位需要量、床位供需平衡比值、普通床位数、分科床位数、各级医院床位数、各级医院调置数、专科医院设置数、必需医师总数。

1. 床位需要量

$$床位需要量 = \frac{人口数 \times 实际住院率 \times 平均住院天数}{年平均开放床日数 \times 病床使用率}$$

$$= \frac{实际占用总床日数}{病床使用率} \times 365 \qquad (4-1)$$

2. 床位供需平衡比值 床位供需平衡评价采用的是供需比方法进行计算,即实际床位供给数比床位需求数,再对比值进行评价。在供需比值计算中,各个比值所代表的意义是不同的。具体的情况如表4-2所示。

表4-2 床位供需评价表

供需比值大小	意义
在(1±0.05)范围内	供需平衡
在(1±0.05)范围外,但在(1±0.15)范围内	供需基本平衡
在(1±0.15)范围外	供需不平衡(比值小于0.85表示短缺,比值大于1.15为过剩)

3. 普通床位数

$$普通床位数 = \frac{\sum(A \times B + C - D)}{床位使用率 \times (1 \div 病床周转次数)} \qquad (4-2)$$

式中,$\sum$表示总和;A表示以年龄划分的分层地区人口数(人口数是指制订计划当时的户籍人口、暂住人口和流动人口日平均数之和;年龄组是按5年为一个年龄组划分);B表示以年龄划分的收治率;C表示其他地区流入的住院患者数;D表示本地区去外地的住院患者数,各地流入、流出住院患者数通过调查患者确定。

4. 分科床位数 将式(4-2)中的收治率、床位使用率、住院患者数以分科收治率、分科床位使用率、分科住院患者数替换即可。

5. 各级医院床位数 组织专家论证不同级别医院就诊的分科病种,然后由分科病种床位数分别计算出各级医院床位数。

6. 各级医院调置数 依据一、二、三级医院床位数及其服务半径和可及性确定。

7. 专科医院设置数 依据人口总数及其构成、居民的专科疾病发病情况、服务半径、卫生资源状况决定。

8. 必需医师总数 根据当地的医疗需求,省级卫生行政部门研究确定全省医师总数和分科医师总数，根据农村的实际，研究确定乡村医生总数，并根据地区的医疗需求，研究确定不设病床医疗机构中的医师在地区人口中所占的比例，以此控制不设床位的各类医疗机构数。医疗机构的规划，要考虑其可及性，便于居民就诊和转诊。

（五）我国医疗机构规划的影响因素

1. **医疗服务供需状况**　医疗服务供给状况是通过卫生统计年鉴获得当地的数据，或者是由卫生局按照课题组设计的调查方案获得数据。这些数据包括当地医疗机构的数量、床位数、人员数、设备数及卫生费用等情况，还包括医疗机构提供的门诊、急诊人数、住院人数、病床使用率、病床周转次数和平均住院日等情况。医疗服务需求状况是通过相应方法进行推算获得的，主要包括世界卫生组织推荐的四种基本方法：趋势外推法、神经网络模型法、多元线性回归法、时间序列法，不同的方法需要不同的参数和适用条件。在医疗机构规划中常用的方法即这几种，其中卫生服务需要和卫生服务需求要通过了解当地居民的医疗服务需求现状，包括当地居民的两周患病率、慢性病患病率、就诊率、年住院率、应就诊未就诊率和应住院未住院率等情况来了解。目前通过医疗服务利用的现状，推算出本地区居民的医疗服务需要之间的差距，可以为我们发现医疗服务需要是否平衡及现有的医疗卫生服务存在的问题提供判断。

2. **医疗事业发展情况**　医疗机构的规划是一项前瞻性的工作，它受到医疗事业发展的影响，包括医疗技术的提高、医疗保障水平的提高、医疗保险覆盖面的扩大等对其的影响。医疗技术提高对医疗服务需求产生的影响主要是通过国内发达城市或者地区与不发达城市或地区比较、典型发达国家与发展中国家比较，得到医疗技术提高对医疗服务需求产生的定性影响或者是定量影响。

3. **社会经济发展因素**　随着社会经济的发展，居民收入水平不断提高，医疗保健需求日益增长，将对医疗服务产生深远的影响。社会经济发展带来城市化及人口老龄化等问题，也将对医疗服务需求产生巨大的影响。城市化的趋势可以通过国民经济和社会发展规划得出。另外，据国家统计局2011年4月28日发布的第六次最新全国人口普查结果显示，我国60岁以上人口占了13.26%，比2000年上升了2.93个百分点，老龄化进程进一步加快。目前我国老年人口继续以年均3%的速度增长，预计10年后老年人口将达到2.43亿人，占总人口的16.96%，老年人消费的医疗卫生资源一般是其他人群的3~5倍。根据中国的老龄化趋势预测，在医疗服务价格不变的情况下，人口老龄化导致医疗费用负担将会以每年1.54%的速度递增，未来15年因人口老龄化造成的医疗费用负担比以前增加26.4%。

第五节　制订医疗机构规划的基本过程与方法

一、收 集 资 料

根据国家卫生和计划生育委员会指导原则的要求，应收集以下资料。①人口与经济发展资料：可以从当地近期人口普查资料或者户籍资料、社会经济发展年报中抄录，应特别注意的是收集流动人口、开发区与居民小区建设规划资料。②医疗资源、医疗需求和利用情况：医疗资源资料包括当地各级各类医疗机构的数量和分布、分科床位数、各类卫技人员数、大型医疗设备设置等。如果缺乏非卫生部门所属医疗机构的详细资料，则应该进行补充调查。还应该了解辖区部队医疗机构向当地居民提供服务的资料和邻近地区可以利用的医疗资源情况；医疗需求资料一般需要由卫生服务调查获得，如居民两周病伤情况及其就诊率、上年度居民住院情况等。此外，还应收集当地主要健康问题有关资料，居民死因顺位可以从死亡统计资料中获得，疾病顺位和主要疾病患（发）病率等资料则需要进行专题调查；医疗服务利用情况包括当地医疗机构各类服务提供量、床位使用情况等，可由卫生统计报表或者专题调查获得。

二、确 定 目 标

要根据当地的社会经济发展总体规划和对人群医疗需要及利用的变化趋势的预测结果，确定医疗机构在未来五年内的发展方向，确定所需要医疗机构的类别、级别、数量及分布，还有各级各类医疗机构必需床位和必需医师总数。

三、明 确 前 提

要了解实施《医疗机构设置规划》的卫生事业发展的内部环境和外部环境。内部环境是指国家和地方的卫生事业发展政策、区域内各种卫生资源总量和分布、卫生服务的成本效益、实施《医疗机构设置规划》的各种制度、信息系统发展现状等；外部环境是指实施《医疗机构设置规划》所涉及的社会经济发展战略，人群的健康水平和健康意识，人群的医疗费用支付能力和支付意愿等。这些信息是医疗机构规划进行的前提条件。

四、确定选择方案

确定可以实施的各种备选方案，同时要收集各种方案的优点和缺点，并掌握克服各种方案优缺点的克服方法。设计方案时需要注意备选方案不宜过多，一般来讲 3～5 个方案最为合适。例如，在确定了必需床位数的基础上，要确定分科床位数、各级医疗机构床位数、各级医疗机构的设置数。不同的专家会采用不同的方法进行预测和测算，因此可能会产生不同的设计方案。同样的，当确定必需医师总数后，如何确定各级各类医务人员的比例和数量，也会产生不同的方案。对每种备选方案都应该提供该方案的理论依据、计算方法和优缺点。

五、评价各种方案

将各种备选方案进行比较分析和评价，评价的方法有专家评议法、德尔斐法、运筹学方法等卫生管理中常用的决策方法。

六、选 择 方 案

在各种备选方案中选出一个方案，或者可以将数个方案进行合并，作为实施方案。

七、制订辅助计划

制订出为《医疗机构设置规划》服务的专业计划和年度计划，使《医疗机构设置规划》成为可以实施的具体计划，同时也要制订出《医疗机构设置规划》的评价方案。

第六节　我国医疗机构规划的实施建议

一、医疗机构规划应符合国家及地方的相关政策和标准

医疗机构的设置规划首先应该符合《医疗机构设置规划指导原则》；其次，医疗资源量应该符合现有的国家及地区的相关标准。要把医疗机构设置规划纳入到城乡建设的规划中去。在制订城乡总体规划时，应充分考虑到医疗机构的设置和布局，并且要按照现代医院的建设标准和要求，留出足够的建设用地和发展空间，配以相应的公共基础设施。

二、医疗机构规划过程中资源的公私分布要考虑的因素

医疗机构设置规划中确定非公立医院占比时要考虑到四个因素的影响，分别为公立和非公立医院的功能定位、国际经验、相关政策的规定及当地的资源现状。首先，公立医院与非公立医院的功能定位不同，公立医院承担起了为居民提供基本医疗服务的任务，同时它也是培养医学人才的基地，在全国的医院中占有主导地位；而非公立医院主要是对公立医院的有效补充，能够为医院引入竞争机制，促进医院向规模化和产业化发展，提供多层次的特色服务，包括边缘范围的学科和高端服务。非公立医院的开展，有利于形成稳定的医疗服务市场，对于医疗技术及人力定价、医疗服务效率、医疗资源的合理配置都有着重要的作用。其次，我们可以参考经济合作与发展组织（Organization for Economic Cooperation and Development，OECD）国家非公立医疗资源的比例结构，除了美国等少数国家外，大多数都集中在20%~40%，公立医疗资源均占有主导地位。再次，《卫生部关于做好区域卫生规划和医疗机构设置规划促进非公立医疗机构发展的通知》中明确提出了到2015年非公立医疗机构床位数和服务量要达到总量的20%左右，实现非公立医疗机构与公立医疗机构的协调发展。《健康中国2030规划纲要》中指出，要优化多元办医格局，优先支持社会力量举办非营利性医疗机构，推进和实现非营利性民营医院与公立医院同等待遇，鼓励医师利用业余时间、退休医师到基层医疗卫生机构执业或开设工作室。逐步扩大外资兴办医疗机构的范围，加大政府购买服务的力度，支持保险业投资、设立医疗机构，推动非公立医疗机构向高水平、规模化方向发展。加强政府监管、行业自律与社会监督，促进非公立医疗机构的规范发展。

三、建立合理有效的分级医疗服务体系

建立合理有效的分级医疗服务体系是优化卫生资源配置及利用的关键。如何建立一个规划合理、分工明确、运转高效的分级医疗服务体系是医疗卫生事业改革的关键问题。但目前来说，分级医疗服务体系的建立遭遇了"实践难"的问题，主要原因之一就是过去对基层医疗服务体系的设置和规划关注不够，在卫生体系规划的过程中，侧重于医疗机构的

规划和布局，而忽略了基层卫生资源投入和布局的科学性。目前来讲，截至 2013 年底，全国的社区卫生服务机构门诊占医院门诊量的比例为 0.23%。虽然基层医疗机构在提供医疗卫生服务方面的作用明显增强，但是要达到理论上 80%的基本医疗卫生需求在社区得到满足、实现"小病在社区，大病上医院"的宏伟目标在很长的一段时间内都将是一项重要而艰巨的任务。因此，要不断强化医院与基层医疗服务机构的分工协作，逐步建立起合理有效的分级医疗服务体系。针对不同人群的卫生保健需求，提供连续性、防治一体、急慢分治的医疗卫生服务。同时，也要完善各项配套政策，如发挥报销政策的引导作用，让医疗机构通过多种渠道不断提升服务能力和服务质量；再如通过完善家庭医生制度，加强全科医学人才的引进和继续教育，加强基层医疗卫生人才队伍建设等，缓解基层医疗机构服务能力不足带来的看病难、看病贵等问题。

四、保障基本医疗卫生服务的可及性

"看病难，看病贵"问题本质上体现的是较差的卫生服务的可及性和公平性。而医疗卫生服务的可及性是衡量与评价医疗卫生服务体系公平性的重要指标。基于卫生服务产品的特殊性，卫生服务系统应该最大限度地发挥医疗卫生资源的整体效能，保障居民健康状况的公平性、可及性。社区卫生服务机构作为城市基层医疗机构的核心，应该合理有效地布局卫生资源，在充分满足居民基本医疗卫生服务需求的基础上，兼顾效率，提高效益，不断促进基本医疗卫生服务的公平性，保障居民就医的可及性。

五、合理布局社区卫生服务机构

基层医疗机构的科学规划和合理布局是构建分级医疗服务体系的起始点，直接决定了卫生资源在基层医疗服务体系中的配置情况，从而影响基层医疗机构的服务能力。在基层医疗机构规划中多以经验管理为主，缺乏科学合理布局的方法。因此，社区卫生服务机构的设置应该立足于调整现有的卫生资源，避免重复建设。此外还要明确基层医疗卫生机构的功能定位、诊疗范围，引导基层医疗卫生机构提供基本的公共卫生和医疗保健服务，建立完善的基层医疗卫生服务体系，优化医疗机构的规划和布局，促进整个医疗卫生服务体系达到最佳的配置状态。

六、要通过法律手段保证医疗机构规划的实施

强化医疗机构设置规划的法律地位，各个地区应该制订切实可行的医疗机构设置规划并且要及时修订，没有规划或者是不符合规划的医疗机构，不予批准设置医疗机构。

（许传志　孙艳春）

第五章　卫生人力资源规划

第一节　卫生人力资源概述

人力资源（human resource）一词是由当代著名的管理学家彼得·德鲁克（Peter F. Drucker）于 1454 年在《管理的实践》一书中提出的。对于什么是人力资源，学术界尚无统一的定义。伊凡·伯格（Ivan Berg）认为人力资源是人类可用于生产产品或提供各种服务的活动、技能和知识。雷西斯·列克（Rensis Lakere）认为人力资源是企业人力结构的生产力和顾客商誉的价值。内贝尔·埃里斯（Nabil Elias）认为人力资源是企业内部成员及外部的人可提供潜在服务及有利于企业预期经营的总和。也有人认为人力资源是具有智力劳动和体力劳动能力的人们的总称。人力资源的概念在我国起始于 20 世纪 50 年代，国内学者将其界定为与自然资源或物力资源相对应的以人的生命机体为载体的社会资源，是指在一定领域内人口所拥有的劳动能力。因此，人力资源又称为劳动力资源或劳动力，是能够推动整个经济和社会发展、具有劳动能力的人口总和。

一、卫生人力和卫生人力资源

卫生人力（health manpower）是所有在卫生机构中（包括任何所有制形式的卫生服务单位和卫生管理单位）从事卫生服务、卫生管理及相关工作人员的总称。把人的重要性提升到资源高度后，也可称为卫生人力资源，包括卫技人员、管理人员、其他技术人员以及勤杂人员等。世界卫生组织将其定义为能促进和维护健康的所有人员，包括医师、护士、助产士、口腔医师、物理治疗师及其他卫生从业人员，也包括卫生辅助人员、传统医疗从业人员、技师和一些半从业人员。

卫生人力资源（health manpower resource）指在一定时间和一定区域范围内存在于卫生行业内部的具有一定专业技能的各类卫生工作者数量和质量的总和，除上述卫生人力概念中所及的人员之外还包括尚在培训（就读或职业培训）中的、未来的卫生工作人员。卫生人力资源是社会人力资源的组成部分，是指社会人力在卫生部门中的总投资、总分配，以及投资和分配的模式。通常我们所说的卫生人力资源指以下三部分人员：一是正在卫生机构专业技术岗位上工作的人员（包括卫生管理人员）；二是在医学院校和相关专业其他院校学习、毕业后可能补充到卫生机构的人员；三是其他部门有关专业人员、因工作需要可能调入卫生机构工作的人员及离退休仍具有工作能力的人员。以上三部分人员中，第一部分人员是卫生人力资源的主体。

二、各类卫生人员

卫技人员包括执业医师、执业助理医师、注册护士、药师（士）、检验技师（士）、影像技师（士）、卫生监督员和见习医（药、护、技）师（士）等及其他行业如老年医学、康复医学、临床营养卫生专业人员，不包括从事管理工作的卫技人员（如院长、副院长、党委书记等）。

卫生管理人员指担负领导职责或管理任务的工作人员，包括从事医疗保健、疾病控制、卫生监督、医学科研与教学等业务管理工作的人员；主要从事党政、人事、财务、信息、安全保卫等行政管理工作的人员。

其他技术人员指在卫生系统工作的非医疗卫生相关专业的人员，如会计师、统计师、经济师等。

工勤技能人员指承担技能操作和维护、后勤保障服务等职责的工作人员。工勤技能人员分为技术工和普通工。技术工包括护理员（工）、药剂员（工）、检验员、收费员、挂号员等，但不包括实验员、技术员、研究实习员（计入其他技术人员），也不包括经济员、会计员和统计员等（计入管理人员）。

学科带头人指在某一学科领域能够带领一批科研人员不断进取的有一定权威性的人物。在卫生系统，主要是指在临床医疗、预防保健等某一学科内能够带领一批医务人员不断提高业务技能和科研水平，在防病治病、维护人民身体健康中起核心作用的人才。

农村卫生人员指工作在乡镇中心卫生院、村卫生室的医护人员、检验人员、药技人员、助产士等。

乡村医生指在县级卫生行政管理部门注册过的，现在村卫生室从事医疗工作的人员。

三、人才与卫生人才

人才是指具有一定的专业知识或专门技能，进行创造性劳动并对社会做出贡献的人，是人力资源中能力和素质较高的劳动者。人才是我国经济社会发展的第一资源。卫生人才则是从事医疗与卫生相关专业的、具备较高的专业素养和技能，在医疗卫生领域起到学术带头作用的人员总称。

在人类社会发展进程中，人才是社会文明进步、人民富裕幸福、国家繁荣昌盛的重要推动力量。当今世界正处在大发展、大变革、大调整时期，世界多极化、经济全球化深入发展，科技进步日新月异，知识经济方兴未艾，加快人才发展是在激烈的国际竞争中赢得主动的重大战略选择。我国正处在改革发展的关键阶段，深入贯彻落实科学发展观，全面推进经济建设、政治建设、文化建设、社会建设及生态文明建设，推动工业化、信息化、城镇化、市场化、国际化深入发展，全面建设小康社会，实现中华民族伟大复兴，必须大力提高国民素质，在继续发挥我国人力资源优势的同时，加快形成我国人才竞争比较优势，逐步实现由人力资源大国向人才强国的转变。

四、我国卫生人力资源的现状、存在问题

纵观我国卫生人力资源的发展，按照时间顺序经历了四个阶段。第一阶段，1949～1965年，大力培养医药卫生人才是当时卫生人力资源政策的重点；第二阶段，1966～1977年，"文化大革命"削弱了卫生技术力量。在此期间，倡导合作医疗，强调防病治病，基层和农村卫生工作有一定进展；第三阶段，1978～1994年，开创了卫生工作新局面，卫生人力资源得到了蓬勃发展；第四阶段，1994年至今，实行卫生人力资源市场化配置，开发高层

次卫生人才，实行卫生人力职业化、法制化建设，卫生人才评价社会化建设等。

"十二五"期间，我国卫生和计划生育人才工作取得显著成效，人才队伍规模不断扩大，2015 年底，我国卫生计生人员总量达到 1069.5 万人，其中卫技人员 800.7 万人。人才结构得到优化，卫技人员中本科及以上学历人员比例由 2010 年 24.9%提高到 2015 年 30.6%，医护比由 1：0.85 提高到 1：1.07。人才效能稳步提高，医师日均负担诊疗人次由 2010 年 7.5 提高到 2015 年 8.4，日均负担住院床日数由 1.6 提高到 1.9。

同时，卫生计生人才发展的一些结构性、制度性矛盾仍然突出，"缺才不缺人"现象依然存在，人才结构和分布尚不合理，基层人才、公共卫生人才及健康服务人才短缺，人才发展的政策环境还有待完善，体制机制创新急待加强，进一步增强人才活力。

党的十八大提出了 2020 年全面建成小康社会的宏伟目标，卫生计生事业发展面临新的历史任务。一是随着经济发展、居民生活方式及环境的变化，对公共卫生与健康服务的需求越来越多；二是随着老龄化和人口政策的调整，康复、老年护理、妇幼保健等相关服务需求更为迫切；三是随着社会保障制度的逐步完善，医疗服务需求进一步释放；四是分级诊疗制度的建立、互联网与信息技术的快速发展对医疗卫生服务模式和服务水平必将产生深刻影响；五是随着全面两孩政策实施，妇幼健康、儿科等专业人才的需求将大幅增加。这些变化对卫生计生人才的服务内容和服务质量均提出了新的要求。

第二节　卫生人力资源规划方法

人力资源作为各种资源中的第一资源，其配置得是否科学、合理，将直接关系到其他资源的开发利用和整个经济活动的绩效提升。因此，人力资源的开发利用和合理配置，将是包括卫生行业在内各行各业需要探索和研究的重要课题。《中共中央国务院关于卫生改革与发展的决定》指出，区域卫生规划是政府对卫生事业发展实行宏观调控的重要手段，它以满足区域内全体居民的基本卫生服务需求为目标，对机构、床位、人员、设备和经费等卫生资源实行统筹规划、合理配置。可见卫生资源包括人力资源的合理配置是实施区域卫生规划的重点。卫生人力资源是卫生资源的第一组成部分，是卫生系统维持和发展自身功能的关键，它决定卫生服务的数量、质量和能力，影响卫生总费用，以及整个国家的卫生水平与人民的健康水平。

一、卫生人力资源配置方法

国内外卫生人力资源配置方法有 100 多种，卫生人力人口比值法、卫生服务需要法、卫生服务需求法、服务目标法是世界卫生组织推荐使用的经典卫生人力预测方法。

1. **卫生人力人口比值法**　这是利用信息最少的一种方法，可用于结构单纯、卫生服务需要量较为稳定的指标，常用在卫生人力需要量预测或人力供应量预测。该法只要掌握预测人口数及人力人口比值数，就可计算出目标年度卫生人力数。预测的人力人口比值，可以参考其他国家经验，也可以根据本国现阶段采用的人力人口比值。此法简便易行，通俗易懂，被许多国家和地区用于卫生人力需要量预测。但本方法未能考虑卫生人力的供需关系、当前的社会需求等，同时预测过程没有引入服务的概念，难以了解卫生人力内部结构及提高产出量和改善工作效率等关键因素。若选用不合适的人力人口比值作为预测标准，可能浪费资源，对人力政策产生不利影响。

该方法利用式（5-1）即可计算出相应地区的卫生人员数。

$$\frac{x_1 - x_2}{y_1 - y_2} = \frac{x_1 - x}{y_1 - y} \tag{5-1}$$

例如，估计某地区每千人口执业医师数，先确定以下几个指标：x_1（上限省份的经济状况，如人均 GDP）、x_2（下限省份的经济状况，如人均 GDP）、x（该地区的经济状况，如人均 GDP）、y_1（上限省份的每千人口执业医师数）、y_2（下限省份的每千人口执业医师数），通过公式即可估计 y（该地区每千人口执业医师数）。

2. 卫生服务需求法 卫生服务需求是指在一定时期内在一定价格水平上人们愿意且有能力购买的卫生服务量。卫生服务需求分为两类：一类是由需要转化而来的需求；另一类是没有需要的需求。该方法是通过对卫生服务利用率来反映人群的卫生需求水平及类型，进而推算卫生人力数。卫生服务利用可分为门诊服务利用、住院服务利用及预防保健服务利用等几方面。其主要指标有两周就诊率、两周就诊人次、预防接种覆盖率、儿童体检率、产前检查率及次数等。但居民卫生服务服务利用常受到如经济收入、医疗费用、支付方式、人口学特征、交通便利等多种因素的影响，导致部分卫生服务需要难以转化为需求。因此，用卫生服务利用率这一指标来反映人群的卫生服务需求水平及类型，同时还要考虑在规划期内未满足的需求（潜在需求）。卫生服务需求法得到的卫生人力配置数是满足居民卫生服务需求所应达到的最低数量标准。其关键是计算目标年度或目标机构的卫生服务利用率。具体确定方法有固定利用率法、理想需求量法、预测利用率法、专家意见法等，其不足之处在于潜在卫生服务需求较难预测，可采用以下公式计算。

$$门诊医生数 = \frac{区域人口数 \times 两周就诊率 \times 26}{每全时门诊医生日服务量 \times 年有效工作日 \times K} \times 55\% \tag{5-2}$$

$$病房初级医生数 = \frac{区域人口数 \times 年住院率 \times 平均住院日}{每全时住院医生日服务床日 \times 年有效工作日 \times 床位使用率 \times K} \tag{5-3}$$

$$病房中主治医师以上医生数 = 病房初级医师人数 \times 7/8 \tag{5-4}$$

$$医生总人数 = 门诊医生数 + 病房初级医生数 + 病房中主治医师以上数 \tag{5-5}$$

式中，门诊医生数包括 45% 的乡村医生和 55% 的执业医师；26 为将两周换算为一年的常数；年有效工作日为 231 日；床位使用率，考虑到服务提供的效率，一般不用实际床位使用率，而使用在较高效率下的床位使用率；K 为医生从事医疗工作的时间占总工时的百分比，不含医生从事非医疗工作，包括教学、科研、防保、学术活动、社会工作等与因病、因事请假所占用的工时；7/8 为国家卫生和计划生育委员会规定住院医生与主治、副主任、主任医师之比 8：4：2：1。

3. 卫生服务需要法 卫生服务需要包括个人认识到的卫生服务需要和卫生专业人员根据流行病学研究与健康普查判定的卫生服务需要。此法是从一区域或国家人群的患病情况和卫生保健需要出发，通过相应的卫生服务调查，获取当地群众两周患病率、人均年患病天数、年住院率等，运用公式计算出当地一定人口所需的卫生人力数。该方法是排除了社会经济、人口特征、卫生服务可及性等影响因素后，居民对卫生服务的客观需要。其关键在于了解居民对卫生服务需要的形式、数量与项目，根据居民服务需要量再转化为卫生资源需要量。使用该方法预测的结果比实际需求高，因为在现实生活中，并非所有患者都会去就医，总有部分患者由于各种原因未能就诊，导致就诊人数少于发病人数，即需要>

需求。故此法仅能估计卫生人力需要量，多用于预防保健资源的配置与规划。

$$门诊医生数 = \frac{区域人口数 \times 两周就诊率 \times 26}{每全时门诊医生日服务量 \times 年有效工作日 \times K} \tag{5-6}$$

$$住院医生数 = \frac{区域人口数 \times 年需要住院率 \times 平均住院日}{每全时住院医生日服务床日 \times 年有效工作日 \times 床位使用率 \times K} \tag{5-7}$$

4. 服务目标法　是通过服务提供制订服务产出量目标，再具体转化成卫生资源需要量。如一名全时工作制医师，一年门诊量确定为 3000 人次，统计医院年门诊总量，即可算出门诊医师人数需要量。该方法的关键是确定各级各类卫生机构、各专业科室提供卫生服务量，然后根据不同专业人员工作量标准，计算相应人员需要量。卫生服务提供量目标可以借鉴国内外相关资料数据、专家调查结论、国家卫生和计划生育委员会相关颁布法则等综合制订，力图寻找供需间平衡。其特点为扩张性预测，但医疗服务潜在需求增长预测较为困难。

5. 专家咨询法　又称专家经验预测法，属于定性预测，其应用范围较为广泛。它是按照一定的理论，建立在实践经验、逻辑思维、逻辑推理的基础之上的预测方法，包括函询调查法、专家会议法和德尔菲 Delphi 法三种。预测专家可以是著名学者、当地权威人士，也可以是一般的群众或卫生工作人员，应根据所预测变量性质决定专家的选取。此法简便易行，但由于这类预测方法结果准确性主要取决于预测者的业务水平、综合分析能力、外界舆论对预测者的心理影响等，预测值存在较高的不确定性。

6. 医院规划模式法　是美国学者 Thomas L. Hall 博士提出的，结合卫生人力需要量预测中的服务目标法、卫生服务需要法、卫生服务需求法和卫生人力人口比值法四种经典方法，联系实际，对卫生人力进行中长期宏观预测，是一种适用范围较广的综合性的预测方法。它是根据预测区域的大小建立以一定数量人口为基数的医院模型，其中包括该模型的医院卫生人力数量，依据目标年被预测地区的经济、政治、卫生等方面的发展与变化趋势，预测出目标年需要该模型的医院数量以求得卫生人力需要量。医院规划模式法结合了多种预测估计法，避免了单纯用一种方法的局限性。它适用范围广，可以是一个地区、一个省或一个国家，且易于计算机化，改变参数可很快得出不同结果。但此法参数需要较多，在应用过程中其合理性与准确性需要多加注意。

7. 灰色模型法　是 20 世纪 80 年代初由我国邓聚龙教授提出的，用于工农业与经济领域预测，效果较佳，后被卫生管理专家将其引入卫生人力预测中。从理论看，医学系统可分为白色系统、黑色系统和灰色系统三大类。其中白色系统的信息完全明确，黑色系统的信息完全不明确，灰色系统则介于两者之间。未来卫生人力需要的信息往往是不完全、不确定的，这时可把它看作一个灰色系统。灰色系统理论研究特点是克服了概率统计的弱点，从杂乱、有限、离散的数据中找到规律，建立模型，然后做出相应分析和预测。灰色模型是以时间序列进行研究分析的一种预测方法。该方法不需要完整的历史资料、正态的样本分布，四个以上的数据即可建模。同时该法可对灰色参数及时修正，使预测值在动态中产生，从而利用较短序列进行相对长期的预测，代表性好。但该模型未充分考虑人群的卫生服务需求、政策影响、预算压力、社会因素、卫生体系变化等引发的效应。

8. 任务分析法　又称为工作描述研究，在卫生人力资源规划中有着积极的应用前景。任务分析法一方面可以为一个机构的全部任务做出定量分析，收集完成一项任务所消耗的时间、任务的出现频率、任务的难易度及操作人数等相关信息，然后将这些基本信息进行统计分析，便可较精确地计算一个人能提供的服务量，即生产标准。另一方面，任务分析法以任务为单位，强调专业岗位各种技能的操作条件、操作程序、知识结构等，使安排人员能够将个人能力与岗位要求较为精确地进行匹配，从而达到人员能力与岗位标准的高度吻合。任务分析法是目前学术界提倡的卫生人力配置方法之一，它建立在工作描述与工时测量基础上，预测结果反映了客观实际，科学性、合理性好。

9. **微观集成法** 是根据系统原理的分析观点，把人才群体合理地分割成四个基本组成部分（缺额需补量、自然减员需补量、扩大医疗卫生服务规模需补量、新技术开发需补量），研究各组成部分的规律性，分别对某一部分进行预测，然后集成。随着集成方法的不同，既可以得到人才需求总量或人才需补量，又可以得到人才按专业或学历的分类需求量或需补量。人才群体所包括的因素很多，但与人才培养规划关系最密切的是人才的总量、专业、学历，微观集成法着重针对这三个因素进行分析。

10. **地图法** 是近年来发展的预测卫生人力的新方法，它的优点是直观、简单易行。首先绘制地区地图，在地图上标出规划区域内所有受益人群和覆盖区域，制订科学合理的卫生服务标准。同时衡量相应的医疗设施布局的合理性，重新调整各医疗设施的布局和规模，结合卫生人力配置标准，进行配置使其达到合理。近年来，地理信息系统（geographic information systems，GIS）在公共卫生领域也得到了广泛地应用，如卫生需求分析和卫生资源配置、疾病监测与预警、健康教育、卫生监督、突发公共卫生事件等。简要地说，GIS是以地理空间数据库为基础，在计算机的支持下，对空间相关数据进行采集、管理、操作、分析、模拟和显示，并采用地理模型分析方法，适时提供多种空间和动态的地理信息，为地理研究和地理决策服务而建立起来的计算机技术系统。GIS技术可以用于探索卫生差距、分析疾病暴发；利用缓冲区和图层叠加功能可以评价居民对卫生服务及保健的可及性。

除以上方法外，卫生人力资源配置方法还有很多，每种方法均有其适用范围和优缺点。在实际工作中，由于不同类型服务需要量和需求量各有特点，影响因素错综复杂，同时预测目的也各有不同，不能单纯采用一种方法进行卫生人力预测，应根据预测卫生人力的不同类型和目标要求等，在较全面的了解可选用的配置方法的基础上，结合自己的预测目的、时间和范围来选择多种适宜的方法联合使用，以保证配置结果的真实性、准确性和可靠性。

二、卫生人力资源规划

卫生人力资源规划是卫生事业发展规划中的重要组成部分。合理的人力资源规划，能为卫生事业的发展提供较大的助力。在规划撰写过程中，需要遵循一定的机构框架和模式。以下给大家一个参考模式。

（一）规划框架

1. 现状与存在问题分析。
2. 形势与面临挑战。
3. 指导思想与基本原则。
4. 规划目标与任务。
5. 具体规划内容。

6. 实施保障与监督评价。

（二）国家对卫生人力资源的配置标准规定

由国务院办公厅下发的《全国医疗卫生服务体系规划纲要（2015—2020 年）》中对卫生人才队伍的配置做了明确规划。

1. **人员配备** 到 2020 年，每千常住人口执业（助理）医师数达到 2.5 人，注册护士数达到 3.14 人，医护比达到 1∶1.25，市办及以上医院床护比不低于 1∶0.6，公共卫生人员数达到 0.83 人，人才规模与我国人民群众健康服务需求相适应，城乡和区域医药卫生人才分布趋于合理，各类人才队伍统筹协调发展。加强全科医生和住院医师规范化培训，逐步建立和完善全科医生制度。促进医务人员合理流动，使其在流动中优化配置，充分发挥作用。加强公共卫生人员的专项能力建设。

（1）医院：以执业（助理）医师和注册护士配置为重点，以居民卫生服务需求量和医师标准工作量为依据，结合服务人口、经济状况、自然条件等因素配置医生和护士的数量，合理确定医护人员比例。按照医院级别与功能任务的需要确定床位与人员配比，承担临床教学、带教实习、支援基层、援外医疗、应急救援、医学科研等任务的医疗卫生机构可以适当增加人员配置。未达到床护比标准的，原则上不允许扩大床位规模。

（2）基层医疗卫生机构：到 2020 年，每千常住人口基层卫生人员数达到 3.5 人以上，在我国初步建立起充满生机和活力的全科医生制度，基本形成统一规范的全科医生培养模式和"首诊在基层"的服务模式，全科医生与城乡居民基本建立比较稳定的服务关系，基本实现城乡每万名居民有 2~3 名合格的全科医生，全科医生服务水平全面提高，基本适应人民群众基本医疗卫生服务需求。原则上按照每千服务人口不少于 1 名的标准配备乡村医生。每所村卫生室至少有 1 名乡村医生执业。

（3）专业公共卫生机构：到 2020 年，每千常住人口公共卫生人员数达到 0.83 人，各级各类公共卫生人才满足工作需要。

疾病预防控制中心人员原则上按照各省、自治区、直辖市常住人口 1.75 人/万人的比例核定；地域面积在 50 万平方公里以上且人口密度小于 25 人/平方公里的省、自治区，可以按照不高于本地区常住人口 3 人/万人的比例核定。其中，专业技术人力占编制总额的比例不得低于 85%，卫技人员不得低于 70%。

专业精神卫生机构应当按照区域内人口数及承担的精神卫生防治任务配置公共卫生人员。

妇幼保健计划生育机构应当根据当地服务人口、社会需求、交通状况、区域卫生和计划生育事业发展规划及承担的功能任务等合理配备人员。市、县、乡级妇幼保健计划生育服务机构中卫技人员比例应当不低于总人数的 80%。

血站卫技人员数量应当根据年采供血等业务量进行配备。急救中心人员数量应当根据服务人口、年业务量等进行配备。

2. **人才培养** 加强卫生人才队伍建设，注重医疗、公共卫生、中医药及卫生管理人才的培养，制订有利于卫生人才培养使用的政策措施。切实加强医教协同工作，深化院校教育改革，推进院校医学教育与卫生计生行业需求的紧密衔接，加强人才培养的针对性和适应性，提高人才培养质量。建立住院医师和专科医师规范化培训制度，开展助理全科医生培训，推动完善毕业后医学教育体系，培养合格临床医师。以卫生计生人员需求为导向，改革完善继续医学教育制度，提升卫生计生人才队伍整体素质。到 2020 年，基本建成院校教育、毕业后教育、继续教育三阶段有机衔接的具有中国特色的标准化、规范化临床医学人才培养体系。院校教育质量显著提高，毕业后教育得到普及，继续教育实现全覆盖。近期，要加快构建以"5+3"（5 年临床医学本科教育+3 年住院医师规范化培训或 3 年临床医学硕士专业学位研究生教育）为主体、以"3+2"（3 年临床医学专科教育+2 年助理全科医生培训）为补充的临床医学人才培养体系。

加强以全科医生为重点的基层医疗卫生队伍建设，健全在岗培训制度，鼓励乡村医生参加学历教育。加强政府对医药卫生人才流动的政策引导，推动医药卫生人才向基层流动，加大西部地区人才培养与引进力度。制订优惠政策，为农村订单定向免费培养医学生，研究实施基层医疗卫生机构全科医生及县办医院专科特设岗位计划。创造良好的职业发展条件，鼓励和吸引医务人员到基层工作。加强公共卫生人才队伍建设，加强高层次医药卫生人才队伍建设，大力开发护理、儿科、精神科等急需紧缺专门人才。大力支持中医类人才培养。加大对中西部地区高等医学院校的支持，缩小区域、院校和学科专业之间培养水平的差距。

三、卫生计生人才发展规划

健康是人全面发展的基础，关系到千家万户的幸福。发展医疗卫生事业是提高人民健康水平的必然要求。人才是健康中国建设的重要支撑，医药卫生人才是推进医疗卫生事业改革发展、维护人民健康的重要保障。加快实施人才强卫战略，突出我国医药卫生人才发展机制创新，完善医药卫生人才发展政策，推进医药卫生人才全面协调发展，为人民健康、国家强盛提供强大的医药卫生人才支撑。因此，科学系统全面的卫生计生人才规划尤为重要。

卫生计生人才发展规划框架应包括指导思想、基本原则、发展目标、主要任务、机制体制创新、组织实施。以"十三五"全国卫生计生人才发展规划为例，说明卫生人才发展规划的编撰结构和模式。

为深入贯彻落实中共中央《关于深化人才发展体制机制改革的意见》（中发〔2016〕9号）和全国卫生与健康大会精神，围绕深化医改和完善生育政策的形势与任务，结合《医药卫生中长期人才发展规划（2011—2020 年）》和《人口和计划生育中长期人才发展规划（2010—2020 年）》落实情况，依据《"十三五"卫生与健康规划》，制定《"十三五"全国卫生计生人才发展规划》。

（一）指导思想

全面贯彻党的十八大和十八届三中、四中、五中、六中全会精神，深入贯彻习近平总书记系列重要讲话精神，紧紧围绕统筹推进"五位一体"总体布局和协调推进"四个全面"战略布局，坚持以人民为中心的发展思想，牢固树立和贯彻落实新发展理念，坚持新形势下的卫生与健康工作方针，牢固树立科学人才观，深入实施人才优先发展战略，适应深化医药卫生体制改革、调整完善生育政策和振兴发展中医药战略要求，遵循卫生计生人才发展规律，激发人才活力，构建科学规范、开放包容、运行高效的卫生计生人才发展治理体系，为健康中国建设提供有力的人才保证。

（二）基本原则

服务需求。聚焦突出问题和明显短板，更加注重基层、公共卫生、急需紧缺和健康服务人才队伍建设，更加注重一流创新人才培养，提高医学科技创新能力，适应新的健康服务需求。

创新机制。更加注重人才政策和体制机制创新，做好部门间协调和服务，营造卫生计生人才发展的良好环境，利用"互联网+健康医疗"探索人才服务新模式，不断提高人才工作科学化水平。

优化结构。统筹各级各类以及不同所有制机构人才资源，优化人才专业结构、城乡结构和区域分布，促进人才与卫生计生事业发展相适应，构建整合型医疗卫生服务体系。

提升质量。深化医学教育综合改革，提高人才培养质量，强化各类卫生计生人才在岗培训，提高技术水平和服务能力，满足快速增长的医疗卫生服务需求。

（三）发展目标

"十三五"期间，我国卫生计生人才发展的总体目标是：提高人才素质、优化人才结构、创新人才政策，健全体制机制，卫生计生人才数量、素质、结构、分布适应经济社会发展和人民群众健康需求。

人才资源总量稳步增长。到2020年，卫生计生人才总量达到1255万人，其中全科医生达到30万人以上。每千人口执业（助理）医师达到2.50人以上、注册护士达到3.14人以上、专业公共卫生机构人员达到0.83人以上。

服务能力大幅度提高。建立健全医师毕业后教育制度，加强职业道德建设，人才综合素质、专业技术水平和服务能力全面提高。

人才结构进一步优化。重点加强基层人才队伍建设，城乡每万名居民有2名以上合格的全科医生，农村每千服务人口至少有1名乡村医生。基层、公共卫生、急需紧缺专业人才队伍建设取得明显成效，城乡区域分布更趋合理。

人才管理制度创新性突破。逐步破除束缚人才发展的观念和体制机制障碍，人才评价、流动、激励机制更加完善，调动积极性，激发创造活力。

表5-1　卫生计生人才发展主要指标

指标	2015年	2020年
人员总量（万人）	1069.5	≥1255
执业（助理）医师（人/千人口）	2.22	≥2.50
注册护士（人/千人口）	2.37	≥3.14
专业公共卫生机构人员（人/千人口）	0.64	≥0.83
全科医生（人/万人口）	1.38	≥2

（四）主要任务

1. 补齐短板，加强基层卫生计生人才队伍建设　重大人才项目适当向基层、艰苦贫困地区倾斜，不断增强基层卫生计生服务能力。依据服务需求，合理配备基层人员，充分考虑基层计划生育网络的坚实基础和工作优势，统筹推动基层卫生计生人才队伍深度融合。

进一步加强在岗人员培训，建立健全基层技术人员定期进修学习机制。加强基层中医药人才队伍建设，统筹农村、社区中医药人才培养。鼓励大医院医师下基层、退休医生开诊所，通过加强对口支援、实施远程医疗、建立医疗联合体等，提升基层医疗服务水平，增强基层首诊吸引力。加强乡镇卫生院院长培训，提高管理能力。

加快全科医生队伍建设步伐。加强全科医学学科建设，加大全科医生培养力度，大力加强全科专业住院医师规范化培训，推进助理全科医生培训，继续实施全科医生转岗培训和农村订单定向医学生免费培养。逐步扩大全科医生特设岗位计划实施范围，提高补助标准，增强吸引力，优先为集中连片特困地区、贫困地区、革命老区的乡镇卫生院招聘特岗全科医生。

建立完善签约服务模式和制度。在家庭医生签约服务团队中，可增加医联体或协作医院中的专科医生，带动基层服务能力的提高。完善签约服务管理运行机制。探索提供差异性服务、分类签约、有偿签约等多种签约服务形式，收取适当的服务费用，通过增加服务数量、提高服务质量，使家庭医生签约服务团队获得更高报酬。

加强村级卫生计生队伍建设，完善劳动报酬和社会保障政策，建立退出机制，健全乡村医生管理制度。加强村级计生专干队伍建设，协助落实计划生育政策、做好人口信息统计以及公共卫生、宣传教育、健康扶贫等工作。妥善解决好村级计生专干报酬待遇、养老保障等问题。

2. 需求导向，加强急需紧缺专业人才队伍建设　加强全科、儿科、精神科、临床心理、产科、生物安全、病理、麻醉、康复、急救、重症医学、传染病、老年医学、遗传咨询等各类急需紧缺专业人才队伍建设，有针对性地提高服务能力。适应食品安全技术服务需求，加强食品安全高层次和紧缺人才培养，推进食品安全标准、风险监测、风险评估和食源性疾病管理等专业人才队伍建设。适应卫生计生信息化建设和统计工作需求，加强信息化机构和人才队伍建设，实施国家健康医疗信息化人才发展计划，着力培育高层次、复合型的研发人才和科研团队，培养一批有国际影响力的专门人才、学科带头人和行业领军人才，不断加强信息安全教育，提升相关人员安全态势感知意识和能力，引导大数据、云计算、物联网等技术在医疗卫生领域的创新应用；加强统计机构和人才队伍建设。适应新的人口生育政策，实施妇幼健康和计划生育服务保障工程，加强妇幼保健人才培养和能力建设，力争在"十三五"时期，增加产科医生和助产士14万名。

3. 提升素质，加强卫生计生专业技术人才队伍建设　提高医师队伍的数量和素质，优化医师的结构和分布。加强社会宣传教育，改善医师执业环境，保障医师权益，强化医师的行业自律和自我管理。健全临床医学人才培养体系，完善培养培训制度，加强医师定期考核，鼓励高层次专家到基层开展技术培训和推广。

医疗机构要严格按照国家有关规定配备护士。规范护理院校教育、继续教育，扩大高职起点护理人才培养规模，逐步压缩中职护理人才培养规模，并引导其向基础护理、养老护理转型。发展临床专科护士，逐步开展专科护士培训。加大社区护士培养力度，建立和完善以岗位需求为导向的护理人才培养模式。切实保障护士待遇，维护护士合法权益，发挥护士在预防保健、自救互救、慢性病管理、精神卫生管理服务、老年护理、康复、生殖健康咨询等工作中的作用。加强助产专业技术人员队伍建设，逐步构建完善的助产人才培养体系。

促进药学人才培养，到2020年，药师达到85万人。明确药师准入条件、执业规范、服务内容及责任权利,提升药师服务能力。健全药师继续教育制度,丰富培训内容和方法,加强考核管理。建立以患者为中心的药学管理模式,充分发挥药师在处方审核、药学监护、合理用药管理中的作用,保障安全合理用药。

加强卫生相关技术人员管理,提高医学检验、临床医学工程、输血医学等相关技术人员服务能力。

4. 突出预防,加强公共卫生人才队伍建设　按照服务人口数、工作量、服务范围和经济社会环境等因素,确定公共卫生人员配备。根据承担的职责和任务,合理确定各类公共卫生机构的经费标准,提高人员薪资水平和待遇。加强公共卫生人才培养,定期对疾病预防控制、出生缺陷防控、妇幼保健、精神卫生、健康教育、卫生应急、采供血等在岗人员进行业务培训,提高服务能力。探索建立公共卫生与临床医学复合型人才培养机制,着力提高实验室检验检测和现场处置能力。贯彻落实《关于疾病预防控制中心机构编制标准的指导意见》,加强疾病防控和突发事件卫生应急队伍建设。在二级以上医疗机构、社区卫生服务机构和乡镇卫生院配备公共卫生执业(助理)医师。

5. 创新驱动,加强高层次和管理人才队伍建设　以提升创新能力和医疗卫生技术水平为核心,加强高层次人才的引进与培养,建设创新团队,大力培育科技创新领军人才。充分发挥高水平临床医疗机构作用,建立国家临床研究中心及协同研究网络。注重不同学科、不同专业之间的融合,加强复合型人才队伍的建设和培养。完善医、产、学、研协同创新研究模式,加强研究成果转化应用。落实国家海外高层次人才引进计划,搭建"送出去"和"引进来"的国际人才服务平台,引进和培养一批具有国际领先水平的科学家、学科带头人及创新团队。主动融入国家"一带一路"发展战略,建设好海外高层次人才创新创业基地,加大对高层次留学回国人才的支持力度。做好突出贡献中青年专家选拔工作,培养造就一批高素质的中青年学术带头人。加强新型医学智库建设,注重综合性医学智库和专业化医学智库的结合,充分发挥相关高校和科研院所医学智库的作用,鼓励支持医药卫生行业民间智库的发展。

加强卫生计生管理队伍建设,提高行业管理水平。建立卫生计生管理人员培训制度,推动和规范管理岗位培训。加强医疗质量管理人才队伍建设,强化医疗质量安全管理。加强卫生应急管理人才队伍建设,提升应急管理水平。加大卫生计生监督执法人员培训力度,提高监督执法人员的工作能力和水平。加强妇幼保健计划生育服务机构管理人员培训,提高妇幼健康管理水平。

加强医院领导人员职业化建设,明确公立医院院长的任职资格和条件,制定完善公立医院院长任用、考核、激励、流动、退出等制度,建设一支岗位职责明晰、考核规范、责权一致的职业化、专业化医院院长队伍。

6. 服务社会,加强健康服务业人才队伍建设　围绕健康产业发展和健康服务新业态,加强健康服务人才培养和建设力度。建立完善医学辅助技术人员的培训、考核制度和评价标准。调整优化适应健康服务产业发展的医学教育专业结构,加强卫生计生职业院校和实践基地建设,支持医学类高等学校和中等职业学校增设相关专业课程,加大养老护理员、康复治疗师、心理咨询师以及健康管理、营养和社会工作等健康人才培养培训力度。适应养老服务需要,进一步完善老年医学人才培养体系建设,强化老年护理、生殖健康等各类人才培养培训。推进医疗护理员等职业技能鉴定工作,建设一支社会急需、面向基层、业务拔尖、一岗多能的健康服务技能人才队伍。加强医养结合人才队伍建设,建立医疗卫生机构与医养结合机构人员进修轮训制度，鼓励执业医师到养老机构设置的医疗机构多点执业，养老机构的医护人员在职称评定、技术培训和继续医学教育等方面，与医疗机构医护人员一视同仁。围绕健康服务业发展需求，逐步健全中医药健康服务人才岗位设置，建立适应中医药健康服务发展的职业技能鉴定体系，加快培养中医养生保健、康复、养老、健康管理等技能人才。

7. 统筹发展，加强计生和中医药人才队伍建设 优化整合卫生计生资源，巩固和加强乡村两级计划生育行政管理、技术服务、群众工作相结合的网络。健全乡级计生办或设立卫生计生办，按照常住人口比例配备专职工作人员。加强计划生育技术人才培养培训，结合实际需求，培养创新型、应用型人才。在计划生育技术服务、生殖健康咨询、儿童早期发展、人口健康管理、流动人口服务、家庭发展、家庭健康指导、婴幼儿托育服务和老年健康服务等重点领域，培养高级技能人才。

积极推动中医药院校教育改革，加强中医临床教学基地建设，重点支持建设一批中医药重点学科、专业和课程。全面推进中医住院医师规范化培训，试点开展中医医师专科规范化培训，加强中医类别全科医师培养，加强中医药继续教育，加强高层次、实用型、复合型人才培养。启动中医药传承与创新"百千万"人才工程，选拔造就百名中医药领军人才，遴选培养千名中医药优秀人才和万名骨干人才，建设一批中医药传承与创新人才培养基地。完善中医药师承教育制度，探索不同层次、不同类型的师承教育模式。继续做好全国名老中医传承工作室、学术流派传承工作室建设，以及全国老中医药专家学术经验继承工作、优秀中医临床人才研修项目等。加强基层中医药人才培养，发展中医药继续教育。

逐步建立符合中医药不同岗位要求的人才标准，完善体现中医药特点的专业技术人才评价体系。建立健全国医大师、全国名中医、省级名中医等评选表彰制度，构建不同层级相互衔接、政府表彰和社会褒奖相结合的激励机制。建立名老中医药专家学术传承保障机制，加大中医药青年人才培养支持力度，促进中医药优秀人才脱颖而出。

（五）体制机制创新

1. 实施医师规范化培训，创新教育培养机制 加强医教协同，以临床医学为重点，探索建立行业需求为导向的人才供需平衡机制。健全医务人员培训培养制度，使每个医务人员都有接受继续教育和职业再培训的机会。创新人才培养机制，基本建成院校教育、毕业后教育、继续教育三阶段有机衔接的标准化、规范化临床医学人才培养体系。

健全住院医师规范化培训制度，加强培训基地和信息化建设，强化过程管理，不断提高培训质量。以全科和儿科、精神科、妇产科等急需紧缺专业为重点，统筹推进住院医师规范化培训。到 2020 年，规范化培训住院医师 50 万名。初步建立专科医师规范化培训制度，为各级各类医疗机构特别是县级医疗机构和边远地市医院培养一批专科医师。开展公共卫生医师培训，制定培训规划和计划，提高公共卫生队伍服务能力和水平。

以岗位职责为依据，以个人素质能力为基础，有针对性地开展和完善面向全员的继续医学教育。优化继续教育实施方式，探索新型互联网教学模式和方法，开展多形式的继续医学教育活动。支持国家健康医疗开放大学建设。依托医疗卫生行业专业资源和人才优势，以在线学习平台建设为技术支撑，以大规模在线开放课程建设为依托，利用"互联网+健康医疗"整合各种医学教育资源。建立和发展中国健康医疗教育远程医学教育培训平台，开发线上数字化课程、课件、教材，建立共享型公益性数字化资源库。推进网络医学教育资源开放共享，开展在线互动、远程培训、远程手术示教、学习成效评估，便捷医务人员终身教育，持续提高专业技术人员岗位胜任能力。遴选建设一批继续医学教育基地，强化继续医学教育监督管理。

2. **深化职称制度改革，创新评价使用机制**　建立健全符合卫生计生行业特点的人才评价机制，坚持德才兼备，注重凭能力、实绩和贡献评价人才，克服唯学历、唯职称、唯论文等倾向。改进卫生计生人才评价方式，发挥政府、市场、专业组织、用人单位等多元评价主体作用，加快建立科学化、社会化、市场化的人才评价制度。

完善职称晋升办法，增加医疗卫生机构特别是基层医疗卫生机构中高级岗位比例，拓宽医务人员职业发展空间。提高评审科学化水平，突出用人主体在职称评审中的主导作用，合理界定和下放职称评审权限。探索高层次人才、急需紧缺人才职称直聘办法。畅通非公医疗卫生机构人才参加职称评审渠道。根据医疗卫生机构功能定位和工作特点，分层分类制定评价标准。对基层和艰苦边远地区卫生专业人才，论文、科研不作硬性规定，职称外语不作为能力要求。进一步完善全科医生评审标准，不断提高评审的专业性、针对性和科学性。

创新人才使用机制，完善岗位设置，实行全员聘用。按照卫生计生事业单位发挥公益作用及履行机构职责的要求，动态核定人员编制。创新公立医院编制管理方式，完善编制管理办法，积极探索开展公立医院编制管理改革试点。落实公立医院法人自主权，减少对医院人事编制、科室设定、岗位聘任、收入分配等的直接管理，对急需引进的高层次人才、紧缺专业人才以及具有高级专业技术职务或博士学位人员，可由医院采取考察的方式予以公开招聘。改进完善基层卫生计生事业单位公开招聘办法，放宽条件，降低进入门槛，强化对艰苦边远地区政策倾斜。基层卫生计生事业单位招聘高层次和急需紧缺专业技术人才，可采取直接考察等方式。

3. **顺畅人才流动渠道，创新流动配置机制**　打破户籍、地域、身份、学历、人事关系等制约，促进卫生计生人才合理流动。通过推动城乡联动、县管乡用、乡村一体化、柔性引进等多种模式，创新人才配置机制。进一步完善医师多点执业，改革医师执业注册制度，推进区域注册，促进人才合理流动，鼓励医师到基层、边远地区、医疗资源稀缺地区多点执业。顺畅城乡之间、地区之间、不同所有制医疗卫生机构之间的人才流动，积极探索医师自由执业、医师个体与医疗机构签约服务或组建医生集团。支持社会办医，进一步优化政策环境，在重点专科建设、职称评定、学术地位等方面对所有医疗机构同等对待。

加强医院、基层医疗卫生机构、专业公共卫生机构之间的分工协作，推进全科医生与专科医生的资源共享和业务协同。按照政府主导、自愿组合、区域协同、方便群众的原则，以资源共享和人才下沉为导向，建立医疗资源纵向联合体，提升基层服务能力。建立人才柔性流动机制，轮流到基层服务。提高对口支援、万名医师支援农村卫生工程、城市人员晋升职称前到基层工作等政策和项目的精准性，根据基层医疗卫生机构的人员缺口和专业需求统筹安排。增强基层岗位吸引力，提高艰苦边远地区和基层一线人才保障水平，促进医疗卫生人才向基层、农村流动。

充分发挥社会组织和中介机构的作用，完善卫生计生人才市场体系建设和社会化服务，逐步建立政府主导的卫生计生人才公共服务体系。

（六）组织实施

1. 加强组织领导 建立卫生计生人才工作协调机制，加强宏观指导和统筹规划。各级卫生计生机构要把人才队伍建设作为卫生计生事业发展的重点，建立人才工作责任制，明确目标任务，认真研究解决制约人才发展的具体问题，积极做好卫生计生人才工作。

2. 保障人才投入 坚持人才投入优先保障，加大卫生计生人才开发投入力度，发挥人才项目的引导作用，完善政府、企业、社会多元投入机制和多部门协同机制。优化财政支出结构，提高资金使用效益。健全医疗卫生机构经费补偿机制，完善公共卫生服务项目经费分配方式和激励约束机制。

3. 营造良好氛围 遴选和树立一批在卫生计生事业科学发展中涌现的优秀人才，强化宣传。采取多种形式，融洽医患关系。完善法律法规，形成有利于卫生计生人才发展和工作的法治环境、政策环境、社会环境、舆论环境以及"尊医重卫"的良好氛围。

4. 注重监测评估 坚持人才工作监测评估等督促落实机制，及时总结工作中的好做法，宣传推广人才创新发展的典型经验，定期对人才队伍建设发展进行研判分析，针对新情况、新问题，提出新对策、新措施，确保卫生计生人才队伍持续发展壮大。

第三节 X州医疗卫生人力资源规划实例

《中共中央国务院关于卫生改革和发展的决定》指出，区域卫生规划是政府对卫生事业发展实行宏观调控的重要手段，它以满足区域内全体居民的基本卫生服务需求为目标，对机构、床位、人员、设备和经费等卫生资源实行统筹规划、合理配置。可见卫生资源包括人力资源的合理配置是实施区域卫生规划的重点。卫生人力资源是卫生资源的第一组成部分，是卫生系统维持和发展自身功能的关键，它决定卫生服务的数量、质量和能力，影响卫生总费用，以及整个国家的卫生水平与人民的健康水平。

为积极稳妥推进X州医改，坚持公共医疗卫生的公益性质，建立完善覆盖城乡居民的基本医疗卫生服务体系，健全以县级医院为龙头、乡镇卫生院和村卫生室为基础的农村医疗卫生服务网络，完善以社区卫生服务为基础的新型城市医疗卫生服务体系，使城乡基层医疗卫生服务体系进一步健全，基本公共卫生服务得到普及发展。坚持立足州情，坚持因地制宜、分类指导，探索建立符合州情的基本医疗卫生制度，实现人人享有基本医疗卫生服务的目的。

一、X州卫生人力资源现状

（一）2000～2011年全州医疗机构各类人员总量均有提高

2000～2011年，全州医疗机构各类人员数均有提高，卫生人员总数由2000年的4236人增至2011年的6436人，卫计人员总数由2000年的3421人增至2011年的4764人，其中执业护士发展速度较快，其平均增长速度为1.14；卫生人员总数、执业（助理）医师数、卫技人员数和村级卫生人员发展速度基本相同，均为1.03～1.04；乡镇卫生人员平均增长速度较缓，仅为1.00。城市医疗机构人员发展速度远高于农村。

（二）2005～2011年全州每千人口各类医疗卫生人员数发展较快

2005～2011年X州每千人口卫生人员数从3.67人上升到4.17人，平均发展速度为1.03。其中每千人口执业（助理）医师数从1.64人上升到1.83人，每千人口注册护士数从1.35人上升到1.58人，平均发展速度均为1.03，其发展速度均快于全国及云南省的平均速度，总量略低于全国，但高于云南省的平均水平。

（三）2011年X州各级医疗卫生人员结构

1. **性别结构**　在调查的X州3404名公立医院卫技人员中，男性为961人，仅占总人数的28.2%。其中，男性卫生人员在州级、县级和乡镇级公立医院中所占比例均不超过30%；在JH市、MH县和ML县各公立医院中的分布也基本一致，不超过30%。男女性别比约为1∶2.3。

2. **年龄结构**　最大78岁，最小17岁，平均年龄（34±9.8）岁。其中，年龄段主要集中在15～39岁，占总人数的72.3%；40～49岁占总人数的20%。50岁以上者占总数的22.2%。其中，JH市、MH县和ML县15～39岁年龄段人数占总人数分别为71.9%、77.4%和66%。

3. **学历结构**　在调查的X州3403名卫技人员中，以大中专学历者为主体，占卫技人员总数的72.2%，而研究生、本科生学历者分别占卫技人员总数的0.7%和21.1%；按照州级、县级和乡镇级进行统计后显示95.7%的研究生和55.6%的本科生集中在州级单位，而乡镇级的本科生仅占到15.5%，学历主要集中在大中专人员，占总数的72.2%；从地区分布上看，本科及以上学历人员主要集中在JH市，占同级学历人数的84.5%，而相对而言，ML县人员学历层次偏低，其初中和小学学历者占同级学历人数的33.5%。

4. **职称结构**　全州现在岗从业卫技人员中，高级和副高职称者为243人，仅占7.1%，中级职称690人，占总数的20.3%，初级职称为2105人，占总数的61.8%，无职称者312人，占总数的9.2%；按照州级、县级和乡镇级进行统计后显示：州级单位高级和副高级职称者占同级别总人数的12.9%，中职占24.4.0%，初职占55.6%；县级副高以上职称占同级别总人数的9.1%，中职占26.4%；而乡镇级单位以初职为主，约72.7%，中职占11.1%。

二、存在主要问题

（一）人员总量充足，但分布不合理

2011年X州每千人口的卫技人员数、执业（助理）医师数、执业护士数，农业人口拥有乡村医生和卫生人员数均超过了云南省和全国的平均水平，处于一个较高水平。其发展速度也均快于全国及云南省的平均速度，但总量略低于全国，略高于云南省的平均水平。但各类卫生人员在州、县（市）乡镇中的分布不合理，呈倒三角形式分布。州县市级人员占总数的80%以上，而乡镇级约占总数的20%。

（二）素质偏低，结构不合理

X州各级公立医院中男女性别差异较为突出，各级医疗机构中女性均占了大部分，男女性别比为1∶2.3；其次年龄结构出现明显断层趋势，其中20～39岁及50岁以上人群分布占总人数的 72.3%，中间 40～49 岁人群仅占 20%；学历层次也出现明显偏低现象，全州研究生及本科生学历者仅占卫技人员总数的 21.8%，而中专和专科生占总数的 55% 以上，还有 6% 的人群为高中及以下学历，此现象在县级和乡镇级更为突出，同时其大专以上学历相当一部分通过短期集中面授学习等方式取得，医学专业理论知识与医学普通高校本、专科生尚有一定差距。在全州卫生技术服务体系中，处于高端地位代表 X 州卫生技术水平，承担指导全州卫生技术工作的州级单位高、中级人才培养还有较大差距；处于中端和农村卫生服务体系龙头地位的县级单位中，高级人才培养还需大力加强；直接就近为农村群众服务的乡级单位更应抓紧抓好中级人才的培养，提升中职人员比例，提高人员服务技能。

（三）原农垦系统医疗人员庞大，结构不合理，素质偏低

原农垦系统医疗人员拥有量较大，约占全州医疗人员总量的 30%。2011 年原农垦系统医疗机构中卫生人数、卫技人员数、执业（助理）医师数和执业护士数分别为 1991 人、1520 人、588 人和 611 人，分别占全州各类人员总数的 31%、32%、28% 和 34%。在调查的 2211 名卫生人员中，平均年龄（41±10.6）岁，比全州平均年龄约偏大 7 岁，中老年龄偏多；学历层次偏低，特别是初中及以下学历层次人数居多，占卫生人员总数的 18.2%；高级职称人员较低，仅占 2.3%。年龄大、学历低、职称低等因素制约了农垦医疗系统的发展。农垦系统改制划归地方管理后，其不利因素也将影响到地方医疗机构的全面发展。

三、规 划 总 则

（一）指导思想

以邓小平理论为指导，实践"三个代表"精神，以满足区域内居民卫生服务需求、保护和增进居民身体健康水平为目的，合理配置卫生资源、深化卫生改革、实行全行业卫生管理，把 X 州卫生事业建设成科学布局、功能完善、服务便捷、管理高效、可持续发展、公平合理的社会主义现代卫生事业。

（二）规划原则

（1）用科学发展观统揽全局，坚持区域卫生规划以人为本，努力实现人与自然和谐发展、卫生事业与社会经济协调发展。

（2）从 X 州的实际情况出发，与区域内国民经济和社会发展水平相适应，与人民群众的实际健康需求相协调。

（3）优先发展和保证基本卫生服务，大力推进社区卫生服务。以农村为重点，加强农村卫生和预防保健，重视和发挥传统医药在卫生服务中的作用。

（4）强调成本效益和资源共享，提高服务质量和效率。

（5）加快卫生管理和运行机制改革，对区域内所有卫生资源实行全行业管理。

（6）根据医疗市场需要，调整结构，优化质量，满足群众医疗卫生保健需求。

（三）总目标

到 2015 年，居民健康水平与卫生服务指标达到云南省内平均水平；2020 年，居民健康水平与卫生服务指标达到国内平均水平，基本实现卫生现代化。

四、规　划　内　容

（一）配置标准制订

采用卫生服务需求法、人力人口比值法等进行配置标准的制订。为说明本次配置标准的制订过程，特将计算步骤逐级列出，在实际编撰过程中，此处可省略或放在附件中说明。

1. 卫生服务需求法

（1）计算方法：具体计算公式参阅本章第二节。

（2）测算配置标准：利用 X 州卫生服务需求与利用专题调查的资料进行计算。据调查分析，X 州卫生服务需求与利用的主要核心指标：两周患病率为 18.7%，两周就诊率为 14.6%，年住院率为 6.4%，平均住院天数为 14.3 日。

据式（5-2）～式（5-5）与卫生服务需求与利用调查结果得到 X 州医生总人数见表 5-2。

表 5-2　X 州预测 2015 年和 2020 年每千人口医师数值

年份	人口数	执业（助理）医师数	每千人口医师数
2011	1 129 953	2087	1.85
2015	1 157 317	2650	2.29
2020	1 192 456	2886	2.42

2. 人力人口比值法

（1）计算方法：具体计算公式参阅本章第二节。

（2）测算配置标准：选取 2008 年与 2011 年国内经济发达与否的具有代表性的 2 个省份（浙江省与贵州省）先进行相关经济指标（人均 GDP）与每千人口执业（助理）医师指标的平均发展速度的计算，再根据发展速度来预测其 2020 年的相关指标，结果见表 5-3。

表 5-3　2015 年和 2020 年各地区每千人口执业医师数与人均 GOP 值预测

地区	执业（助理）医师（人/千人口）		人均 GDP（元）	
	2015 年	2020 年	2015 年	2020 年
广东省	2.83	3.97	52 826	67 617
浙江省	3.28	4.39	62 760	84 097
贵州省	1.25	1.52	17 979	26 429
云南省	1.60	1.85	20 621	28 869
X 州	—	—	20 280	28 392

根据现有指标与预测指标，采用内插法进行计算，参见式（5-1）（表 5-4）。

表 5-4　2015 年和 2020 年 X 州执业（助理）医师配置标准

年份	人口数	执业（助理）医师数	每千人口医师数
2011	1 129 953	2087	1.85
2015	1 157 317	1567	1.35
2020	1 192 456	1932	1.62

3. 综合配置标准设置　考虑上述两种方法（卫生服务需求法、人力人口比值法）各有优点和不足之处，将两种方法给予各 50% 的权重后计算出一个平均指标作为 X 州的配置理论标准（表 5-5）。

表 5-5　X 州三种配置方法得到的执业医师配置参考标准

配置标准（人/千人口）	卫生服务需求法		人力人口比值法	
	2015 年	2020 年	2015 年	2020 年
	2.29	2.42	1.35	1.62

综合理论配置标准=卫生服务需求法×50%+人力人口比值法×50%
2015 年综合理论配置指标=2.29×50%+1.35×50% =1.82 人/千人口
2020 年综合理论配置指标=2.42×50%+1.62×50% =2.02 人/千人口

（二）具体规划内容

按照《云南省 2011—2015 年卫生资源配置标准指导标准（暂行）》，X 州每千人口医师（含执业和助理执业医师）数 2015 年参考标准为 1.41~1.95 人。目前全州每千人口医师数为 2.19 人，超过医师配置标准。规划期内应控制医师数量的增加，注意引进高素质医师，提升全州医疗水平。

到 2015 年，在执业（助理）医师中，力争达到每万城市居民拥有 2 名以上全科医师，每个乡镇卫生院拥有 1 名全科医师。

执业护士人数可按照每千人口 1.30~2.03 人配置。到 2015 年，执业医师与执业护士比例达到 1：1~1：1.2。

医技及其他卫技人员则按照医师数的 30% 增加配置。

规划期内重点是提升全州卫生人力资源的素质，包括学历、职称的提升。严格执行准入标准，没有执业资格者坚决不能聘用上岗。现有的无学历（高中及以下）人员应解聘或调换到其他单位担任非专业工作。

1. 配置数量和结构　2011 年末 X 州常住人口为 114.2 万，人口自然增长率为 6‰，预计至 2015 年，辖区常住人口将达 115.7 万，2020 年人口将达到 119.2 万。

按照以上配置标准，到 2015 年和 2020 年，X 州全州医疗医师（执业医师和执业助理医师）的数量将分别达到 1631~2257 人和 2018~2790 人；执业护士的数量将分别达到 1505~2305 人和 1860~2905 人。其中，各区域医师与执业护士按配置总量的 80% 计算，州级按总量的 20% 计算。2020 年在配置总量的基础上增加 20% 进行计算。具体配置详见表 5-6、表 5-7。

表 5-6　X 州各区域执业（助理）医师参考配置数量（2015～2020 年）

区域名称	人口数预测数（万）		执业医师配置（人）			
	2015 年	2020 年	2015 年		2020 年	
			下限	上限	下限	上限
JH 市	53.65	55.28	605	837	748	1034
MH 县	33.01	34.01	372	515	460	636
ML 县	29.08	29.96	328	457	406	560
州级	—	—	326	451	404	558
合计	115.74	119.25	1631	2260	2018	2788

表 5-7　X 州各区域执业护士参考配置数量（2015～2020 年）

区域名称	人口数预测数（万）		执业护士配置（人）			
	2015 年	2020 年	2015 年		2020 年	
			下限	上限	下限	上限
JH 市	53.65	55.28	558	871	690	1077
MH 县	33.01	34.01	343	536	424	663
ML 县	29.08	29.96	302	472	374	584
州级	—	—	301	470	372	581
合计	115.74	119.25	1504	2349	1860	2905

2. 人员学历、职称结构　为提高区域内卫生服务的质量和水平，也要努力提高卫技人员的学历和职称水平，至 2015 年，要达到以下学历、职称水平。

州级医疗机构：医师学历要求硕士及以上占 10% 左右，本科占 80% 以上；护理人员学历本科占 5% 以上，大专占 50% 以上；医技人员学历本科占 60% 以上；专业技术人员中正高、副高、中级和初级职称比例达到 1 : 3 : 6 : 8。

县级医疗机构：医师学历要求本科以上占 50% 以上，护理人员学历大专占 30% 以上，医技学历人员大专以上占 30% 以上，专业技术人员中高级（含正高和副高）中级和初级职称比例达到 1 : 3 : 6。

中心卫生院、社区卫生服务中心：医师学历要求本科以上占 30% 以上，大专占 50% 以上；护理人员学历大专占 20% 以上；医技人员学历专科以上占 30% 以上；专业技术人员中中级和初级职称比例达到 1 : 5。

一般乡镇卫生院、社区卫生服务站：医师学历要求本科以上占 20% 以上，大专占 40% 以上；护理人员学历大专占 15% 以上。

村卫生室：全部乡村医生达到医学类中专以上学历，或具备法定执业（从业）资格。

五、规划实施与评价

（一）规划的实施

本规划自 X 州人民政府审议通过之日起实施。由主管卫生的副州长挂帅，会同州机构编制委员办公室、州规划建设与房产管理局、发展和改革委员会、财政局、卫生局等有关部门，组建 X 州区域卫生规划实施领导小组，负责规划实施的组织领导工作。其具体职能包括：组织规划实施、监督实施进度、做好部门协调、研究和处理区域卫生规划实施过程中出现的重大问题、制订对策措施等。领导小组下设办公室，办公室设在州（市）卫生局，负责规划实施的日常工作。各区、镇有关部门与单位要根据规划的目标与任务，结合实际，制订相应行动计划，落实规划任务。

（二）规划的评价与修订

通过专门设立的专家组检验规划的实施过程，根据规划进度进行重点建设内容的期中和期末评价，以检验规划的实现程度，及时发现规划实施中的问题，为规划的调整与完善提供依据。

第四节　N州"十三五"卫生与健康人才队伍建设规划实例

人才资源是经济社会发展的第一资源，是最具活力、最有潜力、最可依靠的根本性资源。健康是人类全面发展的基础，关系千家万户幸福。发展医疗卫生事业是提高人民健康水平的必然要求。医药卫生人才是推进医疗卫生事业改革发展、维护人民健康的重要保障。

"十三五"时期是全面深化医改和加快推进卫生事业科学发展的关键时期。为了全面贯彻落实"人才兴医"战略，为N州卫生事业的发展提供人才保障和智力支撑，根据《国家中长期人才发展规划纲要（2010—2020年）》《医药卫生中长期人才发展规划（2011—2020年）》（卫人发〔2011〕15号）、《N州卫生事业发展"十三五"规划》，特制订本规划。

一、"十二五"期间卫生计生人才现状

"十二五"期间，N州大力实施"人才兴医"战略，着力加强卫生人才队伍建设，卫生人才队伍规模不断扩大，素质不断提升，结构不断改善，在促进N州卫生事业发展、保障人民健康方面发挥了重要作用。

（一）卫生人才队伍总量有所增加

"十二五"期间，N州全州卫生人员数由2010年的2730人增至2014年的3186人，增长速度为16.70%；执业（助理）医师人员数总体呈下降趋势，人数由2010年的699人减至2014年的669人，下降速度为4.29%；注册护士人员数由2010年的638人增至2014年的838人，增长速度为31.35%；管理人员总体呈上升趋势，总人数由2010年的90人增至2014年的107人，但各县增长幅度差异明显。五年间，增长速度最快的为工勤人员，为32.47%；其次为注册护士，为31.35%，但执业（助理）医师人员总体呈现下降趋势，降低速度为4.29%。

（二）卫生人才队伍结构有所改善

"十二五"期间，N州每千人口卫生专业技术人员由2010年的3.42人增至2014年的3.79人，增长速度为10.82%；每千人口执业（助理）医师数由2010年的1.31人减至2014年的1.18人，下降速度为9.92%；每千人口注册护士数由2010年的1.19人增至2014年的

1.47 人，增长速度最快，为 23.53%。卫生人才在专业类别、学科分布、学历年龄结构、职称结构等方面有所改善。

（三）卫生人才队伍整体素质有所提高

N 州调查到的 1494 名卫生专业技术人员中，具有高级职称的有 203 人、中级职称 392人、初级职称 685 人、无职称 214 人，分别占卫技人员总数的 13.6%、26.2%、45.9%和 14.3%；本科及以上学历 509 人、大专学历 681 人、中专学历 353 人、高中学历 17 人、初中及以下学历 46 人，分别占卫技人员总数的 31.7%、42.4%、22.0%、1.1%和 2.8%。

（四）医疗服务水平得以提升

N 州卫生局制订出台了《N 州县级综合医院直管乡镇卫生院实行县乡医疗服务一体化管理试点的实施意见（试行）》，LP 县、LS 县已出台相应工作实施方案。州人民医院与LS 县人民医院医疗整合方案正在制订完善中；开展"优质护理服务示范工程"，N 州人民医院优质护理服务 12 个病区全部通过省级检收合格，覆盖 100%的病区；LP 县人民医院积极开展工作，等待州级检收。通过开展"优质护理示范工程"，带动全州护理质量的快速提升。

二、"十二五"期间卫生计生人才存在问题

"十二五"期间，尽管 N 州卫生人才队伍建设取得了较大成效，但与 N 州经济社会发展和卫生改革发展的要求仍有较大差距。主要表现在以下几个方面。

（一）人才总量不足，结构不合理现象突出

"十二五期间"，N 州卫生人员总量总体呈增加趋势。截至 2014 年底，每千人口卫技人员数为 3.64、每千人口执业（助理）医生数为 1.18、每千人口注册护士数为 1.47，疾病预防控制中心每万人口拥有卫技人员数为 2.94、每万人口拥有公共卫生执业（助理）医师数为 0.94，卫生监督所每万人口拥有公卫医师数为 1.04，与云南省平均水平相比，仍处于较低水平；相关卫生机构严重缺编，医疗单位人才总量不足，有准入限制的执业医师所占比例过小。从知识结构上看，高级职称人才偏少，高学历人才比例不高，缺乏学科带头人，传统专业人才比重大，某些特科专业人才短缺，特别是既懂专业、又会管理的复合型人才尤为紧缺；从人员分布上看：高学历、高职称人才主要集中在州府，乡镇卫生院高层次人才缺乏，造成人才资源储备不均，分布失衡。

（二）人才总体素质不高，专业人才流失严重

卫生人员学历层次偏低，高、中级人才短缺，大本以上学历人员仅占 30%，研究生以上人员仅有 3 名，接受普招毕业的医学类大中专生比例不高，相当一部分大中专毕业生属成人、自考等毕业生，大部分属工人身份，该现象在疾病预防控制中心、卫生监督所尤为突出。高层次、高素质的人才缺乏，尤其是卫生领军人才，N 州尚无国家卫生和计划生育委员会或云南省有突出贡献中青年专家、云南省卫生高层次创新人才培养对象等高端卫生人才；N 州经济基础相对薄弱，所处地域对人才吸引力不强，工资、待遇相对偏低，子女

教育、生活条件等不理想，此外受体制的影响，人员编制身份不能确定，造成部分专业人才外流。

（三）农村卫生人才队伍建设严重失衡

"十二五期间"，N州各县乡镇卫生院卫生人员数、执业（助理）医师人员数和注册护士人员数均呈下降趋势，特别是执业（助理）医师人员数，下降幅度高达37.62%，农村基层卫生人才队伍建设失衡。

1. 引进人才不易 一是应届本、专科毕业生对就业形势期望值过高，不愿到乡镇卫生院特别是偏远地区的卫生院工作；二是乡镇卫生院经费不足，收入过低，对院校毕业生的吸引力不足；三是少数中、高级职称专业技术人员愿意到基层卫生院服务，但乡镇卫生院无法解决各种福利待遇，严重影响了他们的积极性；四是乡镇卫生院的编制不足。

2. 培养人才困难 一是人员紧张。一人多职，外派医务人员进修、学习会严重影响卫生院日常工作的开展，致使卫生院管理者放弃或压缩进修人数。二是经费紧张。基层卫生院在职人员收入较低，卫生院财务状况也十分严峻，外出进修、学习所需经费基层卫生院难以负担。三是定位困难。基层卫生院医务人员若进修先进医疗技术，回原单位难以开展；若仅学常用诊疗方法，帮助不显著，职工缺乏动力和积极性。四是内部传授困难。部分基层卫生院业务骨干临床经验丰富，在当地百姓中具有很高的知名度和影响力，但其在传授医术方面能力不足。乡镇卫生院的医师梯队建设严重脱节，中青年业务骨干极其缺乏。

3. 留住人才更难 一是技术留不住人。卫生院提供最基本的医疗服务，医疗技术平台较低，有技术有水平的专业人才难以发挥其自身优势，较易流向高等级医院。二是待遇留不住人。卫生院生存艰难，财力有限，入不敷出现象常见。医疗技术骨干的工资水平和福利待遇得到大幅度提高较难，卫生院要想留住优秀人才，经费为主要障碍。三是感情留不住人。优秀人才的培养，需要良好的团队、和谐的氛围，但大多数卫生院缺少医院文化建设，也缺少团队协作氛围。基层卫生院不同人员工作量不同，但收入差异较小，这也影响业务骨干的积极性。

（四）人才政策和人才管理激励机制不够健全

相关卫生机构的人才教育、培养、引进、管理和使用等长效机制尚未制订或不健全，也无切实有效的措施和行动，人才工作相对滞后。同时人才进出的体制性障碍还未从根本上打破，人才环境还不尽如人意，奖惩机制不健全，聚集高层次人才的能力还不强。同时，部分机构的中层干部变动较小，缺乏转岗、换岗，对外交流活动不够，各岗位工作人员较为固定，思想易固化、缺乏主动性和积极性，也不利于人才的规划和培养。

三、"十三五"规划指导思想、基本原则和发展目标

（一）指导思想

以邓小平理论和"三个代表"重要思想为指导，深入贯彻落实科学发展观，牢固树立

"人才资源是第一资源"的观念，认真落实"人才兴医"战略的总体要求，突出人才优先、以用为本，坚持公共医疗卫生的公益性质，抓住人才引进、培养、使用和激励四个环节，以高层次人才和基层人才队伍建设为重点，努力提高卫生人才队伍整体素质，大力推进卫生人才制度建设和机制创新，努力实现卫生人才全面发展，为加快 N 州医疗卫生事业改革发展和保障人民群众健康提供坚实的人才保证。

（二）基本原则

以适应社会经济发展需要、满足人民群众医疗卫生服务需求为原则，坚持"预防为主、以农村卫生为重点、中西医并重"，坚持"保基本、强基层、建机制"，坚持需求导向、公平可及，坚持属地化全行业管理，坚持统筹协作、定位明确、增强补短和分类指导的原则。

1. **围绕中心，服务大局**　卫生人才工作要紧紧围绕卫生工作中心，积极为深化医改服务。把促进卫生事业的又好又快发展，作为卫生人才工作的根本出发点和落脚点。

2. **优化结构，提高素质**　要按照区域卫生规划的要求，优化卫生人才的资源配置，调整和优化卫生人才的专业结构，提高卫生人才队伍素质，使学历结构、职称结构进一步优化，卫生人才总量、质量、结构、分布更趋合理。

3. **突出重点，统筹兼顾**　按照深化医改和加快医疗卫生事业发展的要求，树立全面、协调、可持续的人才发展观，以卫生人才队伍的能力建设为主题，突出高层次创新人才和基层卫生人才队伍建设，统筹推进各级各类卫生人才队伍的协调发展。

4. **创新机制，营造环境**　卫生人才工作要紧紧抓住人才"培养、吸引、使用"三个环节，营造促进各类卫生人才协调发展的政策环境，创造有利于卫生人才发展的新机制，调动积极性，激发创造力。

（三）发展目标

到"十三五"期末，建立一支规模适宜、素质良好、结构合理、分布均衡，与 N 州卫生事业发展相协调、能满足人民群众医疗卫生服务需求的卫生人才队伍；营造人才发展的良好环境，为加快 N 州卫生事业改革发展、实现人人享有基本医疗卫生服务提供强有力的人才保障。

1. **卫生人才资源总量稳步增长**　到 2020 年，N 州卫生人员总数达到 3018 人，卫技人员数达到 2642 人，执业（助理）医师人数达到 1036 人，注册护士总数达到 1295 人。

2. **卫生人才结构和分布进一步优化**　到 2020 年，每千人口执业（助理）医师数达到1.84 人，每千人口注册护士数达到 2.30 人；每千城乡居民拥有社区医生 0.75 人以上，具体配置见表 5-8、表 5-9。

表 5-8　N 州 2020 年末医疗卫生资源参考配置人数*

州县	人口数（万人）		执业（助理）医师数		注册护士数		医技人员总数
	2014 年	2020 年	配置标准（人/千人）	总数	配置标准（人/千人）	总数	
全州	54.0	56.31	1.84	1036	2.30	1295	311
FG 县	10.4	10.84		200		249	60

续表

州县	人口数（万人）		执业（助理）医师数		注册护士数		医技人员总数
	2014年	2020年	配置标准（人/千人）	总数	配置标准（人/千人）	总数	
GS县	3.5	3.65		67		84	20
LS县	21.1	22.00		405		506	121
LP县	21.6	22.52		414		518	124

＊：①2020年人口数预测按照人口自然增长率为7.0‰计算；②各县人口数是按2014年底实际上报数据预测；③配置标准参考云南省医疗卫生资源配置指导标准（2015—2020年）；④医技人员按照医疗机构执业医师总数的30%增加配置

表5-9　N州2020年末医疗卫生人员参考配置人数＊

州县	执业（助理）医师数	注册护士数	医技人员数	卫技人员数	后勤人员数	卫生人员合计数
全州	1036	1295	311	2642	396	3038
FG县	200	249	60	509	76	585
GS县	67	84	20	171	26	197
LS县	405	506	121	1032	155	1187
LP县	414	518	124	1056	158	1214

＊：①后勤人员包括管理人员和工勤人员；②卫技人员包括执业（助理）医师、注册护士和医技人员；③后勤人员按照卫技人员的15%配置

为提高区域内卫生服务的质量和水平，也要努力提高卫技人员的学历和职称水平，至2020年，要达到以下学历、职称水平。

州级医疗机构：医师学历要求硕士及以上占8%左右，本科占60%以上，护理人员本科占5%以上，大专占50%以上；医技人员学历本科占40%以上；专业技术人员中正高、副高、中级和初级职称比例达到1∶3∶6∶8。

县级医疗机构：医师学历要求本科以上占50%以上，护理人员学历大专占30%以上，医技人员学历大专以上占30%以上，专业技术人员中高级（含正高和副高）中级和初级职称比例达到1∶3∶6。

中心卫生院、社区卫生服务中心：医师学历要求本科以上占30%以上，大专占50%以上；护理人员学历大专占20%以上；医技人员学历专科以上占30%以上；专业技术人员中中级和初级比例达到1∶5。

一般乡镇卫生院、社区卫生服务站：医师学历要求本科以上占20%以上，大专占40%以上；护理人员学历大专占15%以上。

村卫生室：全部乡村医生达到医学类中专以上学历，或具备法定执业（从业）资格。

3. 加大基层医疗机构卫生人员队伍建设　到2020年，每千常住人口基层卫生人员〔包括乡镇卫生院、社区卫生服务中心（站）、村卫生室、医务室、门诊部（所）和军队基层卫生机构人员〕数达到3.5人以上，城乡每万民居民有1.93名合格全科医生，每千服务人口乡村医生不少于1名，居住分散的行政村可适度增加，配备2名以上乡村医生的村卫生室，应有1名女乡村医生；同时，至少应有1名能西会中的乡村医生。

4. 加强专业公共卫生机构人才队伍建设　到2020年，全州每千常住人口公共卫生人

员数达到 0.8 人，具体配置见表 5-10。

表 5-10　N 州 2020 年末公共卫生人员参考配置人数*

州县	人口数（万人）		2020 年妇幼保健机构人员数		2020 年卫生监督机构人员数		2020 年疾病预防控制中心人员数	
	2014 年	2020 年	配置标准（人/万人口）	总数	配置标准（人/万人口）	总数	配置标准（人/万人口）	总数
全州	54.0	56.31		225		68		214
FG 县	10.4	10.84		43		13		41
GS 县	3.5	3.65	4.0	15	1.2	4	3.8	14
LS 县	21.1	22.00		88		25		84
LP 县	21.6	22.52		90		26		86

*：①2020 年人口数预测按照人口自然增长率为 7.0‰计算；②各县人口数是按 2014 年底实际上报数据预测；③配置标准参考云南省医疗卫生资源配置指导标准（2015—2020 年）

疾病预防控制中心：考虑 N 州人口分布稀疏、社会经济发展水平不高、疾病预防控制任务较重、服务半径较广等现状，适当提高配置标准，建议参考标准为每万人 3.8 人。专业技术人员占编制总额的比例不得低于 85%，卫技人员不得低于 70%。

妇幼保健机构：考虑 N 州人口分布稀疏、社会经济发展水平不高、疾病预防控制任务较重、服务半径较广、少数民族众多、文化习俗不同等现状，加之两孩政策的放开，潜在高危产妇人数的增加，建议人员配置参考标准为每万人 4.0 人。县、乡级妇幼保健计划生育服务机构中卫技人员应当不低于总人数的 80%。

卫生监督机构：考虑 N 州人口状况、社会经济发展水平及工作量变化情况等因素，建议人员配置参考标准为每万人 1.2 人。

专业精神卫生机构：按照区域内人口数及承担的精神卫生防治任务配置公共卫生人员。

血站卫技人员数量应当根据年采供血等业务量进行配备。急救中心人员数量应当根据服务人口、年业务量等进行配备。

四、"十三五"期间规划主要任务

根据深化医改的目标，按照 N 州卫生事业发展的需要，针对 N 州卫生人才队伍建设的现状和存在的主要问题，在"十三五"期间，N 州卫生人才队伍建设的主要任务如下所示。

（一）加强高层次卫生人才队伍建设

以提升医学科技创新能力和医疗卫生服务水平为核心，以"云南省卫生高层次创新人才培养项目"和 N 州"卫生系统紧缺人才引进项目"为抓手，以重点学科建设、N 州与昆明医科大学合作平台等为载体，做好高层次卫生人才选拔、培养和管理服务工作，努力培养造就一批医学高端人才和优秀学科带头人。至 2020 年，培养一支 10 名左右由青年学科带头人、学术带头人组成的，能够跟踪国内外科技发展前沿，在云南省、N 州医药卫生领域中起骨干作用的高层次拔尖人才。其中 1～2 人成为云南省青年学科带头人，1～2 人成为 N 州重点学科带头人，3～5 人成为县（市）医院重点学科带头人。鼓励高层次人才参加重大项目的研究开发，对获得部省级科技攻关计划或领衔省、州、局级重大攻关项目人才，根据有关规定优先给予相应匹配资金和项目经费。拓宽高层次人才培训、交流渠道。有计划、有重点地选送高层次人才到省内外著名院校或医院研修深造，开展科研合作等。

（二）加强基层卫生人才队伍建设

按照"保基本、强基层、建机制"的要求，积极推进基层医疗卫生机构综合改革，建设一支以全科医生为重点，数量适宜、素质优良的基层医疗卫生人才队伍。到 2020 年，N州基层卫技人员数和全科医生数达到 5～10 人/万人和 2～3 人/万人。吸引和鼓励高等医学院校毕业生到乡镇卫生院就业。加强住院医师规范化培训、乡镇卫生院全科医生转岗培训、县级医院骨干医师培训、医师定期考核等相关培训工作。认真实施以全科医生为重点的基层卫生人员培训项目，努力提高基层卫生人员整体素质。继续推动"万名医师支援农村卫生工程""沪滇医院对口支援""县级医院骨干医师培训"和"巡回医疗"等措施，加大对基层卫生人员帮扶力度。到 2020 年，全科医师数量明显增加，基层医疗卫生服务能力明显提高。抓好乡村医生队伍建设，进一步提高乡村医生的学历层次、服务技能和执业水平，到 2020 年，N 州 50% 的乡村医生基本具备执业助理医师及以上执业资格，逐步纳入国家《执业医师法》的管理轨道。

（三）加强公共卫生人才队伍建设

按照各级公共卫生机构承担的职责和任务，切实加强各类公共卫生人才队伍建设，重点加强疾病预防控制、卫生监督、采供血机构、妇幼保健和卫生应急人才队伍建设。进一步完善相关政策和措施，科学合理核定公共卫生机构人员编制，鼓励吸引医学院校公共卫生专业毕业生到基层公共卫生机构工作。开展多种形式的公共卫生人员继续教育和业务培训，努力提高公共卫生人才队伍的业务素质。到 2020 年，州级公共卫生机构本科及以上学历人员达到 70% 以上；县级公共卫生机构大专及以上学历人员达到 50% 以上；新进人员须为专科以上学历。加强基层复合型公共卫生人才的培养，为促进基本公共卫生服务均等化提供人才保障。

（四）健全中医药人才队伍建设

以"名院、名科、名医"建设为平台，切实加强中医药人才队伍建设，充分发挥中医药在医疗卫生服务体系中的作用。大力实施中医药人才队伍"三培"工程（努力培养能运用整体思维，辨证论治从事医疗保健服务的合格人才；培育以人为本、大医精诚、医德医风好的合格人才；培训能深入基层、运用中医药服务群众的合格人才），做好名老中医药专家学术经验继承工作，切实加强中医学科带头人队伍建设，争取各县设立一个中医院，培养 2～3 名省级或州级名中医，新培养和引进 20 名中医药相关专业本科以上人员。探索不同层次、不同类型的师承教育模式，进一步完善中医药师承教育制度。统筹加强基层中医药人才和技术骨干培养，开展中医类全科医师岗位培训、规范化培训和乡村医生中医知识培训。

（五）加强护理人才队伍建设

认真贯彻实施《护士条例》，全面提高护理工作的科学化水平。医学院校要加强护理人员的培养，动态调整护理人员的招生数量，加大对高层次护理人才的培养。要建立健全护士准入制度，做好护士执业资格考试工作。要严格按照国家有关规定标准配备医疗机构护理人员，不断提高护士在卫技人员中的比例。要利用政策导向，改善护士的地位和待遇，稳定临床一线护理人员队伍。以"优质护理服务示范工程"为抓手，加强护理人员的继续教育和专科护士培训工作，探索建立科学规范的专科护士培训、准入和管理规范，提高护士队伍整体素质和服务质量，充分发挥护理工作在医疗工作中的重要作用。

（六）加强卫生管理人才队伍建设

明确制订不同层次、不同类型医疗卫生管理人员的岗位职责，探索建立符合科学发展观和卫生行业特点的管理人员考核体系和评价标准。深化卫生系统干部人事制度改革，推进卫生系统领导干部选拔任用工作的科学化、民主化，促进优秀管理人才脱颖而出。建立和完善卫生管理人员培训制度，定期举办卫生管理研修班，开展卫生管理岗位培训，提高卫生管理人才的理论水平和管理能力，逐步建立医疗卫生机构管理人员持证上岗制度。到2020年，县以上医疗卫生单位领导普遍进行一次岗位培训。通过规范卫生管理人员的培养、选任、使用、考核等环节，努力建设一支懂业务、善管理的医疗卫生管理人才队伍。

（七）全面推进各类卫生人才队伍建设

按照人民群众日益增长的医疗卫生服务需求和现代医学模式发展趋势，统筹兼顾推进各类卫生人才队伍建设，充分发挥卫生人才队伍的整体功能。要适应医学模式转变和社会老龄化趋势，加强健康教育、精神卫生、医疗康复、老年护理、特需服务等各类卫生人才队伍建设，努力促进卫生事业的协调发展。

五、"十三五"期间规划重点项目

（一）医学领军人才培养项目

依托云南省西部地区人才培训项目、《云南省高层次卫生技术人才培养实施办法（试行）》、N州卫生系统紧缺人才引进项目等各类人才工程的培养计划，培养造就一批在省内有影响力的医学领军人才，不断提升N州医学科学水平，在N州医疗卫生单位各专业领域培养10名左右的学科带头人、学术带头人等的学术领军人才，并优先考虑课题申报及经费资助，为加快N州医疗卫生事业发展提供高端人才支持。

（二）医学重点学科建设项目

加快推进医学重点学科和特色专科建设，不断提升学科的综合实力和核心竞争力。到2020年，以N州人民医院为龙头，带动其他州县级综合医院和专科医院，争取建成5～10个医学重点学科，3～5个特色专科，使之成为危重疑难疾病诊疗和疾病防治技术指导基地、学科和技术带头人培养基地、实用技术成果的引进推广基地。发挥优势学科在人才培养中的载体作用，培养造就一批引领本专业学术发展、推进技术创新、带动科技进步的学术技术带头人队伍。对做出突出贡献的学术技术带头人和后备人选可以优先聘任专业技术职务。

（三）住院医师规范化培训项目

认真贯彻落实《云南省住院医师规范化培训管理办法（试行）》，建立健全住院医师规范化培训制度。加强住院医师规范化培训基地建设，制订住院医师规范化培训各项配套政策和制度，为住院医师培训创造良好环境。对未取得初、中级职称的卫技人员，进行三年的规范化培训。采取搭台阶、给任务、压担子、重投资等方式激发他们的创新能力，每年为多名本科学历人员提供继续深造的机会。规范住院医师规范化培训方式，完善培训模式、培训内容、培训考核和保障措施，使住院医师规范化培训逐步过渡为临床医师培养的必经阶段，全面提高临床医师的专业技能素质。把取得住院医师规范化培训合格证书作为申报中级专业技术资格的必备条件。

（四）全科医师规范化培训项目

认真贯彻落实国务院《关于建立全科医生制度的指导意见》（国发〔2011〕23 号）规定，建立充满生机和活力的全科医生制度。大力加强全科医师的培养培训，推行统一规范的全科医生"5+3"的培养模式，多渠道培养合格的全科医生。要切实加强全科医师的继续教育，完善全科医生规范化培训制度和岗位培训制度。要建立和完善全科医生使用和激励机制，充分发挥全科医生在基本医疗卫生制度中的守门人作用。

（五）"大学生村医"培养项目

积极实施"大学生村医"项目，结合订单定向高等教育招生计划，鼓励引导医学院校毕业生到村卫生室工作。出台大学生村医招聘、引进、管理等方面的政策规定，制订大学生村医进修学习、职称晋升、收入待遇等方面的优惠政策，解决大学生村医在工作、学习和生活中的实际困难，逐步达到村村有大学生，为广大农民提供便捷的基本医疗卫生服务。继续实施定向免费培养农村社区医生工作。完善有关的政策规定，加大对定向招生的资助力度，培养一批能胜任农村社区全科医生岗位、"下得去、留得住、用得上"的农村社区实用人才。

六、"十三五"期间规划保障措施

为了保证 N 州卫生人才队伍建设"十三五"规划的顺利实施，针对 N 州卫生人才队伍建设的现状和存在的主要问题，在"十三五"期间，主要应采取以下对策和措施。

（一）创立高层次人才引进政策优势，增强地方吸引力

1. 畅通引进卫生高层次人才的"绿色通道"，大力引进省重点学科带头人或省级一流人才。通过医学重点专科、重点实验室建设凝聚一批高层次学术技术队伍。做好各类高层次人才工程的选拔工作，通过切实可行的定人定向培养措施，使他们成为医学领域的拔尖人才。为高层次人才的引进尽可能地制订优惠政策，以政策吸引人。建议可对引进的高层次人才落实"五个一"政策：一份安家费（有条件的机构可提供一套住房）、一个独立的办公环境、一名专职助手、一次外出（出省或出国）学习（深造）机会、一个职称晋升的优惠政策。

2. 优化软硬环境，做到"事业留人、待遇留人、感情留人"。一要放手让高层次人才干事业。将他们安排到适合他们发挥才能的岗位上，在科研经费、设施等条件方面尽量满足他们的需求。二要从政治上关心他们。对贡献突出的高层次人才要予以提拔重用，给他

们压担子，尽最大可能发挥他们的创业积极性。三要落实好福利待遇。以优厚的福利待遇回报他们的突出贡献。四要坚持用人不疑的原则。对选中的高层次人才，工作上要关心、支持他们，让他们放心大胆地施展才华。五要建议县人民政府对高层次人才推行优惠政策，不受编制限制享受现正式职工同等身份待遇。六是加大感情投入，以情动人，使他们愿意来，留得住。

3. 完善高层次人才培养机制，增加高层次人才总量。要把高层次人才队伍建设提高到战略高度来认识，作为人才兴县的一个重要环节来抓。要编制合理的高层次人才发展规划，通过加大培养力度，鼓励本地人才参加学历教育和其他形式的继续教育，或通过制订优惠政策鼓励在职人员攻读研究生、签订协议回来效力等形式，培养"永久牌"高层次人才。通过以上方式，增加高层次人才总量，建立起一支能够支持本地经济卫生事业的高层次人才队伍。

（二）着力加强卫技人员继续医学教育，不断提高卫技人员素质和能力

建立健全医学终身教育制度，进一步强化和规范继续医学教育工作。充分利用各种卫生和教育资源，发挥现代远程教育技术优势，开展形式多样的远程继续医学教育活动，构建分层分类的专业技术人才继续教育体系。进一步加强继续医学教育管理，规范继续医学教育项目评审、培训质量和学分授予的监督管理，保证培训质量。卫技人员每年必须完成规定的学分，继续医学教育与卫技人员考核、聘任、晋升、执业再注册等人才管理制度相结合，加大管理力度。切实加强对全科医生，临床实用型、复合型卫生人才的培养。完善全科医学、社区护理、社区药学和社区预防保健等专业岗位培训制度。

（三）落实农村基层卫生人才政策和措施，不断优化基层卫生人才队伍

1. 建立有吸引力的人才机制，加快人才梯队建设。要用战略的眼光来构建人才的引、培、留机制，积极创造条件吸引有一技之长的人才心甘情愿到基层创业发展。通过"培养招聘充实一批、柔性流动支持一批、在岗培训提升一批、保障待遇稳定一批"的"四个一批"工程，创建一个有吸引力的人才机制。同时大力营造一个良好的创业环境，让引进的人才有足够的空间施展才华。制订培训计划，形成层级培训，每年乡镇卫生院都要负责对所管村医进行培养，乡镇卫生院要根据工作需要选派优秀青年医务人员到市、县级医疗机构培训。进修期间派出单位要保证参培人员的工资及福利待遇。鼓励和引导医学院校毕业生到农村基层医疗卫生机构工作，优化农村基层医疗卫生机构学历结构，进入乡镇卫生院的人员必须具有全日制大专及以上的医学学历。现有医护人员达不到执业助理医师、执业护士资格的，要坚决给予转岗和分流。

2. 规范能进能出的用人机制。可采取县、乡镇内调剂、人才流动中心招聘、外出进修、岗位自学、上级对口支援、免费技术培训和在职培训、传帮带等形式为乡镇级卫生院培养留得住、用得上的专业技术人才。同时，尽快地建立能进能出的用人机制，着力营造"能者进、能者上、劣者下、劣者出"的用人氛围，进一步精简人员，提高在编人员的工作效率，促进人才有序竞争机制的建立。

3. 积极争取农村适宜技术推广项目，为农村培养适宜性人才，使适宜技术在基层得到广泛应用，为广大基层人民群众切实享受到"简、便、捷、廉"的医疗服务。

4. 制订合理的内部分配机制。制订科学合理的分配制度，能者多得、惰者少得，拉大

两者之间的差距，充分调动业务骨干的工作积极性。同时，打造卫生院内部文化特色，丰富职工的业余文化生活，营造和谐的同事关系，使人才愿意留下来。

（四）不断深化人事制度改革，建立竞争性的用人制度和机制

不断深化医疗卫生单位用人制度改革，全面建立人员聘用和岗位管理制度，实现卫生人才管理由固定用人向合同用人转变，由身份管理向岗位管理转变。建立人才公平竞争和绩效评价机制，实行按需设岗、公开招聘、竞聘上岗、科学考核、合同管理。完善卫生事业单位新增人员公开招聘制度。建立以工作业绩为核心，以品德、知识、能力、服务为主要内容的卫生人才评价指标体系。严格卫生行业技术人员准入，认真贯彻执行执业医师考试及全国卫生专业技术资格考试有关准入规定，从源头上提高卫生人才队伍基本素质。严禁非卫技人员进入卫技岗位。逐步建立医师多点执业制度。

（五）进一步深化分配制度改革，充分调动广大干部职工积极性

坚持"按劳分配、优绩优酬、效率优先、兼顾公平"的分配原则，完善卫生事业单位收入分配制度。卫生事业单位工作人员实行岗位绩效工资制度。基本工资执行国家统一的政策和标准；绩效工资以综合绩效考核为依据，突出工作质量、数量和服务满意度，注重向优秀人才和高科技含量、高风险及关键岗位倾斜，合理拉开收入差距。落实基层农村卫生人才在工资、职称等方面倾斜政策。对部分紧缺或急需引进的高层次人才，经批准可实行协议工资、项目工资等灵活多样的分配办法。

（六）加大对卫生人才队伍建设投入，为卫生人才工作提供必要经费保障

完善人才建设投入机制。各级卫生行政部门和医疗卫生单位要逐步加大人才建设的经费投入，不断提高人才工作经费占单位支出的比重。重点支持高层次人才、急需人才和紧缺人才的培养和引进，扶持科技创新人才工程项目的实施。完善人才发展专项资金和卫生事业发展专项资金协调使用机制，统筹安排和合理使用人才经费，加强资金的监督管理，努力提高人才资金的使用绩效。

（七）大力表彰奖励卫生系统的先进模范，充分发挥社会荣誉的激励作用

建立完善多层次的卫生人才激励机制，充分发挥社会荣誉的激励作用。定期开展 N 州卫生先进工作者、N 州名医、N 州名中医和优秀护士等评选活动，大力表彰和奖励卫生系统的先进、模范人物，充分发挥社会荣誉和物质奖励的激励作用，为广大医务工作者树立先进典型和学习榜样。

七、加强领导和组织实施

（一）广泛宣传卫生人才队伍建设重要性，努力营造良好的环境和氛围

充分认识卫生人才队伍建设的重要性，牢固树立"以人为本""人力资源是第一资源"的观念。广泛宣传实施卫生人才规划的重要意义、主要任务和重大举措，及时总结宣传典型经验、主要做法和成效，形成有利于规划实施的良好氛围，优化卫生人才队伍建设的政策环境、社会环境、工作环境，努力营造尊重劳动、尊重知识、尊重人才、尊重创造的良

好环境和氛围。

（二）切实加强对卫生人才工作的领导，健全组织保障机制

各级卫生部门要结合当地实际，编制卫生人才发展规划，将人才队伍建设纳入重要议事日程，建立卫生人才工作协调机制，加强宏观指导和统筹协调。加强与有关部门沟通与协调，制订并落实加强各类卫生人才队伍建设的政策和措施。各级医疗卫生单位要把卫生人才队伍建设作为卫生事业发展的重点，建立人才工作目标责任制，明确目标任务，落实工作责任，坚持不懈地抓成效。

（三）加强卫生人才工作的监督检查，确保卫生人才队伍建设规划的各项任务落到实处

加强对卫生人才规划实施情况的监督检查，建立规划实施情况的监测、评估等督促落实机制，及时掌握卫生人才资源动态。定期对卫生人才工作情况进行检查，及时总结宣传典型经验、主要做法和取得成效。做好对规划执行情况的评估工作，确保卫生人才队伍建设规划的各项任务落到实处。各级卫生行政部门要对各项任务实施情况进行督促检查。

（陈　莹）

第六章　医疗床位规划

第一节　医疗床位概述

医疗机构床位资源是医疗资源的重要内容，也是区域卫生规划的主要指标、确定机构规模的重要指标，世界卫生组织早在 1964 年就将医疗机构床位资源作为衡量和比较国家、地区间医疗资源配置情况的重要指标。一个国家或地区的医疗机构资源布局或结构配置是否合理，代表了该地区医疗资源的基本情况，由此可以决定医疗机构的科室设置、人员配备、器械装备、技术等级、设施建设和资金投入等，关系着该地区医疗服务能否达到居民的基本要求、满足居民的基本健康状况。

一、相关概念与指标

1. **床位数**　指年底固定实有床位（非编制床位），包括正规床、简易床、监护床、正在消毒和修理床位、因扩建或大修而停用的床位，不包括产科新生儿床、接产室待产床、库存床、观察床、临时加床和患者家属陪侍床。

2. **每千人口医院和卫生院床位数**

$$\frac{医院床位数 + 卫生院床位数}{人口数} \times 1000$$

式中，人口数系公安部户籍人口数。

3. **实际开放总床日数**　指年内医院各科每日 24：00 开放病床数总和，不论该床是否被患者占用，都应计算在内。实际开放总床日数包括消毒和小修理等暂停使用的病床、超过半年的加床，不包括因病房扩建或大修而停用的病床及临时增设病床。

4. **实际占用总床日数**　指医院各科每日 24：00 实际占用病床数（即每日 24：00 住院人数）总和。实际占用总床日数包括实际占用的临时加床在内。患者入院后于当日 24：00前死亡或因故出院的患者，作为实际占用床位 1 日进行统计，同时亦应统计"出院者占用总床日数" 1 日，入院及出院人数各 1 人。

5. **出院者占用总床日数**　指所有出院人数的住院床日总和，包括正常分娩、未产出院、住院经检查无病出院、未治出院及健康人进行人工流产或绝育手术后正常出院者的住院床日数。

6. **平均开放病床数**　指实际开放总床日数占全年的比例。

$$平均开放病床数 = \frac{实际开放总床日数}{本年日历日数(365)}$$

7. **病床使用率**　是反映每日使用床位与实有床位的比率。

$$病床使用率 = \frac{实际占用总床日数}{实际开放总床日数} \times 100\%$$

现行标准医院的床位使用率应保持在什么标准，很难取得一致意见。我国国内公立医院的床位使用率一般在 85% 以上，三级医院一般都达到 90% 以上。民营医院一般在 80% 以下，较差的仅在 50% 左右。

8. 床位周转次数　是指在一定时期内每张床位的患者出院人数。

$$床位周转次数 = \frac{出院人数}{平均开放床位数}$$

病床周转次数的多少和收容患者的病种、病情轻重有密切关系。收容慢性患者、重症患者多的病区则病床周转较慢。一般三级医院该指标 ≥17 次/年。

9. 病床工作日　反映医院工作质量指标之一。

$$病床工作日 = \frac{实际占用总床日数}{平均开放病床数}$$

平均病床工作日指每一张床在一定时期内平均工作的日数，用以衡量病床的利用情况。平均病床工作日如超过期内日历天数，说明固定开放病床数不能适应实际需要而经常增加临时床。此指标如过低于期内日历天数，则可反映各科忙闲不均的情况，进而可作为调整各科病床数的依据。

10. 平均住院日　指一定时期内每一出院者平均住院时间的长短，是一个评价医疗效益和效率、医疗质量和技术水平的比较硬性的综合指标。

$$出院者平均住院日 = \frac{出院者占用总床日数}{出院人数}$$

平均住院日是反映医疗资源利用情况和医院总体医疗服务质量的综合指标，是集中表现医院管理、医院效率和效益较重要而敏感的指标。缩短平均住院日，充分利用现有卫生资源，提高医院整体运行效率，是医院发展的大势所趋，是医院管理者必须充分重视和着力解决的问题之一。

二、我国医疗床位现状

我国医疗机构床位数新中国成立之初为 11.91 万张（其中医院 9.71 万张），到改革开放的 1989 年，达到 218.44 万张（其中医院 119.48 万张），是新中国成立之初的 18.24 倍（医院为 12.31 倍），到了 2010 年，床位数增加到 478.68 万张（其中医院 338.74 万张），是 1950 年的 40.19 倍。人口总数由 1950 年的 57 482 万增长到 2010 年的 133 972 万，是 1950 年的 2.33 倍。从总体上看，在这 60 年的时间里，病床位数增长迅速，其速度远大于人口总数的增长，病床数增长速度是人口增长的 17.25 倍。

2015 年末，全国医疗卫生机构床位 701.5 万张，其中医院 533.1 万张（占 76.0%），基层医疗卫生机构 141.4 万张（占 20.2%）。医院中，公立医院床位占 80.6%，民营医院床位占 19.4%。与上年比较，床位增加 41.4 万张，其中医院床位增加 36.9 万张，基层医疗卫生机构床位增加 3.3 万张。每千人口医疗卫生机构床位数由 2014 年 4.83 张增加到 2015 年 5.11 张。

按照卫生机构床位数在机构中的分布，床位主要绝大多数集中在医院，占总床位数的 70.76%，其他机构依次是基层医疗卫生机构，为 24.91%，专业公共卫生机构，为 3.44%，其他机构为 0.89%。

按照地区差异看，医院总床位数占总床位数的百分比由东部到中部再到西部地区是递减的，依次是：74.44%、68.36%、67.96%。东部地区的比例超过全国的平均水平，中部和西部地区则明显低于全国水平。

每千人口医疗机构床位数在东部、中部和西部地区之间有差异，农村和城市之间也有差异。全国 2006 年千人口床位数是 2.72 张，2008 年是 3.06 张，2010 年是 3.56 张；每千农业人口乡镇卫生院床位数这三年分别为 0.8 张（是平均水平的 1/3.5）、0.96 张（是平均水平的 1/2.96）、1.12 张（是平均水平的 1/2.92）。2010 年，农村每千人口医院和卫生院床位数为 2.44 张，不足城市每千人口医院床位数的一半。总体上，不论全国平均还是农业人口都处于逐年增加的状态，农业人口的每千人口床位数明显低于平均水平，这个差距正在逐年减小，但总体差距还是很大。

三、我国医疗床位存在困难和挑战

1. **医院病床数发展迅速，病床闲置严重** 病床使用率是衡量医疗供需关系的一个重要标志。我国医院病床数发展非常迅速，1949 年，医院床位总数为 8 万张，此后床位总数呈稳步增长趋势，至 2004 年，全国床位总数达 326.8 万张。按每千人口床位数计算，总体趋势也是稳步发展，但县（市）及年代之间的发展速度有所不同，1965～1975 年为县（市）病床数增长较快期，1980 年以后，城市病床数发展速度减缓，甚至出现负增长，至 1998 年才有所回升。此外，医疗机构的病床使用率较低，据国家卫生与计划生育委员会卫生统计信息中心公布的资料，2005 年全国医疗机构病床利用率为 62.9%。医疗机构病床数不断增多，而病床使用率却连续下降，医疗费用持续上涨，这意味着我国医疗卫生事业已经出现畸形发展势头，意味着本来就匮乏的卫生资源存在着较大的浪费。

2. **医疗机构床位分布存在地区差异** 世界卫生组织 12 项全球卫生总目标中第 5 项是资源分配公平，即在不同人群或地区中，在城市和农村，按人口的卫生费用、从事初级卫生保健的人员及设施的分配要大体相同。但是，由于受二元经济的影响，我国城乡卫生医疗资源分布差距较大。我国城市卫生资源约占全国总量的 80%，其中 2/3 又集中在大医院，医疗卫生服务过度，而农村却严重不足，从而出现了城乡人口之间的健康差距。这种差距是受到中国历史发展进程中的社会政治、经济等诸多因素的影响而形成的。

同时，总床位配置也存在差距，农村地区的每千人口人均床位数量明显低于全国平均水平，城市人群密集，每千人口床位数明显高于农村地区，这表明农村地区医疗资源相对缺乏，基层卫生服务可及性差。床位不足只是卫生资源配置不合理不公平的一个方面。

3. **农村卫生资源相对匮乏** 城乡卫生费用方面的不平等直接带来了卫生资源配置的不平等。1982 年以后，医疗卫生工作的重点开始转向城市。在 1982～2001 年，我国医院床位数从 205.4 万张增加到 297.6 万张，涨幅为 44.9%，其中，城镇医院床位数从 83.2 万张增加到 195.9 万张，涨幅为 135.3%，而农村医院床位数不但没有增加，反而从 122.1 万张下降到 101.7 万张，降幅为 16.7%。农村医院床位数占床位总数的比重从 1982 年的 60% 跌至 2001 年的 34.2%，比 1965 年的 40.2% 还要低。不仅如此，在城市里，卫生资源相对集中在大城市；在大城市里，卫生资源相对集中在大中型的医院。相形之下，农村医院的卫生资源匮乏，医疗设施落后，医护人员素质不高。

近 20 年来，农村医疗条件的改善主要集中在县级卫生机构。曾经作为三级保健网枢纽的乡镇卫生院和村民们利用率很高的村卫生室都面临着重重危机。20世纪80年代以后，乡镇财政支持不足，大多数乡镇卫生院所获的补助越来越少，大批专业医疗人员从农村返回城市，乡镇卫生院的人才大量流失，医疗设备很少更新，因而难以提供老百姓需要的医疗卫生服务。患者少导致卫生院收入少，收入少导致服务水平低，服务水平低导致患者更少。

4. 分科床位分布不合理　基础公共卫生服务是维护和促进健康的重要组成部分，但疾病预防和全科医疗方面的床位数占有比例小，基础公共卫生投入不够多。转变医学模式也将转变我们对疾病关注的焦点，而重视预防保健则是生物-心理-社会的现代医学模式下应该重视的方面，做好疾病的一级预防和全科医学的发展，长远来讲是促进和维护健康的重要措施，加大对预防、康复、保健的投入不仅体现在这些方面病床数的增加，还体现在全方面加大重视和投入。

如何合理配置医疗床位，调整城市与农村卫生资源不平等问题成为现今医改的重点与难点。2009 年 4 月 6 日中共中央国务院下发了《关于深化医药卫生体制改革的意见》，提出当前我国城乡和区域医疗卫生事业发展不平衡，资源配置不合理，公共卫生和农村、社区医疗卫生工作比较薄弱，医疗保障制度不健全，药品生产流通秩序不规范，医院管理体制和运行机制不完善，政府卫生投入不足，医药费用上涨过快，个人负担过重。

面对上述问题，20 世纪 80 年代，我国政府就开始重视对医疗资源进行系统规划，优化医疗资源配置，推行区域卫生规划。区域卫生规划的核心工作是医疗资源的优化配置，即通过测算居民的卫生服务需要和需求水平及卫生资源的供给情况，在供需均衡的指导原则下，对区域内卫生服务供方的床位资源、人力资源、大型医疗设备、经费和机构的配置量给出明确的标准。

第二节　医疗床位规划方法

床位是医疗卫生服务体系的核心资源要素，也是制订规划的最大难点。1994 年卫生部出台的《医疗机构基本标准（试行）》详细规定了各级各类医院的病床数量、每床建筑面积等指标。2000 年左右，各省陆续出台了本省的卫生资源配置标准，其病床数量、每床建筑面积等指标均以《医疗机构基本标准（试行）》为参考。但随着社会经济水平的发展、人民健康水平的提高，一些旧的医疗资源配置指标已经难以为医疗资源配置提供合理的依据。在第五章中详细介绍过一些配置方法，这些方法在床位配置中也适用。本节介绍几种常用的预测方法。

一、医疗床位配置方法

1. 服务目标法　是根据现有统计数据求出基年标准床位数，然后考虑人口增长和医疗服务需求潜在增长因素，对目标年床位数进行预测。

$$基年标准床位数 = \sum（各级医院年实际占用床日数/365 日）\qquad（6\text{-}1）$$

$$预测年床位数 = 基年标准床位数 \times（1+年人口自然增长率）^n \times（年潜在需求增长率）^n$$
$$\qquad（6\text{-}2）$$

$$年潜在需求增长率 = 1+年人均收入增长率 \times 医疗服务需求弹性系数 \qquad（6\text{-}3）$$

2. 卫生服务需求法

$$床位需求量 = 人口数 \times 年住院率 \times 平均住院天数/365/标准床位利用率 \qquad（6\text{-}4）$$

根据不同等级的医院，标准床位利用率可以按 90%、80%、70%、60% 等计算。本方法需要通过调查获得居民的卫生服务需求相关数据,如年住院率和平均住院天数,标准床位利用率可采用专家咨询法或文献查阅获得。

3. 卫生服务需要法

$$床位需要量＝住院病床数＋人口数×应住院未住院率×平均住院天数/365/标准床位利用率 \tag{6-5}$$

$$床位需要量＝人口数×需要住院率×平均住院天数/平均开放床日数 \tag{6-6}$$

可根据获取数据来源选取不同的计算方法。标准床位利用率可以按 90%、80%、70%、60% 等计算,平均开放床日数以 280 日、250 日、230 日等计算。需要住院率可采用专家咨询法或文献查阅获得。

4. 多元线性回归法

影响医疗床位配置的因素很多,多元线性回归可以考虑多种因素,来估计床位需求数。该方法可采用线性或非线性回归构建因变量(目标年床位数)与自变量(各种决定因素或影响因素)间的数量关系,从而估算出所需的床位数。但该方法需要很多历史资料来建立预测模型、估计参数和输入值。此类方法在数学上是严谨的,但在实际应用过程中要对因变量和自变量之间的关系进行慎重地逻辑分析,不能够把统计上的数量关系当作因果关系来对待,筛选自变量时要谨慎。此外这些方法在应用中均存在一定的前提条件,既往的资源必须是已经达到较高的利用率,否则按此计算的资源配置方案将继续保留过去和目前所存在的资源配置弊端,难以发挥"规划、调整和约束"的作用。

5. 时间序列计算法

时间序列是指一个依时间顺序组成的观察数据集合。时间序列区别于普通资料的本质特征是相邻观测值之间的依赖性(或称之为自相关性),这种特征使得时间序列资料的统计分析方法区别于一般数据的统计分析方法。该方法按分析目的不同可以划分为时域分析和频域分析两个类别。前者将序列的观察值视为历史值的函数,重点分析事物随时间发展变迁的趋势。后者将序列看成不同频率的正弦或余弦波叠加的结果,重点分析其频率特征。移动平均法、指数平滑法是早期时间序列分析的主流方法。近年来,求和自回归滑动平均模型(ARIMA)被大量用于时间序列资料的分析。移动平均法即确定由几个时间序列的卫生人员数(如医师数)构成一组来求取一个平均值,然后逐项移动,每移动一次求一个平均值,这个平均值作为下一个时期的卫生人员数的预测。指数平滑法是通过计算指数平滑值,配合一定的时间序列预测模型对现象的未来进行预测。ARIMA 模型是通过建立序列的自相关系数(ACF)、偏自相关系数(PACF)和 Q 统计量来辨识模型,确定模型平稳后,进而确定自回归及滑动平均的 p 和 q,然后采用条件最小二乘法估计模型并对其进行诊断,最后利用拟合的模型进行预测研究。

二、国家对各类床位的配置标准规定

按照国务院办公厅印发的《全国医疗卫生服务体系规划纲要(2015—2020 年)》。到 2020 年,每千常住人口医疗卫生机构床位数控制在 6 张。其中,医院床位数 4.8 张,基层医疗卫生机构床位数 1.2 张。在医院床位中,公立医院床位数 3.3 张,按照每千常住人口不低于 1.5 张为社会办医院预留规划空间。

分区域制订床位配置原则:根据各省份经济、社会、人口、卫生等方面的实际状况,考虑各地资源差异,在现有基础上,按照鼓励发展、平稳发展、控制发展等策略对各省份区别制订床位发展目标。

（一）公立医院的床位配置

根据常住人口规模合理配置公立医院床位规模，重在控制床位的过快增长。各地应结合当地实际情况，参考以下指标研究制订本地区公立医院床位层级设置：每千常住人口公立医院床位数 3.3 张（含妇幼保健院床位）。其中，县办医院床位数 1.8 张，市办医院床位数 0.9 张，省办及以上医院床位数 0.45 张，国有和集体企事业单位等举办的其他公立医院床位数调减至 0.15 张。

实行分类指导，每千常住人口公立医院床位数超过 3.3 张的，原则上不再扩大公立医院规模，鼓励有条件的地区对过多的存量资源进行优化调整。对医疗卫生服务资源短缺、社会资本投入不足的地区和领域，政府要加大投入，满足群众基本医疗卫生服务需求。中医类医院床位数可以按照每千常住人口 0.55 张配置。同时，可以按照 15% 的公立医院床位比例设置公立专科医院。

严格控制公立医院单体（单个执业点）床位规模的不合理增长，县办综合性医院床位数一般以 500 张左右为宜，50 万人口以上的县可适当增加，100 万人口以上的县原则上不超过 1000 张；市办综合性医院床位数一般以 800 张左右为宜，500 万人口以上的地市可适当增加，原则上不超过 1200 张；省办及以上综合性医院床位数一般以 1000 张左右为宜，原则上不超过 1500 张。专科医院的床位规模要根据实际需要合理设置。

（二）社会办医院的床位配置

到 2020 年，按照每千常住人口不低于 1.5 张床位为社会办医院预留规划空间，同步预留诊疗科目设置和大型医用设备配置空间。放宽举办主体要求，进一步放宽中外合资、合作办医条件，逐步扩大具备条件的境外资本设立独资医疗机构试点。

（三）基层医疗卫生机构的床位配置

按照所承担的基本任务和功能合理确定基层医疗卫生机构床位规模，重在提升床位质量，提高使用效率。到 2020 年，每千常住人口基层医疗卫生机构床位数达到 1.2 张，重点加强护理、康复病床的设置。

第三节　X 州医疗床位规划实例

为积极稳妥推进 X 州医改，坚持公共医疗卫生的公益性质，以建立完善覆盖城乡居民的基本医疗卫生服务体系，实现人人享有基本医疗卫生服务为目标，加快公共卫生服务体系、城乡医疗服务体系、城乡居民医疗保障体系、药品供应保障体系建设。重新制订一个符合 X 州的卫生资源配置标准成为当务之急的主要任务。该项目对云南省 X 州进行研究，通过对供方医疗机构与需方居民进行全方全面深入的研究，探讨出一套合理的卫生资源配置方法，为 X 州政府部门下一步制订卫生资源配置标准及区域卫生规划的实施奠定坚实基础。

一、X 州现状

2000～2011 年医院床位总量由 3728 张增加至 5340 张，平均增长速度为 1.03，乡镇卫生院床位数由 785 张增加至 1093 张；每千人口医疗机构床位数由 4.37 增至 4.73，每千人口乡镇卫生院床位数由 1.33 增至 1.64，与全国、云南省的平均水平相比呈相对较高水平。

2000～2011 年 X 州各级公立医院床位数主要集中在县级和乡镇级医疗机构，其中县级医疗机构的床位数占到总床位数的接近 60%，乡镇级卫生院的床位占到近 20% 左右。同时，床位总数均有较大增长，其中乡镇级医疗机构的床位数增长较快，由 492 张增至 1145 张，平均发展速度为 1.08，州级由 502 张增至 751 张，县级由 1868 张增至 2800 张，平均发展速度均为 1.04。

二、存 在 问 题

（一）床位拥挤与闲置并存

近年来，随着新农合的大力开展与人民群众健康意识的提高，州市级医疗业务量呈快速增长的态势，给医院的医疗业务工作带来巨大的压力，表现尤为突出的是：门诊拥挤，住院部病区床位严重不足，为满足患者需要，各科室都在不同程度的加床，加之建筑、设备、设施老化严重，结构布局不合理，通风、采光等条件较差，现有床位陈旧、老化，床上配套设施破旧，已远远不能适应群众的医疗保健需求；同时乡镇卫生院因医疗条件差，卫生人员素质低等多方面因素，导致大量的床位闲置。

（二）原农垦医疗系统床位数拥有量大，利用率不高

由于卫生资源整体上分布不均，医疗单位床位使用上也出现城市综合医院绝对占有量多使用率高，乡镇卫生院床位数少使用率也低的情况，城市级综合医院平均病床使用率超过 100%，乡镇卫生院平均仅为 50% 左右甚至更低。原农垦系统医疗机构所拥有床位数占全州床位数比例较高，接近 50%，但其病床使用率不高，造成了卫生资源的浪费。

三、规 划 总 则

（一）指导思想

以邓小平理论为指导，实践"三个代表"精神，以满足区域内居民卫生服务需求、保护和增进居民身体健康水平为目的，合理配置卫生资源、深化卫生改革、实行全行业卫生管理，把 X 州卫生事业建设成科学布局、功能完善、服务便捷、管理高效、可持续发展、公平合理的社会主义现代卫生事业。

（二）规划原则

（1）以保障人民健康为中心，以人人享有基本医疗卫生服务为根本出发点和落脚点。以需求为导向，着力解决人民群众急需解决的医疗卫生问题。

（2）卫生人力资源配置与 X 州总体布局结构改革相适应。

（3）公平与效益兼顾，加强内涵建设，提高服务质量。

（4）加强基层医疗床位资源的配置，特别是农村卫生、预防保健、中医药建设，加快发展城市社区卫生服务。

（5）强化政府在基本医疗卫生制度中的责任，加强政府在制度、规划、筹资、服务与

监管等方面的职责，维护公共医疗卫生的公益性，促进公平竞争。

四、规 划 内 容

（一）配置标准制订

采用卫生服务需求法、人力人口比值法等进行配置标准的制订。为说明本次配置标准的制订过程，特将计算步骤逐级列出，在实际编撰过程中，此处可省略或放在附件中说明。

1. 人力人口比值法

（1）计算方法：在现状分析与发展预测基础上，结合目前国内医疗床位资源配置的最新进展，采用内插法原则得到 X 州城市与农村医疗床位资源配置的标准。根据 X 州人口平均发展速度测算出拟规划年人口数量，依照上述配置标准即可估计床位数。

利用公式 $\dfrac{x_1 - x_2}{y_1 - y_2} = \dfrac{x_1 - x}{y_1 - y}$，即可计算出 X 州的医疗机构床位数。

其中：x_1 代表上限省份的经济状况；x_2 代表下限省份的经济状况；x 代表 X 州的经济状况；y_1 代表上限省份的每千人口医疗机构床位数；y_2 代表下限省份的每千人口医疗机构床位数；y 代表 X 州的每千人口医疗机构床位数。

（2）测算配置标准：测算过程参看第五章第三节内容，此处就不再详细介绍。采用内插法原则：利用公式分别预测出 2015 年与 2020 年 X 州医疗床位配置标准（表 6-1）。

表 6-1　2015 年和 2020 年 X 州医疗床位配置标准

年份	人口数（人）	医疗床位（张）	千人口床位数（张）
2011	1 129 953	5340	4.73
2015	1 157 317	3912	3.38
2020	1 192 456	4710	3.95

2. 卫生服务需求法

（1）计算方法：具体计算公式参阅本章第二节。

（2）预测配置标准：利用 X 州卫生服务需求与利用专题调查的资料进行计算。本次研究实际调查 632 户，2787 人。根据调查分析，X 州卫生服务需求与利用的主要核心指标两周患病率为 18.7%、两周就诊率为 14.6%、年住院率为 6.4%、平均住院天数为 14.3 日。根据式 6-4 与 X 州卫生服务需求与利用调查结果得到医疗床位数见表 6-2。

表 6-2　X 州 2020 年每千人口医疗床位值（标准床位利用率为 70%）

年份	人口数（人）	床位数（张）	每千人口床位数（张）
2011	1 129 953	5340	4.73
2015	1 157 317	4375	3.78
2020	1 192 456	5187	4.35

3. 综合配置标准设置
考虑卫生服务需求法、人力人口比值法各有优缺点，将两种方法给予不同的权重后计算出一个平均指标作为 X 州的理论配置标准，见表 6-3。

表 6-3　X 州三种配置方法得到的医疗床位理论配置标准

配置标准（张/千人口）	卫生服务需求法		人力人口比值法	
	2015 年	2020 年	2015 年	2020 年
	3.78	4.35	3.38	3.95

综合理论配置标准=卫生服务需求法×50%+人力人口比值法×50%

2015 年综合理论配置指标=3.78×50%+3.38×50%=3.58 张/千人口

2020 年综合理论配置指标=4.35×50%+3.95×50%=4.15 张/千人口

（二）具体规划内容

按照《云南省 2011—2015 年卫生资源配置标准指导标准（暂行）》，X 州每千人口医院床位数为 3.12～4.37 张，全州床位总数控制在 4916 张。而目前全州每千人口拥有医院床位数 4.22 张，共有病床 5340 张。所以，规划期内应严格床位编制审定，控制医院床位数的增长，主要是根据医院的服务情况和服务水平对医院床位的分布进行适当的调整。

城市和农村的床位按 4∶6 配置。城市社区卫生服务中心设置观察床和康复病床，数量不超过城市床位数的 30%，社区卫生服务站设置过程床，不设病床。

县乡级卫生机构床位数按 3∶7 配置，乡镇卫生院床位数按每千人口 0.6～1.2 张设置。

民营医疗机构床位数要纳入本规划配置总数控制范围，到 2015 年，非公立医疗机构床位数和服务量达到总量的 20%左右。

2011 年末 X 州常住人口为 114.2 万，人口自然增长率为 6‰，预计至 2015 年，辖区常住人口将达 115.7 万人，2020 年人口将达到 119.2 万人。

按照辖区常住人口计算，到 2015 年和 2020 年，全州应配置医疗床位分别为 3610～5057 张和 4465～6253 张。

五、规划实施与评价

（一）规划的实施

本规划自 X 州人民政府审议通过之日起实施。由主管卫生的副州长挂帅，会同州委机构编制委员办公室、州规划建设与房产管理局、发展和改革委员会、财政局、卫生局等有关部门，组建 X 州区域卫生规划实施领导小组，负责规划实施的组织领导工作。具体职能包括：组织规划实施、监督实施进度、做好部门协调、研究和处理区域卫生规划实施过程中出现的重大问题、制订对策措施等。领导小组下设办公室，办公室设在市卫生局，负责规划实施的日常工作。各区、镇有关部门与单位要根据规划的目标与任务，结合实际，制订相应行动计划，落实规划任务。

（二）规划的评价与修订

要通过专门设立的专家组检验规划的实施过程，根据规划进度进行重点建设内容的期中和期末评价，以检验规划的实现程度，及时发现规划实施中的问题，为规划的调整与完善提供依据。

（陈　莹）

第七章 卫生费用规划

第一节 卫生费用概述

卫生资源是经济资源的一种，但与经济的快速增长和人民群众日益增长的医疗卫生服务需求相比，我国的卫生资源总量严重不足。医疗卫生服务资源的合理布局与有序发展，无法靠市场自发调节实现，这是医疗卫生事业的内在规律使然，必须坚持以政府为主导，各行业积极配合。因此，2015 年国家卫生和计划生育委员会正式发布《全国医疗卫生服务体系规划纲要（2015—2020 年）》。卫生费用是卫生资源规划中非常重要的一个部分，如何适应市场经济需要，提高卫生投入的宏观健康绩效，使卫生费用投入到最需要的地方，让有限的投入获得最大的效益，能更好地满足广大人民群众的基本医疗需求，是卫生领域目前需要解决的重要问题。

一、基 本 概 念

卫生费用狭义指卫生总费用，是政府在居民卫生、医疗和保健上投入的费用的总称。广义的卫生费用主要指标有：卫生总费用（national health expenditure，NHE）、当年价格、卫生事业费用。

（一）卫生总费用

1994 年世界卫生组织专家 C.J.L.Murray 等提出了卫生总费用的最新操作性定义（operational definition）：卫生总费用是指用于个体及以人群为基础的公共卫生项目上的预防和治疗服务的所有费用，也包括一些对健康状况有直接影响的项目费用（如计划生育、营养项目、健康教育）。间接影响健康的项目，诸如救济与食品项目、供水和与卫生有关的环境项目则不包括在内。目前我国对卫生总费用的定义是指一个国家或地区在一定时期内（通常是一年）全社会用于医疗卫生服务所消耗的资金总额，是以货币作为综合计量手段，由政府预算卫生支出、社会卫生支出和个人现金卫生支出三部分构成，从全社会角度反映卫生资金的全部运动过程，分析与评价卫生资金的筹集、分配和使用效果。

卫生总费用作为国际通行指标，被认为是了解一个国家卫生状况的有效途径之一，标志一个国家整体对卫生领域的投入高低。按照世界卫生组织的要求，发展中国家卫生总费用占 GDP 总费用不应低于 5%。通常可以用筹资来源法测算。

1. **政府预算卫生支出** 指各级政府用于卫生事业的财政拨款，包括卫生职业费、中医事业费、食品与药品监督管理费、计划生育事业费、医学科研经费、预算内基本建设经费、卫生行政和医疗保险管理费、政府其他部门卫生费用、行政事业单位医疗经费、基本医疗保险基金补助经费。

2. **社会卫生支出** 指政府预算外社会各界对卫生事业的资金投入，包括社会基本医疗保险、社会其他医疗保险、卫生费、商业性健康保险费、非卫生行政事业单位办医支出、企业医疗卫生支出、农村居民医疗保障经费、卫生预算外基本建设支出、私人办医初始投资、公共卫生机构预算外资金投入等。

3. 个人现金卫生支出 指城乡居民用自己可支配的经济收入,在接受各类医疗卫生服务时的现金,包括城镇居民个人现金卫生支出和农村居民个人现金卫生支出。

(二)当年价格

当年价格即报告期当年的实际价格,是指用"当年价格"计算的一些以货币表现的计量指标,如基本公共卫生服务卫生经费、卫生总费用等。

在计算增长速度时,一般都是用"可比价格"来消除价格变动的因素,真实地反映经济发展动态。"不变价格"(也叫"固定价格")是用某一时期同类产品的平均价格作为固定价格来计算各个时期的产品价值,目的是为了消除各时期价格变动的影响,保证前后时期之间指标的可比性。

(三)卫生事业费用

卫生事业费用是指各级政府用于卫生部门所属卫生机构的财政预算补助,包括用于卫生部门所属医院、疗养院、卫生院、独立门诊部等的补助经费;疾病控制与防治机构、妇幼保健机构、干部培训机构经费;其他卫生事业机构的事业费,包括红十字会的经费拨款、重大社会卫生活动的经费拨款和其他各项经费。

二、卫生总费用的特点

作为一个重要的卫生资源评价指标,卫生总费用具有以下特点。

首先,卫生总费用是一种信息工具,综合反映了该区域的经济发展水平、社会对人类自身健康的重视程度及卫生筹资模式,量化了卫生在参与整个社会再生产过程中修复和保护劳动力的独特作用。

其次,卫生总费用是一个全社会的概念,通过科学测算,卫生总费用可以反映全社会卫生的有效需求和供给方的实际水平,推算总费用占 GDP 的比重和人均卫生费用等一些重要的卫生健康指标,由此揭示它与经济发展相适应程度。

再次,卫生总费用具有动态性,国际上通常用卫生总费用测算结果从宏观上评价医疗费用增长趋势,常用的主要评价指标有卫生总费用占 GDP 的比重、卫生费用收入弹性系数等。

最后,卫生总费用是与卫生政策有关的基础性研究之一,科学测算卫生总费用,有利于全面准确地了解一个国家、一个地区卫生消费水平、结构,为评价宏观卫生政策提供依据。

第二节 卫生费用研究与规划

一、卫生费用核算发展历史

国际上,早在 20 世纪 50 年代,欧美一些发达国家首先采用卫生资金筹集与支出的调查方法，全面系统研究卫生领域的经济活动。1963 年和 1967 年，英国卫生经济学家艾贝尔.史密斯先后两次进行跨国卫生总费用研究。20 世纪 80 年代初期，经济合作与发展组织开发和建立了一套卫生费用核算系统（国民卫生核算体系）。2001 年经济合作与发展组织卫生政策部发表了《国际卫生核算帐户数据收集制度》，世界卫生组织在《2000 年世界卫生报告》公布了所有成员国 1997 年卫生费用相关数据。

中国开始卫生费用核算是 1981 年，当时世界银行专家来华考察，引进了卫生总费用的概念，并介绍了国际上卫生总费用核算（national health accounts，NHA）的方法。之后与中国政府合作，运用筹资来源法和卫生服务提供法估算了中国 1980~1985 年卫生总费用，从此中国开始启动了对卫生总费用的研究和测算。到 20 世纪 90 年代初中国卫生总费用研究课题组完成了《卫生总费用研究指导手册》，并发表了政策性研究报告。同时卫生部卫生经济研究所受卫生部委托，承担并完成了 1990~1995 年全国卫生总费用测算工作。

卫生总费用核算采用国民经济核算方法，核算对象是整个卫生体系，所以涵盖的内容很广。一般通过建立卫生费用核算指标和核算框架，专门研究卫生系统的资金运动过程。

国民经济核算方法是于 20 世纪 50 年代形成的核算体系，但由于各个国家的经济运行体制和经济管理体制不同，世界上出现了"国民账户体系"（简称 SNA）和"物质平衡体系"（简称 MPS）两种核算体系。我国采用的主要就是国民账户体系，它将国民生产总值（GNP）和 GDP 作为主要指标。

二、卫生费用核算方法

卫生费用是流动的，想要能正确估算卫生费用，就需要了解卫生资金运动形式：卫生资源以货币的形式在卫生领域流入与流出，依次经历了卫生资金筹集、分配和使用这样一个连续不断的运动过程。所以卫生总费用核算内容包括卫生资金的筹资来源、机构流向和实际使用三个层次，由此形成三套测算方法，即筹资来源法、机构流向法和实际使用法，如图 7-1 所示。其测算结果表现为卫生费用筹资总额、卫生费用分配总额和卫生费用使用总额。

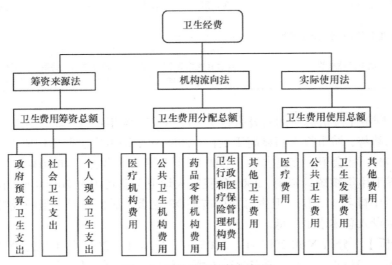

图 7-1　卫生费用核算框架图

（一）筹资来源法

卫生费用筹资总额为一个国家或地区在一定时期内，为开展卫生服务活动从全社会筹集到的卫生资金总额。它从筹资角度分析与评价卫生资金运动。一般有 3 个来源：政府、社会和个人。

1. **政府预算卫生支出**　主要是指政府预算当年在卫生领域上投入的卫生支出，包括当地财政预计拨发的卫生事业费、中医事业费、食品和药品监督管理费、计划生育事业费、预算内基本建设费、医学科研费、卫生行政和医疗保险管理费、行政事业单位医疗经费、基本医疗保险基金补助经费，常用的分析指标见表 7-1。

2. **社会卫生支出**　指政府预算外社会各界对卫生事业的资金投入，包括社会基本医疗保险费、社会其他保险医疗卫生费、商业健康保险费、非卫生部门行政事业单位办医支出、企业医疗卫生支出、农村居民医疗保险经费、乡村集体经济卫生支出、私人办医卫生支出、卫生部门预算外基本建设支出、公共卫生机构预算外资金收入和其他卫生支出。

3. **个人现金卫生支出**　城乡居民用自己可支配收入，在接受各类医疗服务时现金支付。

表 7-1　筹资来源法常用指标

指标类型	指标名称	意义
总量指标	卫生总费用	反映全社会卫生投入的总体水平
	人均卫生费用	＝某年卫生总费用／同期平均人口数 用来分析评价公平性的重要指标
	卫生总费用占 GDP 百分比	＝某年卫生总费用／同期国内生产总值×100% 反映一定时期内、一定经济水平下，某地区对卫生事业的资金投入力度
结构分析指标	政府预算卫生支出占卫生总费用百分比	反映政府各部门对卫生工作支持程度和投入力度
	社会卫生支出占卫生总费用百分比	反映多渠道筹集卫生资金的作用程度
	个人现金卫生支出占卫生总费用百分比	衡量城乡居民个人对卫生费用负担程度的指标和公平程度
变化趋势分析指标	卫生总费用各年增长速度	＝某地报告期卫生总费用（可比价格）／某地基期卫生总费用（可比价格）×100%-1
	卫生总费用年平均增长速度	$=\sqrt[n-1]{a_n/a_1}-1$ a_1 为第 1 年的卫生费用；a_n 为第 n 年的卫生费用
	卫生消费弹性系数	表示卫生总费用和 GDP 增长速度之间的关系。用于衡量卫生事业发展与国民经济增长是否协调的评价指标，一般略大于 1

根据《中国卫生经济总费用研究报告》，1998～2004 年农村和城市人均卫生事业费保持一个增长的趋势，城市投入明显高于农村。2008 年中国卫生总费用构成中，政府支出在其中占了 24.7%，社会卫生支出占了 34.90%，个人卫生支出占了 40.40%。

根据世界卫生组织统计资料，2008 年我国人均卫生总费用为 265 美元，在世界卫生组织 193 个成员中排名 115 位；卫生总费用占 GDP 比重位居世界卫生组织成员的 150 位，提示我国卫生投入总体水平较低。

【案例分析】　分析 X 州 2000 年、2005 年、2010 年、2011 年卫生总费用情况。X 州下辖 MH、ML、JH 两县一市，新农合覆盖率达 97%，基本情况见表 7-2。

表 7-2　X 州人口、GDP 和政府卫生支出情况

指标	2000 年	2005 年	2010 年	2011 年
人口数（人）	853 551	880 837	942 071	951 758
GDP（万元）	462 563	779 513	1 603 195	1 975 880
卫生总费用（万元）	8616	27 014	109 697	167 878

根据资料按筹资来源法计算人均卫生费用、卫生总费用占 GDP 百分比、卫生总费用年平均增长速度、卫生消费弹性系数。为了计算卫生消费弹性系数所以需要把 GDP 增长速度也计算出来。计算结果见表 7-3。

表 7-3　4 年间 X 州筹资来源分析

年份	GDP（万元）	GDP 年平均增长速度（%）*	卫生总费用（万元）	卫生总费用占 GDP 百分比（%）	卫生总费用年平均增长速度（%）*	人均卫生费用（元）	卫生消费弹性系数
2000	462 563	—	8616	1.86	—	10.09	—
2005	779 513	13.94	27 014	3.47	33.07	30.67	2.37
2010	1 603 195	19.75	109 697	6.84	41.96	116.44	2.12
2011	1 975 880	23.25	167 878	8.50	53.04	176.39	2.28

*：上一年作为基准=100

从表中可以看出从 2000 年到 2011 年 X 州卫生总费用增高了 17 倍，而且这个增长速度一直在增加，说明政府和社会各界对卫生的重视不断提高，对卫生投入的总体水平在不断增加。但人均卫生费用仍然较低，到 2011 年仍只有 176.39 元，占 GDP 百分比为 8.5%，而 2010 年中国统计年鉴显示中国人均卫生费用为 1490.06 元，德国在 2003 年卫生总费用占 GDP 百分比已经达到 11.1%，美国达到 15%。可以看出该州卫生投入还需要加大。

此外 X 州卫生消费从 2005 年到 2011 年弹性均大于 1.5，说明 X 州卫生费用的增长过快，会超越经济的承受能力，不利于后续发展，后期应该适当调整卫生总费用增长速度。（注：若卫生消费弹性小于 1，则说明卫生费用增长过缓，不能满足经济发展和人民生活质量提高的需要）。

（二）机构流向法

机构流向法是按照卫生服务提供机构进行分类，对卫生总费用进行测算的方法，简称"机构流向法"，它的研究主体是卫生机构，如表 7-4 中数据。

表 7-4　1990~1998 年中国卫生总费用分配流向（亿元）

项目	1990 年	1991 年	1992 年	1993 年	1994 年	1995 年	1996 年	1997 年	1998 年
一、医疗费用	681.87	795.0	971.56	1191.2	1576.13	1984.6	2429.2	2811.04	3200.4
医疗服务收入	263.54	302.2	374.03	501.7	653.35	815.5	1010.50	1187.37	1337.6
门诊服务收入	143.77	165.4	202.63	263.6	338.36	421.9	519.20	611.69	691.8
住院服务收入	119.77	136.7	171.4	238.1	314.99	393.5	491.30	575.68	645.7

续表

项目	1990 年	1991 年	1992 年	1993 年	1994 年	1995 年	1996 年	1997 年	1998 年
医疗药品收入	418.33	492.8	597.53	689.5	922.78	1169.1	1418.7	1623.67	1862.8
门诊药品收入	291.46	336.7	400.11	410.4	557.11	700.9	831.95	926.97	1028.0
住院药品收入	107.69	130.2	164.71	221.5	283.34	359.7	428.31	482.79	535.3
临售药品收入	18.18	25.8	32.71	57.5	82.33	108.4	158.45	213.91	299.4
二、公共卫生	56.25	62.0	75.43	93.6	118.87	138.1	162.78	195.41	235.2
防治防疫机构收入	20.27	22.7	26.57	33.9	42.22	50.3	59.35	73.94	81.5
妇幼保健机构收入	20.50	22.2	26.59	32.4	39.22	48.2	58.09	61.83	80.6
其他公共卫生机构收入	15.48	17.0	22.27	27.2	37.43	39.6	45.34	59.64	73.0
三、卫生发展收入	98.15	110.9	126.58	186.2	212.36	237.6	320.09	384.06	395.7
医学教育机构收入	13.27	15.3	18.06	25.0	32.98	38.4	42.31	47.48	51.2
医学科研收入	5.85	5.7	7.95	9.6	12.96	13.7	14.38	17.78	19.3
固定资产增加度	79.03	89.8	100.58	151.5	166.42	185.3	263.39	318.80	325.2
四、其他收入	24.40	25.5	27.96	29.8	32.99	35.0	45.10	45.10	53.2
卫生总费用	860.66	993.9	1201.54	1501.0	1940.35	2395.4	2957.16	3435.61	3884.6
国内 GDP	18547.9	21617.8	26638.1	34634.4	46759.4	58478.1	67884.6	74462.6	78345.1
卫生总费用占 GDP 百分比（%）	4.64	4.60	4.51	4.33	4.15	4.10	4.36	4.61	4.96

卫生费用分配总额：某地区在一定时期内（一般 1 年），从全社会筹集的卫生资金在各级卫生机构分配的费用总额，它反映卫生资金在不同卫生部门、不同地区、不同领域和不同层次的分配。通过卫生费用分配分析，可以了解卫生资源分布和流向是否合理。

图 7-2 为 2005 年全国卫生费用机构流向（数据来源 《中国卫生总费用研究报告》），从图上可以看出卫生总费用流向基层医疗卫生机构所占比重很低，大部分资源在城市大医院，造成我国医疗卫生资源利用和患者就医流向严重不合理状况。

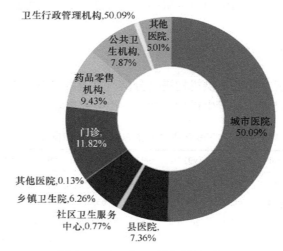

图 7-2 2005 年卫生总费用机构流向

（三）实际使用法

实际使用法是据卫生服务功能进行分类，根据卫生服务消费者接受卫生服务时所消耗和使用的卫生资源测算卫生费用实际使用总额的一种方法。它是卫生费用研究第三层次，主体是消费者（包括政府和个人）。

卫生资金使用总额：全社会卫生服务消费者在接受卫生机构所提供的各类卫生服务过程中所消耗的卫生资源总额。反映全社会卫生资源在不同人群中的最终使用和消耗。其常用指标有：①个人医疗费用占总费用的百分比；②公共卫生费用占总费用的百分比；③卫生发展费用占总费用的百分比；④其他卫生费用占总费用的百分比。

三、我国卫生费用的影响因素

任何事业的生存与发展都离不开资金支持，对卫生费用的研究就是社会各个方面了解卫生工作的资金运动情况。一个国家卫生费用的高低也会对国家的政治、经济、社会等诸多领域产生巨大影响。卫生费用投入比例大小可以反映政府对卫生的重视程度，卫生费用投入过低不利于当地卫生事业的发展。随着经济的发展，卫生费用一般情况下会呈现平稳增长，但卫生费用占 GDP 比重过高也会对社会发展和居民生活有妨碍。例如，美国作为全球卫生费用水平最高的国家，并且卫生费用增长速度也长期高于该国经济发展速度和居民人均收入增长速度，却并没有使美国居民健康水平高于其他发达国家，反而卫生费用的高速增长很大程度上抵消了经济发展带来的收益，造成政府和社会的沉重负担。这也是促使奥巴马不断推行卫生改革的重要理由之一。

影响卫生费用的增长的因素有很多，归纳起来可以分为如下八点。

（1）社会经济发展：随着居民收入增加、生活水平提高，大家的健康意识也在提高，使得人们愿意花更多的钱购买卫生服务。

（2）人口：人口的增加、人口老龄化程度的加重，都会使卫生费用提高。

（3）物价：通货膨胀的存在也会造成卫生费用升高。

（4）疾病谱的变化：我国人群中慢性病患病率呈明显上升态势，每日约有 1.3 万人死于慢性病，占全部死亡人数的 80% 以上。与发达国家比较，我国居民死亡率水平明显偏高，脑血管病是欧美发达国家的 4～5 倍，是日本的 3.5 倍；恶性肿瘤与美国、英国、法国接近，却高于亚洲其他国家（如日本、印度和泰国）。我国由慢性病造成的疾病负担在卫生总费用中的构成比已从 1990 年的 47.4% 上升到 2008 年的 70%，有 8500 多亿元，到 2015 年中国慢性病的直接医疗费用超过 5000 亿美元。

（5）医学发展：新的诊疗技术，在提高了治愈率的同时也延长了许多疾病的病程，新药的出现造成医疗费用的升高。

此外，过度治疗、过度用药、过度检查、不管大病小病都集中在大医院就医、用药不当等不合理现象的存在也会引起医疗资源浪费和费用增加，2010 年就有世界卫生组织的《世界卫生报告》称，目前全球卫生费用中有 20%～40% 被浪费掉了。为了尽量避免这些不合理现象，应该注意提高医生的素质、完善补偿机制和医院制度，从根源减少卫生资源的浪费。

四、卫生费用规划

卫生费用规划是卫生规划中一个非常重要的组成部分，前面提到的国家卫生总费用核算（NHA）是国家卫生费用规划的前期基础，属于与卫生政策有关的基础性研究。我们通过卫生总费用核算，可以了解到国家或地区的卫生费用使用现状，发现卫生政策和执行上的不足，从而有针对性的做出未来规划。

对卫生费用的规划需要与当时当地社会发展情况、居民的需求、国家政策等情况相结合，要让经费去到最需要的地方。规划编制必须强化全球视野和战略思维，正确处理好政府与市场的关系，科学设定规划目标指标，所以一个好的卫生费用规划是适应当前社会卫生服务的要求，符合人民对卫生需求的发展规律的。一般我们制订规划的时候从卫生资金来源渠道、资金主要流向（或者主要的需求）、重要的部门机构等方面综合考虑，最后提出资金规划预期、愿景及发展方式、发展方向、控制指标等理论。

卫生费用的规划总的来说分为两个方面，卫生费用总量和卫生费用结构。从卫生费用总量上我们考虑整个社会对卫生投入的需求，通常会使用卫生总费用占 GDP 百分比、政府卫生投入占卫生总费用百分比等指标来描述；如果遇到特殊的需要，如地区计划性修建大型综合医院，或者出现突发公共卫生事件，需要应急设施等情况，也有可能产生基建费用占卫生总费用百分比等项目指标。在卫生费用结构上我们除了固定的每年对各级医疗机构的费用投入外，还需要结合国家的政策和发展计划综合考虑，将有限的卫生费用重点投入到国家关注、居民急需的部门和机构，如按照国家十二五规划，目前我国卫生费用侧重于投入公共卫生和社区卫生服务等方向。

随着社会经济和国家福利的发展，在卫生费用中，个人支出比例应该逐渐减少。卫生费用从来源分析主要来自政府投入、个人卫生费用、社会资金三个部分，减少个人卫生支出就需要增加其他两项资金比例，所以国家在制订卫生费用规划时，首先需要计划增大政府卫生费用投入，此外也应该制定各项政策吸引社会资本进入卫生服务市场。国际上发达国家政府卫生支出占 GDP 比重一般为 6%～8%，发展中国家为 2%～6%。2009年以前有统计显示我国政府人均卫生支出世界排名在 100 名以后，排除汇率等的影响，说明我国政府卫生费用投入仍然偏低。所以在十二五、十三五等规划里，可以明显看出政府卫生投入资金都在不断增长，至 2016 年财政部统计全国医疗卫生支出占财政比重提高到 7.0%，年均增幅达 16%。在"2012 中国卫生论坛"上，卫生部部长陈竺在发布的《"健康中国 2020"战略研究报告》中指出，到 2020 年，中国卫生总费用占 GDP 比重将提高到 6.5%～7%。

（喻 箴）

第八章　大型医用设备规划

第一节　大型医用设备规划制订的理论

一、对大型医用设备进行规划的意义

医用设备作为卫生资源的重要组成部分，是医疗、教学、科研的重要物质基础，也是衡量医疗卫生单位科学技术水平的重要标志。如何适应市场经济需要，进一步强化和完善医疗设备的配置与管理，使医疗设备等重要卫生资源既能充分发挥其效能，更好地满足广大人民群众的基本医疗需求，又不造成卫生资源的浪费，是目前需要解决的重要问题。为了加强大型医用设备的配置和使用管理，提高我国医疗技术水平，促进我国医疗卫生事业的发展，卫生部于 1996 年出台了《大型医用设备配置与应用管理暂行办法》，在此文件中明确了大型医用设备的概念。所谓大型医用设备是指在医疗卫生工作中所应用的具有高技术水平、大型、精密、贵重的仪器设备。该办法对有效加强我国大型医用设备配置与使用起到了积极作用，但该办法不足之处在于对不合理配置与使用大型医用设备的处罚力度有限，将行政审批作为管理设备配置的主要手段，权力集中在国家卫生部，未能充分调动地方监管部门主动加强管理的积极性。1999 年国家计划委员会、财政部、卫生部联合发布了《关于区域卫生规划工作的指导意见》，将大型医用设备列入编制卫生资源配置标准和区域卫生规划的重要规划要素之一。为了进一步加强管理，控制卫生费用过快增长，维护患者权益，卫生部、国家发展和改革委员会、财政部在旧办法的基础上修改完善，形成了《大型医用设备配置与使用管理办法》，并于 2004 年 12 月正式颁布实施。该办法将大型医用设备分为甲乙两类，明确甲类医用设备由中央发放配置许可证，负责监管，而乙类则由地方发放配置许可证并负责监管。考虑到我国经济社会发展的地区差异，新办法强调各地在编制大型医用设备配备规划时，必须结合本地区卫生资源配置标准，从而使规划制订更加科学，也有利于调动和发挥地方的积极性。于是 2005 年 3 月 25 日卫生部办公厅、国家发展和改革委办公厅印发了《全国乙类大型医用设备配置规划指导意见》，用于指导各地科学有效制订大型医用设备配置规划。但由于大型医用设备涉及的品目较多，规划工作涉及很多技术层面的问题，各地在实际制订规划过程中存在很多难点。因此，非常有必要对医疗设备的规划进行研究。

二、大型医用设备的现状分析

（一）大型医用设备配置现状

1. **大型医用设备定义及范畴**　大型医用设备管理品目分为甲、乙两类。资金投入量大、运行成本高、使用技术复杂、对卫生费用增长影响大的为甲类大型医用设备，由国务院卫生行政部门管理，包括：①X 线-正电子发射型电子计算机断层扫描仪（PET-CT 包括正电子发射型断层仪即 PET）；②伽马射线立体定位治疗系统（γ 刀）；③医用电子回旋加速

治疗系统（MM50）；④质子治疗系统；⑤其他未列入管理品目、区域内首次配置单价在500万元以上的医用设备。乙类大型医用设备，由省级卫生行政部门管理，包括：①X线电子计算机断层扫描装置（CT）；②医用磁共振成像设备（MRI）；③800mA以上数字减影血管造影X线机（DSA）；④单光子发射型电子计算机断层扫描仪（SPECT）；⑤医用电子直线加速器（LA）。本章主要分析和规划的是乙类大型医用设备，因此文中提到的大型医用设备均是指乙类大型医用设备。

2. 我国大型医用设备配置特点 有研究对我国大型医用设备配置、利用现状进行了分析，结果发现我国大型医用设备在住院患者中的利用比例高于门急诊患者的利用比例，服务量以CT最高，东、中、西地区的服务量呈递减趋势。我国大型医用设备使用效率各省市差别较大，阳性检出率较高，利用不足与过度利用并存。而在宏观配置和利用管理方面仍存在着诸如大型医用设备配置不足、指标紧张，大型医用设备存在一定程度的不合理使用，大型医用设备的维修和维护问题较多，行政部门对大型医用设备购买的管理效率有待提高等问题。

（二）医用设备规划的研究现状

根据《全国乙类大型医用设备配置规划指导意见》，各地在编制配置规划时，为了便于实施操作，一般将规划分为两个层次。第一层次涉及区域的总量规划，主要以地方人口密度、人均生产总值及居民人均消费能力为相关因素，以人口为唯一基数来计算。在此基础上，辅以中心城市覆盖功能、大型厂矿所在地和医学院校及科研机构三项影响因子来修正，最后得到区域配置总量。第二层次是参照医疗机构的现有卫生资源、年度医疗服务工作量、开展医疗服务项目及其专业技术人员配备、现有大型医用设备的业务量等多项指标来设置门槛，在微观上使规划更加科学合理。制订大型医用设备配置规划的一个关键环节就是计算设备配备量并确定配置指标。关于医疗设备规划的研究现状可以归纳如下。

1. 利用可能影响医疗设备数的地域、经济状况、人口密度、卫生人力资源等指标建立预测模型进而计算配置量。

例如，毛阿燕等建立了CT配置数量的预测模型：

$$Y=-2.553+0.001\,858X_1-85.086X_2-0.0488X_3-62.95X_4+0.416X_5+0.009\,202X_6+0.002\,585X_7$$

式中，X_1为医生数；X_2为是否为西部地区，X_3为人口密度，X_4为是否为中部地区，X_5为县级行政区划数量，X_6为职工人均工资，X_7为城镇社区服务设施数。通过各种途径收集上述7个方面的数据，就可以计算出配置量。周达等以 "区域规划定分布，配置准入守标准"二步走的方式，采取以辖区常住人口为唯一计算变量，人口密度、人均GDP、居民消费水平等3大权重指标为主要函数的定值系数计算公式，辅以其他因素微调的综合性方法，测算出湖北省各市、州5种乙类大型医用设备配置规划的数量。

另外，有研究按照计算公式 $S=(R \times M)/N \times G$（$S$代表地区装机配置规划数、$G$代表单位人口装机台数、$R$代表地区人口数量、$M$代表地区经济发展指数、$N$代表地区人口密度指数）来计算配置量。配置量确定后，需要考虑医疗机构必须符合哪些标准才能给予配置，建立配置标准，主要包括日均检查人次、服务人口、年门急诊量、年住院人次、服务半径、床位数等。

2. 根据上一年度的检查人次和专家建议的合理的年检查人次来计算配置量。

陈博文等按照计算公式：$N=A \times (1+n\%)^m/S$ 来计算配置量。其中，N表示配置数量，

A 表示前一年度该辖区内实际年检查人次，S 表示专家建议设备合理的年检查人次（"专家建议设备合理的年检查人次"是通过对 30 名三级或二级大医院的大型设备临床及管理专家的问卷调查，了解在扣除停机检查、维修和节假日等因素后设备的合理工作量），$n\%$ 表示专家预测检查人次年增长率；m 代表规划年数，并选择预约登记时间、临床患者（除体检）的检查阳性率、设备年检查人次数、平均年门急诊量（年住院手术量）4 个方面的指标作为配置标准，分别从"及时满足患者检查需求""防止诱导需求""控制设备利用率"及"潜在需求量"4 个方面的标准综合、全面评价医疗机构对大型医用设备的配置需求。

3. 运用类推法来预测大型医用设备的配置量。雷海潮等运用类推法原理，即两个事件之间的相互联系规律是已知的，则可以利用先导时间的发展规律来预测迟发事件的发展趋势。收集 1983～2003 年大型 X 线机（500mA 以上）和 CT 的配置量变化趋势，发现两者趋势十分相似，因此可以通过 X 线机（500mA 以上）2003 年的配置量来推算出 2003 年 CT 的配置量。

三、大型医用设备规划编制

（一）规划的总体原则

1. 从各地的实际情况出发，与国民经济和社会发展水平、发展趋势相适应，与居民医疗需求相协调，坚持总量控制、规模适度、分类指导、资源共享。

2. 要在优先发展和配置常规医用设备的前提下合理配置大型医用设备。

3. 配置大型医用设备要坚持成本效益原则，优先考虑实用性、适宜性，兼顾技术的先进性和教学医院及 800 张以上床位的大型医院的特殊性。

4. 坚持专家论证、评审和行政审批相结合的原则。配置申请经过专家论证后，报市卫生局领导审批。在科学论证、评审的基础上为新增和更新大型医用设备的决策提供依据。

（二）申请、更新及报废大型医用设备的条件

1. 各级各类医疗机构申请配置大型医用设备，必须具备以下三项必备条件。

（1）申请配置大型医用设备的医疗机构必须具备卫生行政部门批准开设的相应诊疗项目。

（2）医疗机构购置设备前，必须拥有经过培训从事操作和诊断的相关专业技术人员各一名以上，且持有经全国统一考试获得的相应设备上岗资格。

（3）必须具备适宜的房屋、水电等相应基础设施及相应的防护、环保等实施方案。配置直线加速器等设备还须具有放射事件应急处理预案。

2. 各级各类医疗机构更新乙类大型医用设备配置，必须具备以下两项必备条件。

（1）已取得《大型医用设备配置许可证》的设备接近或超过使用寿命，或性能指标明显下降。

（2）原则上原有设备每台年检查人次数在专家建议合理使用量范围，并且临床患者（除体检）的检查阳性率专科医院≥70%、综合医院≥50%，可更新设备。

3. 各级各类医疗机构报废大型医用设备配置，必须具备以下四项必备条件。

（1）国家主管部门发布淘汰的仪器设备品目及种类。

（2）未达到国家计量标准，又无法校正修复者。

（3）严重污染环境，不能安全运转或可能危及人身安全和人体健康，又无法维修或无改造价值者。

（4）超过使用寿命，性能指标明显下降又无法修复者。

（三）大型医用设备规划制订步骤及方法

1. 区域的大型医用设备现状分析

（1）描述区域内不同类型大型医用设备每百万人口拥有量及分布情况。通过发放调查问卷到区域内的卫生行政管理部门和各级拥有大型医用设备的医疗卫生机构调查得到调查年各县的人口数及地区面积（平方公里），以及各类型大型医用设备拥有情况。用区域内各县大型医用设备数除以区域内各县人口数计算得到区域内各县大型医用设备的每百万人口拥有量。

（2）描述区域内不同类型大型医用设备使用情况。反映大型医用设备使用情况的指标包括大型医用设备使用率（%）、大型医用设备的平均年门诊检查人数和平均年住院检查人数、大型医用设备的平均阳性检出率、大型医用设备平均门诊预约等待时间和平均住院预约等待时间等。其中，大型医用设备使用率按照下面公式进行计算。

大型医用设备使用率（%）=月均设备实际使用小时数/（6h×25日）×100%

以上指标通过发放调查问卷（包括各台医用设备的年门诊检查人数、年住院检查人数、阳性检出率、门诊预约等待时间、住院预约等待时间、月均设备实际使用小时数等）收集资料来计算。

（3）测算大型医用设备实际使用中的技术效率指标以分析设备的工作量是否处于超负荷状态。应用效率理论法来对大型医用设备进行配置，其主要原理是从物尽其用的原则出发，分析资源实际使用中的技术效率指标，确定资源最佳使用状态时的各种技术参数，并进行分析对比，提出改进资源配置和使用的意见，以便使现有资源发挥出最大的潜力。如果设备的工作量处于不饱和状态，则不应当装备新设备；如果目前的设备已处于超负荷运转情况，则可以考虑新增设备；但也应当分析目前的设备利用中是否存在诱导需求及道德损害问题、其比例有多大，如果剔除了不必要需求，设备仍然处于超负荷状态，则增加大型医用设备配置数量的依据就比较充分了。

用于评价大型医用设备技术效率的指标有以下几个。

1）年开机使用率：主要是从时间的角度出发衡量在机器的开机过程中有多少时间真正用于检查或治疗患者。

2）年时间利用率：是从挖掘开机时间潜力的角度来认识目前设备对时间的利用程度。

3）年能力利用率：是从提高设备工作量潜力的角度出发来评价目前的工作量与满负荷工作量之间的差距，它可以综合地评判设备工作能力的发挥程度。

三个效率指标的计算公式如下：

$$年开机使用率 = \frac{\sum(N_i \times T_i)}{\sum(H_{1i} \times D_{1i})} \tag{8-1}$$

$$年时间利用率 = \frac{\sum(N_i \times T_i)}{\sum(H_{2i} \times (D_{2i} - D_{3i}))} \tag{8-2}$$

$$年能力利用率 = \frac{\sum N_i}{\sum(M_i \times (D_{2i} - D_{3i}))} \tag{8-3}$$

式中，N_i 指第 i 台设备的年检查（治疗）人次，T_i 指第 i 台设备的次均占机分钟，H_{1i} 指第 i 台设备的日均开机小时，D_{1i} 指第 i 台设备的年实际开机天数，H_{2i} 指第 i 台设备的日可开机小时，D_{2i} 指第 i 台设备的年可开机天数，D_{3i} 指第 i 台设备的年停机天数，Mi 指第 i 台设备的日最大工作量。

以上用到的指标中"日可开机小时、设备的日最大工作能力、年可开机天数"等的确定可以参考设备的物理性能和技术指标，采取专家咨询的办法获得。而其他的"年检查（治疗）人次、次均占机分钟、日均开机小时、实际开机天数、年故障停机天数"可以通过调查设备使用单位获得。

（4）分析大型医用设备的配置公平性。通过绘制洛伦兹曲线并且计算基尼系数分析大型医用设备的公平性。

洛伦兹曲线是经济学领域里用来反映收入分配平均程度的曲线，其数学模型为：$Y=f(x)$，其中 x 表示财富不高于某一水平的人口占总人口的百分比，Y 表示不高于某一水平的人口财富之和占总财富的百分比。洛伦兹曲线的绘制是将不同地区资源的百分构成比从小到大排列，人口的百分构成比对应关系不变，分别累计，根据累计百分比绘制的曲线。如果洛伦兹曲线与对角线 $X=Y$（为绝对公平线）重合，表示资源在人群中的分布是均匀的，否则曲线在对角线下方。

基尼系数：是从洛伦兹曲线计算出来，衡量社会各阶层人口收入分配平等程度的一个指标，可以采用如下的简单计算公式计算：

$$基尼系数 = \Sigma(X_i Y_{i+1} - X_{i+1} Y_i) \tag{8-4}$$

式中，X 为累计人口或面积的百分比，Y 为累计资源百分比，$i = 1$，2，3，…，$n-1$，按财富数量大小由小到大依次排列。

基尼系数介于 $0 \sim 1$，当基尼系数为 0 时，表示收入完全平等；当基尼系数为 1 时，表示收入分配绝对不平等。关于卫生资源配置的基尼系数与其公平性目前尚无定量标准，因此借鉴经济学标准：基尼系数在 0.3 以下为最佳的公平状态；$0.3 \leqslant 基尼系数 < 0.4$，表示相对公平；0.4 作为差距的"警戒线"，$0.4 \leqslant 基尼系数 < 0.5$，表示差距偏大。

（5）综合分析以上结果提出区域的大型医用设备设置存在的问题。

2. 以现状分析为基础，充分考虑区域内对大型医用设备的需求，遵循在原有设备数量的基础上略有增加的原则，按人口数和按照三级医院数来制订区域的《大型医用设备配置标准》。

3. 按照区域的《大型医用设备配置标准》，预测未来五年内当地人口数及医院数，进而制订区域内大型医用设备规划。

第二节　大型医用设备规划实例

一、X 州大型医用设备现状分析

1. X 州各县大型医用设备每百万人口拥有量及分布情况　考虑到大型医疗设备的可及

性，通常人口密度大的地方应该配给更多的大型医疗设备，因此首先计算出 X 州各县的人口密度，并且对其进行排序，在 X 州人口密度最大的是 JH 市，其次是 MH 县，然后是 ML 县，详见表 8-1。

表 8-1 X 州各县的人口密度及顺位

市/县	面积（平方公里）	人口数（人）	人口密度（人/平方公里）	顺位
JH 市	6926	523 800	75.63	1
MH 县	5511	322 253	58.47	2
ML 县	7081.2	283 900	40.09	3
合计	19 518.2	1 129 953	57.89	

全州有大型医用设备总量 14 台套，其中 CT 10 台，MRI 2 台，DSA 1 台，LA 1 台，SPECT 0 台。各县拥有五类大型医用设备的具体情况详见表 8-2。

表 8-2 X 州各县不同类型大型医用设备拥有情况（台）

市/县	CT	MRI	DSA	SPECT	LA	合计
JH 市	5	2	1	0	1	9
MH 县	3	0	0	0	0	3
ML 县	2	0	0	0	0	2
合计	10	2	1	0	1	14

全州来看，大型医用设备的百万人拥有量为每百万人 12.39 台，其中 CT 每百万人口占有量为 4.42 台；JH 市的大型医用设备的百万人拥有量为 17.18 台/百万人，其中 CT 每百万人口占有量为 9.55 台，处于第一位，详见表 8-3 及表 8-4。

表 8-3 X 州各县大型设备每百万人口占有量

市/县	人数（人）	大型设备拥有量（台）	每百万人占用量（台）	顺位
JH 市	523 800	9	17.18	1
MH 县	322 253	3	9.31	2
ML 县	283 900	2	7.04	3
合计	1 129 953	9	12.39	—

表 8-4 X 州各县 CT 每百万人口占有量

市/县	人数（人）	CT 拥有量（台）	每百万人占用量（台）	顺位
JH 市	523 800	5	9.55	1
MH 县	322 253	3	9.31	2
ML 县	283 900	2	7.04	3
合计	1 129 953	5	4.42	—

2. 不同类型的乙类大型医疗设备的使用情况 DSA 和 LA 因为各只有 1 台，列出的就是 1 台的使用率年检查人次和阳性检出率，而 CT、MRI 等两种大型医疗设备的平均使用率、平均年检查人次和平均阳性检出率及其标准差分析结果如下。

（1）CT 和 MRI 及 LA 的使用率均超过了 100%，换而言之，这两种大型医疗设备在时间上均得到了充分的使用，但是 CT 的阳性检出率并不高，详见表 8-5 及表 8-6。

表 8-5　X 州各类型大型医疗设备的使用情况

设备名	使用率（%）		年检查治疗人次（人）		阳性检出率（%）	
	最小值	最大值	最小值	最大值	最小值	最大值
CT	110	486.7	1200	16216	58	82
MRI	143.5	160.0	3888	4476	77	94

表 8-6　X 州各类型大型医疗设备的使用情况（平均每台）

设备名	使用率（%）		年检查治疗人次（人）		阳性检出率（%）	
	$\bar{x}$	S	$\bar{x}$	S	$\bar{x}$	S
CT	325.27	149.18	8385	5374	74	8
MRI	151.75	11.67	4182	416	86	12
DSA	38.9	—	369	—	95	—
LA	117.33	—	2604	—	100	—

（2）各类大型医疗设备的预约等待时间不等，CT 最短的无需等待，多数为 2h 以内，最长的是 3 日，而 MRI 等待时间最短的是 1 日，最长的为 4 日，详见表 8-7。

表 8-7　X 州各类型大型医疗设备的预约等待时间

设备名	门诊预约等待时间（h）		住院预约等待时间（h）	
	最小值	最大值	最小值	最大值
CT	0	72	0	72
MRI	24	96	24	96
DSA	0.5	1	0.5	1
LA	0	0	0	0

3. 测算大型医用设备实际使用中的技术效率指标　采用上述方法以 MRI 为例进行大型医疗设备使用效率分析。

截至 2011 年底，X 州有 MRI 两台：1 台 MRI 全年完成检查量 3888 人次，实际开机 246 日，设备因故障停机 6 日，次均检查占机时间 10min（0.167h），日均开机 10.5h，该机日最大检查能力为 20 人次，日可开机 8h，年最多可开机 260 日；另 1 台 MRI 全年完成检查量 4476 人次，实际开机 360 日，设备因故障停机 5 日，次均检查时间 20min（0.33h），日均开机 8h，该机日最大检查量为 15 人次，日可开机 8h，年最多可开机 260 日。根据以上指标可以计算该 X 州 MRI 的技术效率：

年开机使用率=（3888×0.167+ 4476×0.33）÷（246×10.5+360×8）=39.17%

年时间利用率=（3888×0.167+ 4476×0.33）÷[8×（260-6）+8×（260-5）]= 52.55%

年能力利用率=（3888+4476）÷[20×（260-6）+15×（260-5）]= 93.92%

根据此次问卷调查数据，从以上 3 个指标来看，X 州的 MRI 目前处于不饱和状态。也就是说在机器的开机过程中只有不到 40% 的时间真正用于检查或治疗患者。从挖掘开机时间潜力的角度来看，对于 MRI 而言，只挖掘了 52.55% 的潜能。总的来看，MRI 设备的工作能力被发挥了 93.92%。

按照同样的方法可以计算出 CT 的年开机使用率为 22.73%、年时间利用率 65.53%、年能力利用率 142.73%。从年能力利用率来看，CT 工作能力被发挥了 142.93%，X 州的 CT 目前处于超负荷状态，假设目前诱导需求有 30%的话，除去诱导需求年能力利用率仍然超过了 100%。

4. 大型医用设备的公平性分析

（1）洛仑兹曲线的绘制：X 州包括了 1 个市和 2 个县，首先按照大型医疗设备的构成比从小到大排列并计算出相应构成比，然后对应地重新列出各县人口、面积的分布情况，如表 8-8 所示。

表 8-8　X 州各县的面积、人口以及乙型大型设备分布情况

市/县	大型医疗设备		人口		面积	
	台数（台）	构成比（%）	人数（人）	构成比（%）	面积（平方公里）	构成比（%）
ML 县	2	14.29	283 900	25.12	7081.2	36.28
MH 县	3	21.43	322 253	28.52	5511	28.24
JH 市	9	64.29	523 800	46.36	6926	35.48
合计	14	100.00	1 129 953	100.00	19 518.2	100.00

根据表 8-8，分别累计计算出各地的人口数量累积百分比、面积累积百分比和大型医疗设备累积百分比，见表 8-9。

表 8-9　X 州各县的面积、人口及设备累积百分比

市/县	面积累积百分比（%）	人数累积百分比（%）	大型医疗设备累积百分比（%）
ML 县	36.28	25.12	14.29
MH 县	28.24	53.64	35.71
JH 市	35.48	100.00	100.00

以面积累计百分比为横坐标，而以大型医疗设备累计百分比为纵坐标，绘制 X 州大型医疗设备按土地面积配置的洛仑兹曲线，见图 8-1。可见按面积配置的洛仑兹曲线在对角线下，偏离不太远。

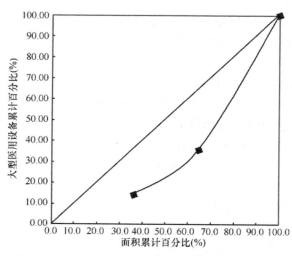

图 8-1　X 州大型医疗设备按人口配置的洛仑兹曲线

以人口累计百分比为横坐标，而以大型医疗设备累计百分比为纵坐标，绘制 X 州大型医疗设备按人口配置的洛仑兹曲线，见图 8-2。可见按人口配置的洛仑兹曲线在对角线下偏离不算太远。

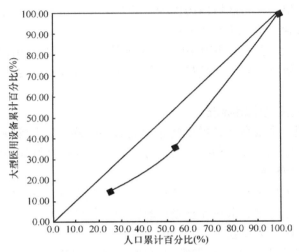

图 8-2　X 州大型医疗设备按人口配置的洛仑兹曲线

（2）基尼系数的计算：根据表 8-8 的数据分别按人口和面积来计算 X 州大型医疗设备的基尼系数，结果显示，X 州大型医疗设备按人口配置的基尼系数为 0.19，X 州大型医疗设备按面积配置的基尼系数为 0.33。基尼系数介于 0～1，当基尼系数为 0 时，表示收入完全平等；当基尼系数为 1 时，表示收入分配绝对不平等。关于卫生资源配置的基尼系数与其公平性目前尚无定量标准，因此，借鉴经济学标准：基尼系数在 0.3 以下为最佳的公平状态；0.3≤基尼系数<0.4，表示相对公平；0.4 作为差距的"警戒线"，0.4≤基尼系数<0.5，表示差距偏大。由此我们可以认为 X 州的大型医疗设备按人口配置属于配置相对公平，按地理面积配置也属于配置相对公平。

5. X 州乙类大型医用设备设置现状

（1）X 州大型医用设备每百万人拥有量不低：全州来看，大型医用设备的百万人拥有量为每百万人 12.39 台；JH 市的乙类大型医用设备的百万人拥有量为 17.18 台，JH 市的乙类大型医用设备的百万人拥有量比文献报道的湖北省 2011 年的大型医用设备的百万人拥有量 13.39 台还要高。

（2）按人口配置和按地理面积配置的公平性均较好：洛伦兹曲线和基尼系数均提示，在 X 州的大型医用设备按人口配置和按地理面积配置均属于相对公平。

（3）大型医用设备的使用率很高，但诱导需求仍然存在：CT 和 MRI 的使用率均超过了 100%，也就是说这两种大型医用设备均得到了充分的利用，但是 CT 和 MRI 的阳性检出率并不高，这提示在医院里，由于经济利益的驱动，还有一些不必要的检查存在，诱导需求不可排除。

（4）MRI 的工作量处于不饱和状态，CT 的工作量处于超负荷状态：通过测算，X 州的 MRI 工作量处于不饱和状态，即该设备目前的配置已经能够满足当地居民的需求，原则上不应该再增加 MRI。而 X 州的 CT 处于超负荷状态，可适当增加 CT 数量。

二、X 州大型医用设备的配置标准

1. 配置的原则

（1）从实际情况出发，与区域内国民经济和社会发展水平相适应，与人民群众的实际健康需求相协调，符合区域卫生规划原则。

（2）要在优先发展和配置常规医用设备的前提下配置大型医用设备，防止超前引进。

（3）要符合成本效益原则，兼顾技术的先进性和适宜性，符合诊疗规范，提高设备的使用效率。

2. 各类大型医用设备配置标准

（1）CT：主要用于全身各系统的疾病包括先天性疾病、后天各种外伤、感染性疾病和各种肿瘤的定位和定性检查及各种疾病的治疗后观察。根据其性能及用途，主要配置二级以上及相当规模的医疗机构。

按平均每个二级医院 1 台、每个三级医院 2 台，服务人口每 10 万人配置 1 台的量化标准，并结合区域内经济发展水平和县级行政区划进行综合测算，确定配置数量。每县一般至少应配置 1 台；区域人口在 50 万～80 万的县（市）根据需要可按 2 台标准配置；区域内人口在 80 万以上的县（市）根据需要可按 3 台标准配置。

（2）MRI：主要用于 CT、超声和其他检查方法不能确诊的全身各系统疾病的定位和定性诊断。根据其性能及用途，主要配置州级及以上医疗机构和区域人口多、经济发展水平高、扩权县及距中心城市较远的县级医疗机构。

按平均医疗机构（二级及以上）每 4 个，服务人口每 30 万配置 1 台的量化标准，每个三级医院或相当规模的医疗机构及部分规模较大的二级医院配置 1 台。

（3）DSA：主要用于心脏、肝、肾、肿瘤疾病患者造影、减影检查及介入治疗。根据其性能及用途，主要配置省、州级综合医院和距中心城市较远并具备相应条件的县级综合医院。

按平均医疗机构（二级及其以上）每 6 个、服务人口每 60 万配置 1 台的量化标准，主要配置在三级医院，以及部分规模较大、具备相应条件的二级甲等医院。

（4）SPECT：主要用于人体各脏器、系统功能的显像，肿瘤、心脏、骨、肾、肺、脑等疾病的影像学诊断。

按服务人口每 240 万配置 1 台的标准配置；主要配置在三级医院。

（5）LA：主要用于对恶性肿瘤进行放射治疗。根据其性能及用途，主要配置在设有肿瘤科的综合（中心）医院或肿瘤专科医院。

按照服务人口每 100 万配置 1 台的标准配置；主要配置在设有肿瘤科的三级综合医院及肿瘤专科医院。

三、X 州大型医用设备规划

1. 2015 年 X 州大型医用设备规划数　根据 X 州国民经济和社会发展的"十二五"规划中提出的年平均人口增长率控制在 6‰的标准，预计出各县 2015 年的服务人口数（表8-10）。同时按照对 X 州医疗机构的规划，在规划期间将 X 州人民医院重点建设为三级甲等医院，农垦总局医院则以其优势学科发展为专科医院，如肿瘤专科医院。MH 县和 ML

县，人口均不足百万，设置县人民医院和县中医院各一所，不再设置其他二级医院。原农场医院（二级医院）可结合当地实际，或与乡镇卫生院进行整合，或转为社区卫生服务中心，我们预测出到2015年的三级医院和二级医院数，见表8-10。

再根据上述的按服务人口配置标准和按二级医院数的配置标准进行预算各类大型设备配置数量，得到全州各个县具体大型医用设备规划如表8-11。

具体配置时可结合各县的经济发展水平及原有大型医用设备的使用年限及使用情况来进行一定的调整。

表8-10　2015年版纳州各县预测人口数和公立医院数

市/县	2011年人口数（人）	2015年预测人口数（人）	2011年医院数		2015年预测医院数	
			三级	二级	三级	二级
JH市	523 800	536 485	2	7	1	3
MH县	322 253	330 057	0	5	0	2
ML县	283 900	290 775	0	2	0	2
合计	1 129 953	1 157 317	2	14	1	7

表8-11　2015年X州各市县4种大型医用设备规划数

市/县	CT（台）		MRI（台）		DSA（台）		LA（台）	
	按人口数配置	按二级医院数配置	按人口数配置	按二级医院数配置	按人口数配置	按二级医院数配置	按人口数配置	按二级医院数配置
JH市	5	5	2	1	1	1	1	2
MH县	3	2	1	0	0	0	0	0
ML县	3	2	1	0	0	0	0	0
合计	11	9	4	1	1	1	1	2

SPECT主要配置在三级医院，目前在X州没有SPECT，按服务人口每240万人配置1台的标准配置，2015年X州的人口也才115万，因此不考虑在X州配置SPECT。

2. 审批程序　由医疗机构按属地化原则向所在地卫生行政部门提出申请，逐级报至州卫生局，由州医疗机构专家评议委员会进行评议，州医疗机构大型医用设备审批领导小组讨论。经州卫生局初审合格的，甲类大型医用设备呈省卫生厅审核后报卫生部审批，乙类大型医用设备报省卫生厅审批，获得《大型医用设备配置许可证》后方可购置。

（孟　琼）

第九章 公共卫生系统规划

第一节 妇幼健康体系规划

妇女儿童占我国总人口2/3，妇幼健康是民族兴盛的基础，且妇幼健康状况反映了全民健康水平、生活质量和社会文明程度，是社会文明进步和卫生事业发展的重要标志。加快妇幼健康事业发展，对于提高全民族健康素质、促进经济发展、构建和谐社会具有重要意义。在我国，妇幼健康与医疗和疾病预防控制工作平行，成为医疗卫生体系的重要组成部分。

一、妇幼健康体系

（一）妇幼健康体系的内涵

妇幼健康体系是我国公共卫生服务体系中的核心部分。广义的妇幼健康体系是指以基层卫生服务机构为基础，以妇幼健康专业机构为核心，以大中型综合医疗机构和相关科研教学机构为技术补充的健康服务体系。狭义的妇幼健康体系主要指覆盖全国的各级妇幼健康服务机构，本文所提的妇幼健康体系规划主要以妇幼健康服务机构的规划为主。

我国的妇幼健康服务机构是具有公共卫生性质、不以营利为目的公益性事业单位，包括各级妇幼保健机构和妇幼保健计划生育服务机构。各级妇幼健康服务机构坚持"以保健为中心、以保障生殖健康为目的，保健与临床相结合，面向群体、面向基层和预防为主"的妇幼卫生工作方针，按照全生命周期和三级预防的理念，以一级和二级预防为重点，为妇女儿童提供从出生到老年、内容涵盖生理和心理的主动、连续的服务与管理。

（二）妇幼健康服务机构的功能任务

妇幼健康服务机构主要为妇女儿童提供妇幼健康服务，并承担辖区妇幼卫生和计划生育技术服务业务管理和技术支持工作。

妇幼健康服务机构以孕产保健、儿童保健、妇女保健和计划生育技术服务为中心，以必要的临床诊疗技术为支撑提供妇幼健康服务。孕产保健主要包括婚前、孕前、孕期、分娩期、产褥期保健服务等；儿童保健主要包括新生儿保健、儿童生长发育、营养、心理卫生、五官保健、儿童康复、儿童常见病诊治和中医儿童保健等；妇女保健主要包括青春期保健、更年期保健、老年期保健、心理卫生、营养、乳腺保健、妇女常见病诊治、生殖保健和中医妇女保健等；计划生育技术服务主要包括宣传教育、技术服务、优生指导、药具发放、信息咨询、随访服务、生殖保健和人员培训等。

此外，妇幼健康服务机构还承担辖区妇幼健康工作业务管理，主要包括掌握本辖区妇女儿童健康状况及影响因素，组织对辖区内提供妇幼保健和计划生育技术服务的各级各类医疗卫生机构进行技术指导、业务培训、监督考核等，重点加强对基层医疗卫生机构的指导和考核，组织开展辖区妇幼卫生健康教育、适宜保健技术开发和推广，负责辖区托幼机构卫生保健工作业务指导。

根据《国家卫生和计划生育委员会关于优化整合妇幼保健和计划生育技术服务资源的指导意见》要求，2013年起各地按照"省选设、市县合、乡增强、村共享"的方式优化整合妇幼保健和计划生育技术服务资源。目前我国各级妇幼健康服务机构按行政区划设置，省、自治区、直辖市设省级妇幼保健院和计划生育技术服务指导中心，地、市、州设市级妇幼健康服务机构，县、市、区设县级妇幼健康服务机构。

各级妇幼健康服务机构按照职能提供服务并实行上下联动、分级管理。县区级侧重辖区管理、人群服务和基层指导；地市级根据区域卫生规划承担妇幼保健技术分中心任务；省级除承担妇幼保健技术中心任务外，还应当协助卫生计生行政部门开展区域业务规划、科研培训、信息分析利用、技术推广及对下级机构的指导、监督和评价等工作。同时，妇幼健康服务机构还与辖区内基层医疗卫生机构建立稳定的业务指导和双向转诊关系，与其他医疗卫生机构和相关科研教学机构建立技术协作机制。

（三）妇幼健康体系现状

1. **妇幼健康体系建设现状** 截至2014年底，我国共有妇幼健康服务机构26 284个，其中妇幼保健院1931个、妇幼保健所579个、妇幼保健站562个、计划生育技术服务机构23 186个。全国3098所妇幼保健院（所、站）中，省属机构27个、地级市属机构368个、县级市属机构1035个、县属机构1543个、其他125个。

截至2014年底，我国妇幼健康服务机构共有卫技人员35.05万，其中妇幼保健院（所/站）卫技人员达27.07万，计划生育技术服务机构卫技人员7.99万，详见表9-1。

表9-1 2014年妇幼健康服务机构人员分布情况

机构	卫技人员（人）	其他技术人员（人）	管理人员（人）	工勤技能人员（人）	合计（人）
妇幼保健院（所、站）	270 674	14 366	15 265	26 427	326 732
计划生育技术服务机构	79 865	22 965	44 799	27 704	175 333
合计	350 539	37 331	60 064	54 131	502 065

截至2014年底，妇幼保健院（所/站）的27.07万卫技人员中，25～44岁的卫技人员占比达68.40%；大学本科及以上学历人员占比为28.50%，大专学历人员占比为42.70%，中专及以下学历占比为28.90%；副高及以上职称人员占比为6.90%，中级职称人员占比为23.90%，初级及以下职称人员占比为69.10%，详见图9-1。

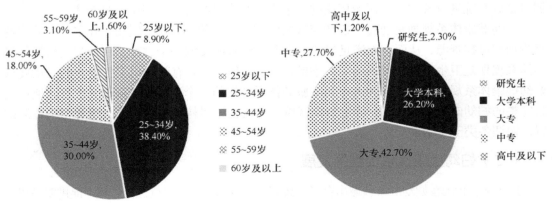

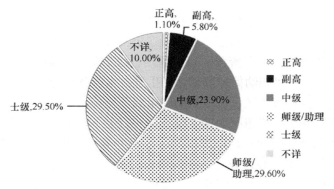

图 9-1　2014 年全国妇幼保健院（所、站）卫技人员年龄、学历及职称构成情况

截至 2014 年底，全国各级妇幼保健机构累计总资产 1025.64 亿，床位总计 18.48 万张，万元以上设备 21.56 万台，总价值 300.71 亿元，房屋建筑面积总计 1666.70 万平方米。全国各级计划生育技术服务机构总资产 228.35 亿，万元以上设备 5.51 万台，总价值 41.45 亿元，房屋建筑面积总计 1330.88 万平方米。

2. 妇幼健康体系工作现状　新中国成立以来特别是改革开放以来，党和政府高度重视妇幼卫生工作，陆续颁布了《未成年人保护法》《母婴保健法》《妇女权益保护法》等法律，以及《儿童发展纲要》和《妇女发展纲要》等规划性政策文件，采取了一系列有效措施提高妇幼卫生服务能力，使妇女儿童健康水平明显提高。

2000～2014 年，全国围产儿死亡率由 13.99 ‰下降到 5.37 ‰，新生儿访视率由 85.8%上升到 93.6%，三岁以下儿童系统管理率由 73.8%上升到 89.8%，孕产妇系统管理率由 77.2%上升到 90%，住院分娩率由 72.9%上升到 99.6%。2014 年我国的婴儿死亡率已降至 8.9‰，五岁以下儿童死亡率下降至 11.7‰，孕产妇死亡率下降至 21.7/10 万，提前实现了联合国千年发展目标。

二、妇幼健康体系规划的现状

（一）妇幼健康体系规划

我国的卫生规划强调区域层面的卫生规划，以区域内卫生资源配置为核心，包括了卫生机构、机构床位、卫生人力、医用设备和卫生费用等 5 方面的配置。国家层面的卫生规划多是分系统进行规划，而区域层面的卫生规划则多以综合性的卫生规划为主。

妇幼健康体系规划是通过评价特定区域内妇女儿童的卫生服务需要，确定如何分配现存或预期可控资源，从而有效满足当地妇女儿童健康需要的一个过程。制订与实施妇幼健康体系规划是卫生改革和发展的重大举措，也是合理配置和有效利用卫生资源的必然要求。妇幼健康体系规划既可以作为医疗卫生服务体系规划的一个重要组成部分，也可以通过制订完整的妇幼健康体系规划，确定特定区域内妇幼健康机构的发展方向，统筹卫生资源配置，协调各类卫生活动。

（二）妇幼健康体系规划的发展

近年来，我国在妇幼健康领域出台了一系列优化资源配置、规范机构管理、促进服务提升的相关政策，这些政策从宏观层面提出了妇幼健康领域的发展目标、机构设置、功能定位及资源配置标准等内容，对各级卫生行政部门制订和实施妇幼健康体系规划具有重要指导作用。

2006 年卫生部出台了《妇幼保健机构管理办法》，提出妇幼卫生工作方针，对妇幼保健机构性质进行清晰界定，并明确妇幼保健机构功能与职责、机构设置、人员配备与管理、制度建设、保障措施及监督管理等内容。2012 年卫生部制订了《贯彻 2011—2020 年中国妇女儿童发展纲要实施方案》，总结了 2020 年妇幼卫生领域需要达到的 5 个领域共计 24 类具体指标。2013 年国家卫生和计划生育委员会颁布《关于整合妇幼保健和计划生育技术服务资源的指导意见》，提出各级妇幼保健机构和计划生育技术服务机构的整合方式，同时明确整合后各级的妇幼保健计划生育服务机构主要职能、人员配备与资产管理。2015 年国家卫生和计划生育委员颁布《国家卫生和计划生育委员会关于妇幼健康服务机构标准化建设与规范化管理的指导意见》，从机构的工作方针、功能定位、合理规划设置、优化整合资源、功能任务、服务模式等方面明确了妇幼健康服务机构的建设标准，同时提出了规范化管理的工作保障措施和制度建设内容。同年，国家卫生和计划生育委员还制定了《各级妇幼健康服务机构业务部门设置指南》，明确省、市、县三级妇幼健康服务机构业务部门的设置原则，对业务机构具体设置及职能任务进行了详细规定。在 2016 年国务院出台的《全国医疗卫生服务体系规划纲要（2015—2020 年）》中，对妇幼健康机构的设置和人员配置进行了规划，详见表 9-2。

与此同时，全国各省级卫生行政部门也根据以上政策出台了相应的卫生资源配置标准，200 多个地级市据此制订了区域卫生规划，规划对妇幼健康机构的设置、人力、设备和经费的配置均提出了具体要求，如甘肃省曾提出妇幼保健人员配置标准为 0.10～0.14 人/千人口。自 2006 年和 2010 年起，部分地区还制订了第二轮和第三轮规划。此外，各地也会在不同阶段出台相应的妇幼健康事业发展规划，提出中长期的发展目标、指导方针、主要任务和策略措施，以此推进妇幼健康工作的开展，不断提高妇女儿童健康水平。

区域卫生规划以卫生资源配置为核心，目前妇幼健康体系的规划研究也主要集中在卫生资源的配置标准及资源配置公平性方面，更多研究关注的是妇幼卫生人力资源的配置现状及公平性。

表 9-2 妇幼健康体系规划相关的政策文件及内容

发文时间	发文号	发文名称	主要内容
2006 年 12 月	卫妇社发〔2006〕489 号	《妇幼保健机构管理办法》	· 妇幼保健机构功能与职责：为妇女儿童提供健康教育、预防保健等公共卫生服务，开展与妇女儿童健康密切相关的基本医疗服务 · 机构设置：分省、市（地）、县三级设置机构，根据所承担的任务和职责设置内部科室，依法进行设置审批和执业登记，妇幼保健机构专有名称 · 人员配备与管理：《各级妇幼保健机构编制标准》，编制按人口的 1∶10 000 配备，地广人稀、交通不便的地区和大城市按人口的 1∶5000 配备，人口稠密的地区按 11∶15 000 配备；保健人员按省（自治区、直辖市）级 121～160 人，地市级 61～90 人，县（区）级 41～70 人配备；临床人员按设立床位数，以 1∶1.7 安排编制；卫技人员占总人数的 75%～80% · 制度建设：公共卫生服务管理制度，基本医疗管理制度 · 保障措施：落实妇幼卫生工作经费，逐年增加对妇幼卫生事业的投入；岗位津贴制度，农村卫生财政补助，妇幼卫生的专项救助制度 · 监督管理：加强妇幼保健机构的规范化建设，卫生行政部门的监督管理与评估，上级妇幼保健机构的业务指导与评价，社会民主监督制度

续表

发文时间	发文号	发文名称	主要内容
2012 年 2 月	卫妇社发〔2012〕第 12 号	《卫生部贯彻 2011 — 2020 年中国妇女儿童发展纲要实施方案》	·指导思想和基本原则 ·目标：建立覆盖城乡妇女儿童的基本医疗卫生制度，健全妇幼卫生服务体系，保障妇女儿童平等享有基本医疗卫生服务，不断提高妇女儿童健康水平 √健全妇幼卫生服务网络：省、市、县三级均有 1 所政府举办、标准化建设的妇幼保健机构；妇幼保健机构和二级以上综合医院设置妇产科和儿科；基层医疗卫生机构妇幼卫生设施设备和人员配置达到建设标准 ·主要任务：保障母婴安全，防治出生缺陷，促进生殖健康和防治妇女常见病，加强儿童疾病防治和预防伤害，加强儿童保健服务和管理，改善妇女儿童营养状况，加强妇女儿童精神卫生服务，改善流动人口中妇女儿童健康状况 ·组织实施：加强组织领导，明确工作职责，加强监测评估
2013 年	国卫妇幼发〔2013〕44 号	《关于优化整合妇幼保健和计划生育技术服务资源的指导意见》	·指导思想和基本原则：坚持计划生育基本国策，坚持妇幼卫生工作方针 ·整合建立妇幼保健计划生育服务机构 √机构设置与主要职能：省、市、县卫生计生行政部门内设妇幼健康服务管理机构，负责妇幼保健和计划生育技术服务管理。妇幼保健机构和计划生育技术服务机构主要整合方式为"省选设、市县合、乡增强、村共享" √人员配备和资产管理：妇幼保健计划生育服务机构应根据当地服务人口、社会需求、交通状况、区域卫生规划和承担的功能任务等合理配备人员，人员编制总数不低于原有妇幼保健机构和计划生育技术服务机构人员编制总和，原妇幼保健机构和原计划生育技术服务机构的各类资产，全部划归整合后的妇幼保健计划生育服务机构 ·切实做好妇幼保健和计划生育技术服务工作 ·探索建立妇幼保健计划生育服务长效机制：探索完善财政投入、机构建设、人才培养及考核监管机制 ·加强优化整合工作领导：加强组织领导，加强计划生育工作，推动试点先行，做好宣传引导
2015 年 3 月	国办发〔2015〕14 号	《全国医疗卫生服务体系规划纲要（2015 —2020 年）》	·规划背景 ·规划目标和原则 ·总体布局 √专业公共卫生机构设置：分为政府办专业公共卫生机构和其他专业公共卫生机构（主要包括国有和集体企事业单位等举办的专业公共卫生机构）。根据属地层级的不同，政府办专业公共卫生机构划分为县办、市办、省办及部门办四类 ·各级各类医疗卫生机构 √专业公共卫生机构功能定位：专业公共卫生机构是向辖区内提供专业公共卫生服务，并承担相应管理工作的机构 √妇幼保健计划生育机构设置：省级可以分设或整合妇幼保健机构和计划生育科研机构。市办和县办妇幼保健机构与计划生育技术服务机构原则上应当予以整合，分别成立市办、县办妇幼保健计划生育服务中心。整合乡办计划生育技术服务机构与乡（镇）卫生院的妇幼保健职能。村级保留村卫生室和村计划生育服务室，共享共用 ·卫生人才队伍 √妇幼保健计划生育机构人员配备：妇幼保健计划生育机构应当根据当地服务人口、社会需求、交通状况、区域卫生和计划生育事业发展规划及承担的功能任务等合理配备人员。市、县、乡级妇幼保健计划生育服务机构中卫技人员比例应当不低于总人数的 80% ·功能整合与分工协作 √防治结合：专业公共卫生机构对医疗机构开展公共卫生服务指导、培训和考核，建立信息共享与互联互通协作机制 ·实施保障与监督评价

续表

发文时间	发文号	发文名称	主要内容
2015 年 4 月	国卫办妇幼发〔2015〕59 号	《各级妇幼健康服务机构业务部门设置指南》	·省级妇幼健康服务机构业务部门设置指南：业务部门设置原则，业务部门设置，职能任务 ·市级妇幼健康服务机构业务部门设置指南：业务部门设置原则，业务部门设置，职能任务 ·县级妇幼健康服务机构业务部门设置指南：业务部门设置原则，业务部门设置，职能任务
2015 年 12 月	国卫妇幼发〔2015〕第 54 号	《国家卫生和计划生育委员会关于妇幼健康服务机构标准化建设与规范化管理的指导意见》	·坚持指导原则 √工作方针：各级妇幼健康服务机构应当坚持"以保健为中心、以保障生殖健康为目的，保健与临床相结合，面向群体、面向基层和预防为主"的妇幼卫生工作方针 √功能定位：各级妇幼健康服务机构是具有公共卫生性质、不以营利为目的的公益性事业单位，包括各级妇幼保健机构和妇幼保健计划生育服务机构 √合理规划设置：省、市、县三级原则上均应当设置 1 所政府举办、标准化的妇幼健康服务机构，各级妇幼健康服务机构应当根据辖区常住人口数、妇女儿童健康需求、功能定位、职责任务和区域卫生规划、医疗机构设置规划进行合理设置，建设规模适度 √优化整合资源：按照"省选设、市县合、乡增强、村共享"的方式，积极推进妇幼保健和计划生育技术服务机构和职责整合 ·落实功能任务：妇幼健康服务机构为妇女儿童提供妇幼健康服务，并承担辖区妇幼卫生和计划生育技术服务业务管理和技术支持工作 ·优化服务模式：妇幼健康服务机构应当以妇女儿童健康为中心，创新服务模式，提供安全、便捷、温馨服务，体现妇幼保健特色，提高卫生服务绩效 ·加强工作保障：各地应当根据当地常住人口数、社会需求、交通状况、区域卫生和计划生育事业发展规划及承担的功能任务，加强妇幼健康服务机构的人员、床位和设备配备，人员配备向卫技人员倾斜，卫技人员比例应当不低于总人数的 80% ·强化制度建设

三、妇幼健康体系规划的制订与实施

（一）妇幼健康体系规划制订的基本程序

卫生规划的制订是一项系统工作，一般由政府部门主导，多个相关的机构合作，形成专门的编制工作组（或课题组）来组织实施。关于妇幼健康体系规划制订的工作程序可参考卫生规划编制的工作程序，一般包括以下几个步骤。

1. **成立编制小组** 是能否顺利制订和实施卫生规划的关键，妇幼健康体系规划的编制小组应包括规划领导小组和规划工作小组。领导小组一般由发展和改革委员会、卫生和计划生育委员会、财政等有关部门的领导共同组成，负责规划制订与实施过程中的指挥与协调。规划工作小组一般由行政管理机构和（或）相关科研机构、社会团体等人才群体组成，负责整个规划过程中的调研、分析和规划撰写工作。

2. **收集与分析信息资料** 妇幼健康相关的各种信息资料是制订卫生规划的基础，信息资料的收集应尽可能地客观、准确与全面。常见的信息资料主要包括社会卫生状况信息（重点是妇幼健康相关指标信息）、妇幼健康机构资源配置和卫生服务提供的定量信息，以及相关决策部门对规划的预期和建议等定性资料。这些信息主要通过常规统计报表、卫生信息系统数据、已发表文献等途径获取，必要时可组织现场调查获取相关数据资料。

3. **制订妇幼健康体系规划** 妇幼健康体系规划的制订过程是对妇幼健康问题深化认识的过程，也是研究解决这些问题办法的过程。妇幼健康体系规划制订的重点在于明确规划的目标、卫生资源配置标准及对未来的预测和规划。

规划目标是规划期间妇幼健康工作的方向和应着重解决的卫生问题。目标的确定需要建立在对妇幼健康现况和资源配置现况客观分析的基础上，通过各部门间的反复论证，明确当前的主要健康问题和对规划的预期。规划目标的各项指标值，可将《卫生部贯彻 2011—2020 年中国妇女儿童发展纲要实施方案》中的各项指标值、国内外同类地区指标值、专家咨询结果、当地社会经济发展规划和文献报道等作为规划指标的参考标准，以确定适合当地实际情况的规划指标值。

卫生资源配置标准一般是由省级政府委托有关部门制订，包括卫生机构、机构病床、卫生人力、医疗设备和卫生费用的配置标准，一般通过目标服务法、需要和需求法、资源人口比值法等方法进行制订，而公共卫生领域的资源配置多数是通过资源人口比值法结合专家咨询确定配置标准。

资源人口比值法是在现状分析与发展预测基础上，预测相关指标的规划期内的发展趋势，参考国内其他省份卫生人力资源配置标准研究，结合当地相关专家经验，采用内插法得到资源配置的标准。

利用内插法原则测算妇幼健康服务机构卫生人力资源配置标准

内插法公式：$\dfrac{x_1 - x_2}{y_1 - y_2} = \dfrac{x_1 - x}{y_1 - y}$

式中：x_1 代表上限省份的经济状况；x_2 代表下限省份的经济状况；x 代表试点州市的经济状况；y_1 代表上限省份的每千人口妇幼医师数；y_2 代表下限省份的每千人口妇幼医师数；y 代表试点州市的每千人口执业（助理）医师数。

专家咨询法主要从配置标准的实用性出发，同时兼顾数据收集的可操作性及完整性和重要性，邀请卫生事业管理方面的专家结合各自的专业知识、工作经验和当前形势给出各自认为合理的卫生人力资源配置标准。

规划中所涉及对未来预测的部分，应以翔实的材料做依据，使用科学的方法进行预测。对于妇幼健康体系的规划，常常需要综合考虑社会人口的发展预测结果，而对纳入规划的预测内容要适当留有余地，以便在实施过程中进行检验和调整。

4. **规划方案的论证与评价** 妇幼健康体系规划的初稿形成以后，需要组织相关部门和专家对规划初稿进行论证与评价。论证与评价的过程主要是对规划目标、资源配置标准及未来规划进行科学性和可行性的评价，也是对区域卫生规划思想的一种宣传。

5. **规划的送审与立法** 规划定稿后，无论是作为完整独立的妇幼健康体系规划，还是作为区域卫生规划的组成部分，规划都需要须经省级卫生计生行政部门同意并报本地市人民政府审批，确保规划的可行性、可操作性和权威性。

（二）妇幼健康体系规划的制订

卫生规划的内容一般包括规划背景、指导思想与基本原则、规划目标、卫生资源配置标准、卫生资源配置规划、实施保障与监督评价等内容。本节将按照此内容框架阐述妇幼健康体系规划的制定。

1. **规划背景** 该部分主要通过对妇幼健康体系的发展现况进行分析，总结区域内妇幼健康领域所面临的主要机遇和挑战，为制订规划提供依据。现况分析的内容主要包括社会卫生状况、妇幼健康机构资源配置状况及服务提供利用状况三个方面，在此基础上总结目前妇幼健康领域存在的主要机遇和挑战。该部分内容主要利用现有卫生信息资源进行分析，包括从妇幼保健信息系统和机构报表中获取所需信息，结合必要的现况调查，从妇幼健康服务供需双方入手。

（1）社会卫生状况：可以通过健康状况指标和社会影响因素指标来反映，通过分析其发展变化趋势及其要求，为下一步规划提供方向性依据。其中健康状况指标重点关注妇幼健康相关的婴儿死亡率、孕产妇死亡率、五岁以下儿童死亡率等指标，社会影响因素指标则包括经济发展指标、人口指标、文化教育指标、政策状况及生活条件等。由于社会卫生状况的相关内容已在前述章节进行描述，故本章不做重点描述。

（2）妇幼健康机构资源配置状况：主要分析妇幼健康机构的设置情况、机构人力、设备、经费等资源的配置情况，从宏观层面明确资源配置存在的差距。如能获得妇幼健康机构连续多年的资源配置数据，可进一步分析其变化发展趋势。

妇幼健康机构的设置情况，主要明确区域内现有妇幼健康机构的数量、类型、功能定位及其区域分布情况，宏观描述妇幼健康体系的构成框架。

妇幼健康机构的人力资源配置情况，主要明确区域内现有妇幼健康机构的人力资源规模、结构分布及其发展趋势等情况。其中，人力资源的规模可以用妇幼健康机构的人力资源总数、卫技人员总数及其占比、每万人口卫技人员数量等指标进行描述。人力资源的结构分布可以用不同地区妇幼健康机构中卫技人员的性别构成比、年龄构成比、学历构成比和职称构成比等指标进行描述。

妇幼健康机构的设备配置情况，主要描述区域内妇幼健康机构固定资产的配置情况，包括房屋建筑面积、设备数量及金额等内容，分析设备配置能否达到机构配置标准，能否满足机构的服务提供。

妇幼健康机构的经费配置情况，主要描述区域内现有妇幼健康机构的经费收入和支出情况，包括机构收入总数及其构成情况、支出总数及其构成情况、收支平衡状况等内容，分析妇幼健康机构经费的来源及经费的保障落实情况。

（3）妇幼健康服务提供和利用状况：主要分析卫生服务提供的数量、质量及利用情况。重点关注与其机构功能设置密切相关的指标，如孕产妇系统管理率、三岁以下儿童系统管理率、孕前优生健康检查目标人群覆盖率等指标。

（4）存在的主要机遇和挑战：该部分内容重点阐述目前妇幼健康领域面临的主要问题和资源配置所具备的优势和劣势，明确资源配置的差距。主要从上述的妇幼健康状况、机构设置状况、机构人力、设备、经费等资源的配置情况及服务提供情况几个方面进行考虑，在宏观层面明确本次规划应重点解决的领域和资源配置的差距。

2. **指导思想与基本原则** 指导思想是指开展工作必须遵循的总原则和总要求，一般是根据当前的政治制度和主流的社会价值观提出的对实现目标的各种策略的筛选原则。指导思想一般需要包含行动指针、主要任务和主要目标等要素，内容可以结合当前政治制度、当地社会发展方向、妇幼卫生工作方针及工作目标等方面进行综合考虑。

基本原则是指导思想的细化。在制订基本原则时，需要坚持"以保健为中心、以保障生殖健康为目的，保健与临床相结合，面向群体、面向基层和预防为主"的妇幼卫生工作方针，同时注意规划与区域内社会经济发展相适应，优先发展基本卫生服务，统筹发展，坚持动态性等原则。

3. 规划目标　规划的总目标是在推进卫生规划实施的基础上，合理配置和优化区域内的卫生资源，逐步建立起与社会主义市场经济体制相适应的卫生资源配置机制，改善和提高卫生综合服务能力和资源利用效率。在制订规划目标时，一般根据"资源配置的差距"，权衡可得资源，提出期望达到的资源配置值，以量化表达为佳。

规划的具体指标是对总目标的细化，具体指标类型一般考虑以下几个方面的内容：一是妇幼健康指标，包括婴儿死亡率、孕产妇死亡率、五岁以下儿童死亡率等；二是资源配置指标，包括妇幼健康机构的设置指标、经费投入指标、人力资源指标、设备配置指标等；三是妇幼健康服务提供的相关指标，包括孕产妇系统管理率、三岁以下儿童系统管理率、孕产妇住院分娩率等。对于具体指标值的设置，参考《中国妇女发展纲要》《中国儿童发展纲要》和《国家医疗卫生服务体系规划》等宏观政策的具体指标设置，结合当地妇幼健康体系的具体情况，权衡可得的社会资源，制订科学、明确、可行的规划指标。

4. 妇幼健康体系资源配置标准　包含在卫生资源配置标准中，一般由省级政府负责制订，包括卫生机构、卫生人力、医疗设备和卫生费用等配置标准。

（1）妇幼健康服务机构及功能设置标准：主要阐述各级妇幼健康服务机构应达到的配置标准，包括机构数量、机构功能设置、机构建设标准等，可以分行政区划进行阐述。妇幼健康服务机构及功能设置标准主要按照国家相关文件规定进行设置，如《国家卫生和计划生育委员会关于优化整合妇幼保健和计划生育技术服务资源的指导意见》提出了整合建立妇幼保健计划生育服务机构；《各级妇幼健康服务机构业务部门设置指南》（国卫办妇幼发〔2015〕59号）则对各级妇幼健康服务机构的业务部门及功能设置做出了明确规定。

1）妇幼健康服务机构设置标准：省、市、县三级原则上均应当设置 1 所政府举办、标准化的妇幼健康服务机构。省级妇幼保健机构和省级计划生育科研院所，原则不予合并；市办和县办妇幼保健机构与计划生育技术服务机构原则上应当予以整合，分别成立市办、县办妇幼保健计划生育服务中心；县级以下的乡办计划生育技术服务机构与乡（镇）卫生院的妇幼保健职能整合。保留村卫生室和村计划生育服务室，共享共用。

2）妇幼健康服务机构的功能设置标准：妇幼健康服务机构主要设置孕产保健部、儿童保健部、妇女保健部、计划生育技术服务部四大业务服务部门，各级机构根据职能任务设置不同的职能科室。

省级妇幼保健院承担辖区内妇女保健服务，省级计划生育科研院所承担计划生育领域的科学研究，开展计划生育生殖健康相关技术服务，对下级妇幼保健计划生育服务机构进行技术指导与培训。

市级妇幼保健计划生育服务中心承担辖区内妇幼保健、妇女儿童常见病防治、计划生育技术服务、出生缺陷综合防治、妇幼保健计划生育信息管理、服务质量监测等工作，对下级服务机构进行技术指导与培训，接受下级转诊。

县级妇幼保健计划生育服务中心为本辖区内妇女儿童提供妇幼保健服务，履行计划生育公共服务职能，开展妇幼重大公共卫生服务项目、孕前优生健康检查和出生缺陷综合防治等工作，承担辖区妇幼保健业务管理、培训和技术支持工作。

3）新建妇幼健康服务机构建设标准：根据 2014 年国家卫生和计划生育委员会规划信

息司《妇幼保健机构建设标准》，妇幼保健机构的建设规模应根据城市总体规划、区域卫生规划、服务人口数量、经济发展水平等，结合工作职能、编制人员数和床位数等综合平衡后确定。

妇幼保健机构保健用房建筑面积指标，应按省级 $65m^2$/人、地市级 $70m^2$/人、县区级 $75m^2$/人确定（人指编制人员）。

提供住院服务的妇幼保健机构宜按照 $50m^2$/编制床位的建筑面积指标增加相应的住院及与之配套的医技、后勤保障等用房。

承担医学科研任务的地市级及以上妇幼保健机构，应以副高以上专业技术人员总数的70%为基数，按每人 $32m^2$ 的标准增加科研用房。

（2）妇幼健康服务机构卫生资源配置标准

1）妇幼健康服务机构人力资源配置标准：《全国医疗卫生服务体系规划纲要（2015—2020 年）》明确提出：妇幼保健计划生育机构应当根据当地服务人口、社会需求、交通状况、区域卫生和计划生育事业发展规划及承担的功能任务等合理配备人员；市、县、乡级妇幼保健计划生育服务机构中卫技人员比例应当不低于总人数的 80%。《妇幼保健机构管理办法》（卫妇社发〔2006〕489 号）也曾提出省、市、县三级妇幼保健机构的人员配置要求，要求临床人员按设立床位数 1：1.7 的比例安排编制，且提出边远和人口稀少地区适当增加人员配置，而对于人口稠密的地区应适当降低卫生人力配置标准。

各地在制订妇幼健康服务机构人力配置标准时，应参照国家宏观政策要求，结合当地实际情况设置标准，也可按照社会经济发展情况分类设置标准，同时注意设置配置标准上限与下限。例如，某省妇幼保健机构人力配置标准按 1.5～2.0 人/万人口配置，每个乡镇卫生院及社区卫生服务中心至少配备一名妇幼保健人员，每行政村至少配一名专职保健员。

2）妇幼健康服务机构其他资源配置标准：设备配置标准。各机构主要根据各自开展的卫生服务项目，按照技术适宜、资源共享和成本效益原则，配置与机构功能和规模相适应的设备。

经费配置标准。各级人民政府落实妇幼卫生工作经费，逐年增加对妇幼卫生事业的投入，政府投入的卫生事业经费年增长幅度不低于财政支出增长幅度。各级政府要根据实现基本公共卫生服务的均等化的目标，完善政府对公共卫生的投入机制，逐步增加公共卫生投入。对卫生事业发展落后地区，应给予专项扶持。

5. 妇幼健康体系规划 该部分内容重点阐述妇幼健康体系规划的主要内容，基于卫生资源的配置标准，从现有资源到配置标准所需的资源增量，以及通过何种方式实现或获得所需的资源增量。

（1）妇幼健康服务机构及功能设置规划：按照省级分设或整合妇幼保健机构和计划生育科研机构，市、县各设置 1 个妇幼健康服务机构，县以下由基层卫生服务机构组成妇幼健康基层网络的原则，明确现有各级妇幼健康服务机构设置是否需要调整。各级妇幼健康服务机构应当根据辖区常住人口数、妇女儿童健康需求、功能定位、职责任务和区域卫生规划、医疗机构设置规划进行合理设置，建设规模适度。

根据《各级妇幼健康服务机构业务部门设置指南》要求，部门设置应充分体现以保健为中心、保健与临床有机结合的特色，规模适宜、布局合理。结合妇幼健康服务机构功能设置标准，明确现有各级妇幼健康服务机构在科室设置和职能设置上是否需要调整，如何进行转变。

（2）妇幼健康服务机构卫生资源配置规划：由于目前妇幼健康体系的资源配置多数是通过资源人口比值法结合专家咨询确定配置标准，故在进行卫生资源配置规划时，需要先明确当地的人口基数及自然增长率，对规划期内的人口增长情况做出科学合理的预估，同时结合当地服务人口密度、社会需求、交通状况及承担的功能任务等对卫生资源规划进行适当调整。

1）妇幼健康服务机构人力资源配置规划：按照妇幼健康服务机构人力资源配置标准，明确规划期内所需的卫生人力资源增量，包括不同级别妇幼健康机构卫生人力资源的增量及规划目标，卫生人力资源专业结构占比、学历结构占比、职称结构占比等所需达到的规划目标。

X州妇幼健康服务机构卫生人力资源配置规划（2011—2015 年）

当地妇幼保健医师按 1.5～2.0 人/万人口配置，除此以外，每个乡镇卫生院及社区卫生服务中心至少配备 1 名妇幼保健人员，每行政村至少配 1 名专职保健员。至 2015 年，全州妇幼保健人员（不含乡村级人员）达到 405～540 人；专业技术人员比例达85%以上。全力提升学历层次和职称结构，州妇幼保健院大学本科人员占 50%以上，中级以上职称人员占 60%以上；县级妇幼保健院人员中本科达到 20%以上，中职以上达到40%；乡镇卫生院及社区卫生服务中心的妇幼保健人员中，大专占 60%以上，中级以上职称人员占 20%以上。

同时，规划中还需进一步明确规划期内实现或获得所需人力资源增量的方式方法，包括人才培养和使用的策略等。例如，通过深化院校教育改革、完善毕业后医学教育体系、改革继续医学教育制度等政策措施加强公共卫生人才培养，通过健全聘用制度和岗位管理制度、深化收入分配制度改革等措施建立人才队伍建设投入机制。

2）妇幼健康服务机构其他资源配置规划：按照妇幼健康服务机构设备配置标准，各机构根据功能定位、卫生技术水平和群众健康需求，配置与机构功能和规模相适应的设备。如涉及甲类和乙类大型医用设备，按照大型医用设备规划进行配置。

按照妇幼健康服务机构经费配置标准，各级政府落实妇幼卫生工作经费，明确规划期内人均基本公共卫生服务经费，逐年增加对妇幼卫生事业的投入。

加强信息化建设，健全妇幼健康服务信息网络，提升辖区内妇幼健康服务和管理水平。将妇幼健康服务信息系统纳入区域人口健康信息化规划，加强与其他信息系统的互联互通和数据共享，为卫生计生行政部门决策和监管提供信息支持。

6. 实施保障与监督评价

（1）实施保障：卫生规划是政府对卫生事业进行宏观调控的重要手段，要切实加强对卫生规划工作的领导，成立卫生规划实施领导小组及办公室。妇幼健康体系规划的落实需要社会各方的参与，必须在规划中明确不同层级政府及政府财政、医保、卫生和计划生育委员会、发展和改革委员会、编制办公室等相关部门的任务，制订相应行动计划，落实规划任务。

（2）监督评价：卫生行政部门应建立卫生规划和资源配置监督评价机制，通过开展卫生规划实施进度和效果评价，推动规划落实，实现医疗卫生资源合理配置。因此，此部分应明确规划编制流程、规划实施进度及监督评价机制。

（三）妇幼健康体系规划的实施

妇幼健康体系规划制订完成后，经过后期的论证、评价与送审立法程序，规划进入到实施阶段。在实施卫生规划的过程中，需要明确个阶段和各部门的主要工作任务，以确保卫生规划得以顺利实施。

1. **政府主导，加强组织领导**　各级党委和政府要充分认识实施卫生规划的重要性、紧迫性和艰巨性，切实强组织领导，把卫生规划纳入当地经济和社会发展的总体规划，切实保证卫生事业与经济和社会同步发展。规划通过当地政府审议后，卫生行政部门应尽快牵头相关部门组建卫生规划实施领导小组，负责规划实施的组织领导工作。领导小组下设办公室，负责规划实施的日常工作。

2. **明确职责，强化规范运行**　规划的落实需要社会各方的参与。按照卫生规划的要求，明确不同层级政府及政府财政、医保、卫生与计划生育委员会、发展和改革委员会、编制办公室等相关部门的任务职责，制订相应政策制度及行动计划，落实规划任务。

3. **突出重点，合理配置卫生资源**　通过分析卫生资源配置不合理的原因，明确卫生资源配置过程中的主要工作任务，突出重点，合理配置资源。首先，完善稳定的财政投入机制是实施卫生规划、发展卫生事业的重要保障和基础。政府对卫生事业的投入水平要随着经济发展不断提高，对妇幼健康服务的基本建设和设备购置经费由财政预算安排，并随经济发展逐年增加人均公共卫生费用。其次，重点加强妇幼健康卫生专业技术人员的培养培训，把卫生队伍的业务素质提高到一个新的水平，从人力资源上满足区域卫生规划实施的基本要求。

4. **适时调控，加强监督考核**　必须建立完善的监督、评价机制、指标体系和信息系统，对卫生规划的实施进度和效果进行综合评价与指导，及时发现规划实施中的问题，为规划的调整与完善提供依据。同时，在卫生规划的调整时，需要把卫生服务的供需基本平衡作为资源配置的首要原则，以适应经济社会发展和卫生事业的进步，确保区域卫生规划目标的实现。

第二节　疾病预防控制体系规划

疾病预防控制是一项保障公众健康、改善民生的重要卫生公益事业。新中国成立以来，中国政府坚持"预防为主、防治结合"的方针，不断加大疾病预防控制工作力度，取得了举世瞩目的成就，有力保障了人民群众健康，为促进经济社会发展做出了重要贡献。

一、疾病预防控制体系的内涵与现状

（一）疾病预防控制体系的内涵

疾病预防控制事业是卫生事业的重要组成部分，它以不断提高人民健康水平为目的，以预防医学的理论和方法为基础，综合运用多学科的方法与技术，开展包括急慢性传染病、地方病、职业病的预防控制管理，突发性公共卫生事件的应急管理，爱国卫生运动等综合性的疾病防控工作。

疾病预防控制体系是我国公共卫生服务体系中的核心部分。中央政府工作报告多次强调了加强公共卫生和疾病预防控制体系建设工作的重要性。"十二五"规划提出："完善重大疾病防控等专业公共卫生服务网络。逐步提高人均基本公共卫生服务经费标准，扩大国家基本公共卫生服务项目，实施重大公共卫生服务专项，积极预防重大传染病、慢性病、职业病、地方病和精神疾病，提高重大突发公共卫生事件处置能力。"

广义的疾病预防控制体系是指以基层卫生服务机构为基础，以疾病预防控制专业机构为核心，以各级医疗机构和相关科研教学机构为技术补充的健康服务体系。疾病预防控制机构在同级卫生行政部门的领导下开展职能范围内的疾病预防控制工作，承担上级卫生行政部门和上级疾病预防控制机构下达的各项工作任务。城乡基层预防保健组织接受所在辖区疾病预防控制机构的指导，具体落实疾病预防控制任务。各级各类医疗机构应当按照有关法律法规及有关规定，承担相应的疾病预防控制工作。

狭义的疾病预防控制体系主要指覆盖全国的各级疾病预防控制机构，主要分为国家级、省级、设区的市级和县级四级疾病预防控制机构。本文所提的疾病预防控制体系规划主要以疾病预防控制机构的规划为主。

我国的疾病预防控制体系建设，遵循"统筹规划、整合资源，明确职责、提高效能，城乡兼顾、健全体系"的原则，坚持基础设施建设与完善运行管理机制相结合，加强疾病预防控制机构和队伍建设，建立稳定的经费保障体系，保证疾病预防控制工作落实。

（二）疾病预防控制机构的功能任务

根据《关于疾病预防控制体系建设的若干规定》（国卫发〔2004〕40号）和《各级疾病预防控制中心基本职责》（卫疾控法〔2008〕68号）规定，疾病预防控制机构的职能包含疾病预防与控制、突发公共卫生事件应急处置、疫情报告及健康相关因素信息管理、健康危害因素监测与干预、实验室检测分析与评价、健康教育与健康促进、技术管理与应用研究指导七大块内容。

疾病预防与控制的主要工作任务是：开展疾病监测；研究传染病、寄生虫病、地方病、非传染性疾病等疾病的分布，探讨疾病的发生、发展的原因和流行规律；提供制订预防控制策略与措施的技术保障；组织实施疾病预防控制工作规划、计划和方案，预防控制相关疾病的发生与流行。

突发公共卫生事件应急处置的主要工作任务是：开展突发公共卫生事件处置和救灾防病的应急准备；对突发公共卫生事件、灾后疫病进行监测报告，提供预测预警信息；开展现场调查处置和效果评估。

疫情及健康相关因素信息管理的主要工作任务是：管理疾病预防控制信息系统收集、报告、分析和评价疾病与健康危害因素等公共卫生信息，为疾病预防控制决策提供依据，为社会和公众提供信息服务。

健康危害因素监测与干预的主要工作任务是：开展食源性、职业性、辐射性、环境性疾病监测、调查处置和公众营养监测与评价；对环境中影响人群健康的危害因素进行监测与评价，提出干预策略与措施。

实验室检测检验与评价的主要工作任务是：研究、应用实验室检测与分析技术，开展传染性疾病病原微生物的检测检验，开展中毒事件的毒物分析，开展疾病和健康危害因素的生物、物理、化学因子的检测、鉴定和评价。

健康教育与健康促进的主要工作任务是：开展健康教育、健康促进；普及卫生防病知识，对公众进行健康指导；协同有关部门和组织，对公众不良健康行为进行干预，促进公众掌握自我保健与防护技能。

技术管理与应用研究指导的主要工作任务是：开展疾病预防控制工作业务与技术培训，提供技术指导、技术支持和技术服务；开展应用性研究，开发引进和推广应用新技术、新方法；指导和开展疾病预防控制工作绩效考核与评估。

各级疾病预防控制机构根据疾病预防控制专业特点与功能定位，以及本地区疾病预防控制的具体实际，明确职责和任务。

（三）疾病预防控制体系现状

1. 疾病预防控制体系建设现状　截至 2014 年底，全国共有国家、省、市、县四级疾病预防控制机构 4732 个，其中疾病预防控制中心 3490 个，专科疾病防治所（站、中心）1242 个。省属疾控中心 31 个，地级市属疾控中心 407 个，县级市（区）属疾控中心 1171 个，县属疾控中心 1645 个，其他 236 个。

截至 2014 年底，全国共有疾病预防控制人员约 25 万人，各级疾病预防控制中心共有卫技人员 14.23 万。其中 25～44 岁的卫技人员占比达 56.70%；大学本科及以上学历人员占比为 34.20%，大专学历人员占比为 36.90%，中专及以下学历占比为 28.80%；副高及以上职称人员占比为 10.40%，中级职称人员占比为 32.30%，初级及以下职称人员占比为 57.30%，详见图 9-2。

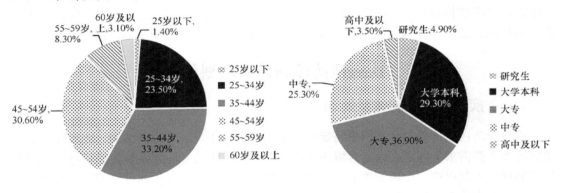

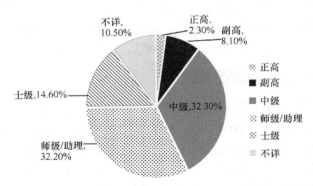

图 9-2　2014 年全国疾病预防控制机构卫技人员年龄、学历及职称构成情况

截至 2014 年底，全国各级疾病预防控制机构累计总资产 735.67 亿，万元以上设备 16.14

万台，总价值 179.12 亿元，房屋建筑面积总计 1662.53 万平方米。其中，各级疾病预防控制中心总资产 616.38 亿，万元以上设备 13.89 万台，总价值 147.10 亿，房屋建筑面积总计 1310.68 万平方米；各级专科疾病防治机构总资产 119.29 亿，万元以上设备 2.25 万台，总价值 32.02 亿元，房屋建筑面积总计 351.85 万平方米。

2014 年共安排公共卫生补助资金 1304 亿，其中中央财政安排 466 亿元，为各项防治措施的落实提供了有力保障。各级疾病预防控制机构基础设施得到明显改善，逐步实行全额预算管理，服务能力得到显著提升。

2. 疾病预防控制体系工作现状　在疾病预防控制方面，先后制修订《国境卫生检疫法》《传染病防治法》《职业病防治法》《精神卫生法》等多部法律，颁布实施了《食盐加碘消除碘缺乏危害管理条例》《疫苗流通和预防接种管理条例》等多部行政法规、部门规章，国务院和有关部门相继印发 17 个与疾病预防控制工作相关的规划，形成了较为完善的法规政策体系，为依法开展疾病预防控制工作提供了依据。

2004 年以来，我国传染病疫情形势总体平稳。甲乙类传染病年报告发病率、死亡率分别控制在 272/10 万和 1.25/10 万以下；艾滋病疫情快速上升的势头得到有效遏制，提前实现联合国千年发展目标确定的结核病控制指标；血吸虫病疫情降至历史最低水平；五岁以下儿童乙肝病毒表面抗原携带率由 10% 降至 1% 以下，提前实现了世界卫生组织西太平洋地区乙肝控制目标。实现了对高血压、糖尿病等主要慢性病的分级管理，癌症早诊早治、心脑血管疾病筛查干预和口腔疾病综合干预工作不断扩展。碘缺乏病等重点地方病得到有效控制；严重精神障碍防治网络不断完善；环境卫生、职业卫生、放射卫生、学校卫生工作不断拓展；城乡环境卫生面貌明显改善，人民群众卫生文明意识明显提高。

二、疾病预防控制体系规划的现状

（一）疾病预防控制体系规划

疾病预防控制体系规划是根据特定区域范围内的经济发展、人口结构、地理环境、卫生状况及人群需求等因素，确定区域内疾病预防控制工作的发展方向和发展目标，合理布局疾病预防控制机构，合理配置卫生资源，保障人民身体健康和生命安全的一个过程。

制订与实施疾病预防控制体系规划是卫生改革和发展的重大举措，也是合理配置和有效利用卫生资源的必然要求。疾病预防控制体系规划既可以作为医疗卫生服务体系规划的一个重要组成部分，也可以通过制订完整的疾病预防控制体系规划，确定特定区域内疾病预防控制体系的发展方向，统筹卫生资源配置，协调各类卫生活动。

（二）疾病预防控制体系规划的发展

为指导并推进全国疾病预防控制体制改革，2001 年国家卫生部印发《关于疾病预防控制体制改革的指导意见》（卫办发〔2001〕112 号），首次对疾病预防控制的机构设置和职能进行了初步界定。"非典"之后，国务院颁布《关于疾病预防控制体系建设的若干规定》，明确提出了建设疾病预防控制体系的目标，并对疾病预防控制机构的设置与职责、人员管理、经费保障及城乡基层疾控网络等内容做出明确规定。2008 年出台的《各级疾病预防控制中心基本职责》对国家、省、市、县级疾病预防控制中心的基本职责、工作任务、项目和内容进行了明确界定。2015 年出台的《疾病预防控制中心岗位设置管理指导意见》则对省、市、县三级疾病预防控制中心岗位设置要求及岗位职责、岗位管理等内容进行了细化。在 2016 年国务院出台的《全国医疗卫生服务体系规划纲要（2015—2020 年）》中，对疾病预防控制机构的设置和人员配置进行了规划。

此外，国务院还相继出台了《全国精神卫生工作规划（2015—2020 年）》《突发急性传染病防治"十三五"规划（2016—2020 年）》《国家职业病防治规划（2016—2020 年）》《中国防治慢性病中长期规划（2017—2025 年）》等发展规划，这些规划提出了疾病预防控制事业的发展目标、指导方针、主要任务和策略措施，极大地推进了疾病预防控制工作的开展。

与此同时，全国各省级卫生行政部门也根据以上政策出台了相应的卫生资源配置标准，200 多个地级市据此制订了区域卫生规划，规划对疾病预防控制机构的设置、人力、设备和经费的配置均提出了具体要求，如甘肃省曾提出疾病预防控制机构人员配置标准为0.18～0.22 人/千人口。自 2006 年和 2010 年起，部分地区还制定了第二轮和第三轮规划。

表 9-3　疾病预防控制体系规划相关的政策文件及内容

发文时间	发文号	发文名称	主要内容
2001 年 4 月	卫办发〔2001〕112 号	《关于疾病预防控制体制改革的指导意见》	·改革的目标：按照卫生改革总目标要求，有效利用卫生资源，将有关卫生事业单位中的疾病预防控制和公共卫生技术管理与服务职能集中，组建职能分工明确、规模适度、精干高效，集疾病预防与控制、监测检验与评价、健康教育与促进、应用研究与指导、技术管理与服务为一体的疾病预防控制体系 ·主要职责 √疾病预防控制机构的职责 √以分级管理原则确定的各级疾病预防控制机构的主要职责 √社区（乡镇）预防保健工作职责 ·机构的设置：按行政区划，分级设置，县及以上每个行政区划内原则上只设 1 个疾病预防控制机构 ·机构的经费：各级政府和卫生行政部门依照按相关问卷中对预防保健工作财税政策要求，认真落实对疾病预防控制机构的财政补助政策和税收政策，保障疾病预防控制机构向社会提供公共卫生服务落到实处 ·组织实施
2004 年 7 月	卫办疾控发〔2004〕108 号	《省、地、县级疾病预防控制中心实验室建设指导意见》	·省、地、县级疾病预防控制中心实验室建设指导意见总则 ·功能与建设规模：省、地、县级疾病预防控制机构工作用房要求、功能实验室要求及基本功能 ·布局要求：选址分布要求 ·建筑设施的基本要求 ·省、地、县级疾病预防控制机构实验室主要仪器装备标准 ·省、地、县级疾病预防控制机构检验能力标准：检验项目
2005 年 1 月	卫生部第 40 号令	《关于疾病预防控制体系建设的若干规定》	·疾病预防控制体系建设总则 ·疾病预防控制机构设置与职责 √疾病预防控制机构的职能 √国家级/省级/设区的市级/县级疾病预防控制机构主要职责 ·疾病预防控制机构与人员管理 √疾病预防控制机构实行以岗位责任制为中心的综合目标管理责任制和定期考核制度 √各级疾病预防控制机构人员配置，按照编制部门核定的编制数执行 √具备现场流行病学调查能力人员数量的比例：国家级和省级 20%～30%、设区的市级 30%～40%、县级 40%～50%

续表

发文时间	发文号	发文名称	主要内容
			√建立健全疾病预防控制人员培训机制，加强队伍建设 ·保障措施： 　√经费保障：工作经费、人员经费、专项经费、财政补助 ·城乡基层疾病预防控制网络 　√县级以上地方人民政府卫生行政部门、基层卫生机构和各 　级各类医疗机构在疾病预防控制工作中的职责
2008 年	卫疾控发〔2008〕68 号	《各级疾病预防控制中心基本职责》	·疾病预防控制中心基本职责和主要工作任务：疾病预防与控制、突发公共卫生事件应急处置、疫情报告及健康相关因素信息管理、健康危害因素监测与干预、实验室检测分析与评价、健康教育与健康促进、技术管理与应用研究指导 ·国家、省、市、县级疾病预防控制中心基本职责、工作任务一览表 ·疾病预防控制中心基本职责、工作任务、项目和内容界定
2015 年	国卫疾控发〔2015〕88 号	《疾病预防控制中心岗位设置管理指导意见》	·岗位设置适用范围 ·省、市、县三级疾病预防控制中心岗位设置要求及岗位职责 ·岗位管理：岗位聘用及管理
2015 年 3 月	国办发〔2015〕14 号	《全国医疗卫生服务体系规划纲要（2015—2020 年）》	·规划背景 ·规划目标和原则 ·总体布局 　√专业公共卫生机构设置：分为政府办专业公共卫生机构和 　其他专业公共卫生机构（主要包括国有和集体企事业单位 　等举办的专业公共卫生机构）。根据属地层级的不同，政府 　办专业公共卫生机构划分为县办、市办、省办及部门办四类 ·各级各类医疗卫生机构 　√专业公共卫生机构功能定位：专业公共卫生机构是向辖区 　内提供专业公共卫生服务，并承担相应管理工作的机构 　√疾病预防控制机构设置：县级及以上每个行政区划内原则 　上只设 1 个疾病预防控制中心，不再单设其他专病预防控 　制机构，目前部分地区单设的专病预防控制机构，要逐步 　整合到疾病预防控制中心 ·卫生人才队伍 　√疾病预防控制机构人员配置：疾病预防控制中心人员原则 　上按照各省、自治区、直辖市常住人口 1.75 人/万人的比 　例核定；地域面积在 50 万平方公里以上且人口密度小于 　25 人/平方公里的省、自治区，可以按照不高于本地区常 　住人口 3 人/万人的比例核定。其中，专业技术人员占编 　制总额的比例不得低于 85%，卫技人员不得低于 70% ·功能整合与分工协作 　√防治结合：专业公共卫生机构对医疗机构开展公共卫生服 　务指导、培训和考核，建立信息共享与互联互通协作机制 ·实施保障与监督评价
2015 年 6 月	国办发〔2015〕44 号	《全国精神卫生工作规划（2015—2020 年）》	·规划背景 ·总体要求：2020 年，形成精神卫生综合服务管理机制，健全完善精神卫生预防、治疗、康复服务体系，健全精神障碍患者救治救助保障制度，积极营造理解、接纳、关爱精神障碍患者的社会氛围 ·策略与措施：全面推进严重精神障碍救治救助，逐步开展常见精神障碍防治，积极开展心理健康促进工作，着力提高精神卫生服务能力，逐步完善精神卫生信息系统，大力开展精神卫生宣传教育 ·保障措施：加强政府领导，落实部门责任，保障经费投入，加强科学研究 ·督导与评估

续表

发文时间	发文号	发文名称	主要内容
2016 年 7 月	国卫应急发〔2016〕35 号	《突发急性传染病防治"十三五"规划(2016—2020 年)》	·规划基础与面临形势 ·指导思想、基本原则和规划目标 ·主要任务和措施：强化预防预警措施，提升快速反应能力，确保事件有效处置，夯实防治工作基础 ·政策和保障：强化领导、联防联控、增加投入、规范建设
2016 年 12 月	国办发〔2016〕100 号	《国家职业病防治规划(2016—2020 年)》	·职业病防治现状和问题 ·总体要求：指导思想、基本原则和规划目标 ·主要任务：强化源头治理，落实用人单位主体责任，加大监管力度，提升防治水平，落实救助措施，信息化建设，宣传教育，成果转化 ·保障措施：加强组织领导，落实部门责任，加大经费投入，健全法律法规，人才队伍建设 ·督导与评估
2017 年 1 月	国办发〔2017〕12 号	《中国防治慢性病中长期规划(2017—2025 年)》	·规划背景 ·总体要求：指导思想、基本原则和规划目标 ·策略与措施：健康教育，早诊早治，规范诊疗，医防协同，保障政策，控制危险因素，驱动健康服务业发展，促进监测评价和研发创新 ·保障措施：加强组织领导，落实部门责任，人才培养，营造良好氛围 ·督导与评估
2017 年 2 月	国办发〔2017〕16 号	《"十三五"全国结核病防治规划》	·防治现状 ·总体要求：指导思想、基本原则、发展目标 ·防治措施：完善防治服务体系，多途径发现患者，规范诊疗行为，患者健康管理服务，医疗保险和关怀救助工作，重点人群结核病防治，保障抗结核药品供应，信息化管理 ·组织实施：加强组织领导，落实部门责任，宣传教育，科研合作 ·监督与评估

三、疾病预防控制体系规划的制订与实施

(一)规划制订的基本程序

疾病预防控制体系是医疗卫生服务体系的一个重要组成部分，疾病预防控制体系规划同样属于医疗卫生服务体系规划不可或缺的部分。

疾病预防控制体系规划的编制程序与医疗卫生服务体系规划编制的工作程序基本一致，可参考本章第一节妇幼健康体系规划的基本程序，本节不再作详细阐述。

(二)疾病预防控制体系规划的制订

医疗卫生服务体系规划的内容一般包括规划背景、指导思想与基本原则、规划目标、卫生资源配置标准、卫生资源配置规划、实施保障与监督评价等内容。本节将按照此内容框架阐述疾病预防控制体系规划的制订。

1. **规划背景**　该部分主要通过对疾病预防控制体系的发展现况进行分析，总结区域内疾病预防控制领域所面临的主要机遇和挑战，为制订规划提供依据。现况分析的内容主要包括社会卫生状况、疾病预防控制体系资源配置状况及其服务提供利用状况三个方面，在此基础上总结目前疾病预防控制领域存在的主要机遇和挑战。该部分内容主要利用现有卫

生信息资源进行分析，主要通过疾控信息系统和机构报表获取所需信息，结合必要的现况调查，综合获得疾病预防控制体系的背景信息。

（1）社会卫生状况：包括健康状况指标和社会影响因素指标来反映。健康状况指标重点关注疾病预防控制相关的指标，如法定传染病报告发病率、主要慢性病的患病率和病死率等。社会影响因素指标则包括经济发展指标、人口指标、文化教育指标、政策状况、环境因素等，重点关注公共卫生相关的指标，如农村卫生厕所普及率、农村安全水覆盖率等。

（2）疾病预防控制体系资源配置状况：主要分析疾病预防控制机构的设置情况、人力、设备、经费等资源的配置情况，从宏观层面明确资源配置存在的差距。如能获得疾病预防控制机构连续多年的资源配置数据，可进一步分析其变化发展趋势。

疾病预防控制机构的设置情况，主要明确区域内现有疾病预防控制机构的数量、类型、功能定位及其区域分布情况，宏观描述疾病预防控制体系的构成框架。

疾病预防控制机构的人力资源配置情况，主要明确区域内现有疾病预防控制机构的人力资源规模、结构分布及其发展趋势等情况。其中，人力资源的规模可以用疾病预防控制机构的人力资源总数、卫技人员总数及其占比、每万人口疾控人员数量等指标进行描述。人力资源的结构分布可以用不同地区疾病预防控制机构中卫技人员的性别构成比、年龄构成比、学历构成比和职称构成比等指标进行描述。

疾病预防控制机构的设备配置情况，主要描述区域内疾病预防控制机构中与服务提供相关的设备配置情况，包括房屋建筑面积、设备数量及金额等内容，分析设备配置能否达到机构配置标准，能否满足机构的服务提供。

疾病预防控制机构的经费配置情况，主要描述区域内现有疾病预防控制机构的经费收入和支出情况，包括机构收入总数及其构成情况、支出总数及其构成情况、收支平衡状况等内容，分析疾病预防控制机构经费的来源及经费的保障落实情况。

（3）疾病预防控制服务提供和利用情况：主要分析卫生服务提供的种类、数量、质量及利用情况。重点关注与其机构功能设置密切相关的指标，如反映疫苗接种、主要传染病和慢性病管理、居民健康管理、公共卫生监测评价等职能的相关指标。

（4）存在的主要机遇和挑战：重点阐述目前疾病预防控制领域面临的主要问题和资源配置所具备的优势和劣势，明确资源配置的差距。主要从上述的社会卫生状况、机构设置状况、人力、设备、经费等资源的配置情况及服务提供情况几个方面进行考虑，在宏观层面明确本次规划应重点解决的领域和资源配置的差距。

2. 指导思想与基本原则　指导思想是指开展工作必须遵循的总原则和总要求，一般是根据当前的政治制度和主流的社会价值观提出的对实现目标的各种策略的筛选原则。指导思想的内容可以结合当前政治制度、当地社会发展方向、卫生工作方针及疾病预防控制体系建设目标等方面进行综合考虑。例如，《关于疾病预防控制体系建设的若干规定》（卫生部第 40 号令）中提出：疾病预防控制体系建设遵循"统筹规划、整合资源，明确职责、提高效能，城乡兼顾、健全体系"的原则，坚持基础设施建设与完善运行管理机制相结合，加强疾病预防控制机构和队伍建设，建立稳定的经费保障体系，保证疾病预防控制工作落实。

基本原则是指导思想的细化。在制订基本原则时，一方面需要坚持健康需求导向，推动疾病预防控制事业的发展；另一方面也需要注意规划与区域内社会经济发展相适应，各部门统筹发展，分级分类管理，坚持动态性等原则。

3. 规划目标　规划的总目标是在推进卫生规划实施的基础上，合理配置和优化区域内的卫生资源，逐步建立起与社会主义市场经济体制相适应的卫生资源配置机制，改善和提高卫生综合服务能力和资源利用效率。在制订规划目标时，一般根据疾病预防控制体系的建设发展目标和工作重点，明确现实"资源配置的差距"，权衡可得资源，提出期望达到的资源配置值，以量化表达为佳。

例如，《关于疾病预防控制体系建设的若干规定》（卫办疾控发〔2004〕108号）中提出疾病预防控制体系建设的重点是：加强国家、省、设区的市、县级疾病预防控制机构和基层预防保健组织建设，强化医疗卫生机构疾病预防控制的责任；建立功能完善、反应迅速、运转协调的突发公共卫生事件应急机制；健全覆盖城乡、灵敏高效、快速畅通的疫情信息网络；改善疾病预防控制机构基础设施和实验室设备条件；加强疾病预防控制专业队伍建设，提高流行病学调查、现场处置和实验室检测检验能力。

规划的具体指标是对总目标的细化，具体指标类型一般考虑以下几个方面的内容：一是疾病预防控制相关指标，包括法定传染病报告发病率、主要慢性病和地方病的患病率与病死率、农村卫生厕所普及率、农村安全水覆盖率等；二是资源配置指标，包括疾病预防控制机构的设置标准、经费投入指标、人力资源指标、设备配置指标等；三是疾病预防控制服务提供的相关指标，如反映疫苗接种、疾病管理及卫生监测情况的指标。对于具体指标值的设置，参考《国家医疗卫生服务体系规划》（国办发〔2015〕14号）、《"健康中国2030"规划》《疾病预防控制工作绩效评估标准》（卫疾控发〔2008〕68号）等宏观政策的具体指标设置，结合当地疾病预防控制体系的具体情况，权衡可得的社会资源，制订科学、明确、可行的规划指标。

4. 疾病预防控制体系资源配置标准　包含在卫生资源配置标准中，一般由省级政府负责制订，包括机构、人力、医疗设备和卫生费用等配置标准。目前疾病预防控制体系的资源配置多数是通过资源人口比值法结合专家咨询确定配置标准。

（1）疾病预防控制机构及功能设置标准：主要阐述各级疾病预防控制机构应达到的配置标准，包括机构数量、机构功能设置、机构建设标准等，可以分行政区划进行阐述。疾病预防控制机构及功能设置标准主要按照国家相关文件规定进行设置。

1）疾病预防控制机构设置标准：疾病预防控制机构分为国家级、省级、设区的市级和县级四级。《国家医疗卫生服务体系规划》（国办发〔2015〕14号）提出，专业公共卫生机构要按照辖区常住人口数、服务范围、工作量等因素合理设置。县级及以上每个行政区划内原则上只设1个疾病预防控制中心，不再单设其他专病预防控制机构，目前部分地区单设的专病预防控制机构，要逐步整合到疾病预防控制中心。县级以下由社区卫生服务中心（站）、乡镇卫生院和村卫生室、计划生育服务室承担相关工作。

2）疾病预防控制机构的功能设置标准：根据《各级疾病预防控制中心基本职责》（卫疾控发〔2008〕68号）要求，疾病预防控制中心基本职责包括：疾病预防与控制、突发公共卫生事件应急处置、疫情报告及健康相关因素信息管理、健康危害因素监测与干预、实验室检测检验与评价、健康教育与健康促进、技术管理与应用研究指导。具体工作任务如表9-4所示。

表 9-4　疾病预防控制中心基本职责和主要工作任务

基本职责	主要工作任务
1. 疾病预防与控制	开展疾病监测；研究传染病、寄生虫病、地方病、非传染性疾病等疾病的分布，探讨疾病发生、发展的原因和流行规律；提供制订预防控制策略与措施的技术保障；组织实施疾病预防控制工作规划、计划和方案，预防控制相关疾病的发生与流行
2. 突发公共卫生事件应急处置	开展突发公共卫生事件处置和救灾防病的应急准备；对突发公共卫生事件、灾后疫病进行监测报告，提供预测预警信息；开展现场调查处置和效果评估
3. 疫情及健康相关因素信息管理	管理疾病预防控制信息系统，收集、报告、分析和评价疾病与健康危害因素等公共卫生信息，为疾病预防控制决策提供依据，为社会和公众提供信息服务
4. 健康危害因素监测与干预	开展食源性、职业性、辐射性、环境性疾病监测，调查处置和公众营养监测与评价；对生产、生活、工作、学习环境中影响人群健康的危害因素进行监测与评价，提出干预策略与措施，预防控制相关因素对人体健康的危害
5. 实验室检测检验与评价	研究、应用实验室检测与分析技术，开展传染性疾病病原微生物的检测检验，开展中毒事件的毒物分析，开展疾病和健康危害因素的生物、物理、化学因子的检测、鉴定和评价，为突发公共卫生事件的应急处置、传染性疾病的诊断、疾病和健康相关危害因素的预防控制及卫生监督执法等提供技术支撑，为社会提供技术服务
6. 健康教育与健康促进	开展健康教育、健康促进；普及卫生防病知识，对公众进行健康指导；协同有关部门和组织，对公众不良健康行为进行干预，促进公众掌握自我保健与防护技能
7. 技术管理与应用研究指导	开展疾病预防控制工作业务与技术培训，提供技术指导、技术支持和技术服务；开展应用性研究，开发引进和推广应用新技术、新方法；指导和开展疾病预防控制工作绩效考核与评估

在此基础上，不同级别的疾病预防控制机构工作职责有所不同。

县级疾病预防控制机构的主要职责是，完成上级下达的指令性任务，承担辖区内疾病预防控制任务及相应的业务管理、信息报送等工作，并对辖区内医疗卫生机构相关公共卫生工作进行技术指导、人员培训、监督考核等。

市级疾病预防控制机构的主要职责是，完成上级下达的指令性任务，承担辖区内的疾病预防控制任务及相应的信息管理等工作，并对下级专业公共卫生机构开展业务指导、人员培训、监督考核等。

省级疾病预防控制机构的主要职责是，完成上级下达的指令性任务，承担辖区内的疾病预防控制任务，开展区域业务规划、科研培训、信息管理、技术支撑及对下级专业公共卫生机构的业务指导、人员培训、监督考核等。

（2）疾病预防控制机构卫生资源配置标准

1）疾病预防控制机构人力资源配置标准：《全国医疗卫生服务体系规划纲要（2015—2020 年）》明确提出：疾病预防控制中心人员原则上按照各省、自治区、直辖市常住人口1.75 人/万人的比例核定；地域面积在 50 万平方公里以上且人口密度小于 25 人/平方公里的省、自治区，可以按照不高于本地区常住人口 3 人/万人的比例核定。其中，专业技术人员占编制总额的比例不得低于 85%，卫技人员不得低于 70%。

各地在制订疾病预防控制机构人力配置标准时，应参照国家宏观政策要求，结合当地实际情况设置标准，也可按照社会经济发展情况分类设置标准，同时注意设置配置标准上限与下限，如某省疾病预防控制机构人力配置标准按 2.0～2.5 人/万人口配置。

2）疾病预防控制机构其他资源配置标准：设备配置标准。各机构主要根据各自开展的卫生服务项目，按照技术适宜、资源共享和成本效益原则，配置与机构功能和规模相适应的设备。

经费配置标准。各级人民政府落实疾病预防控制工作经费,逐年增加对疾病预防控制事业的投入,政府投入的卫生事业经费年增长幅度不低于财政支出增长幅度。各级政府要根据实现基本公共卫生服务的均等化的目标,完善政府对公共卫生的投入机制,逐步增加公共卫生投入。对卫生事业发展落后地区,应给予专项扶持。

5. 疾病预防控制体系规划 重点阐述疾病预防控制体系规划的主要内容,基于卫生资源的配置标准,从现有资源到配置标准所需的资源增量,以及通过何种方式实现或获得所需的资源增量。

(1)疾病预防控制机构及功能设置规划:省、市、县各设置 1 个疾病预防控制机构,原则上不再单设其他专病预防控制机构,目前单设的专病预防控制机构,要逐步整合到疾病预防控制中心。县级以下由社区卫生服务中心(站)、乡镇卫生院和村卫生室、计划生育服务室承担相关工作。根据以上原则,明确现有各级疾病预防控制机构设置是否需要调整,如何进行调整。

各级疾病预防控制机构应当根据疾病预防控制专业特点与功能定位,以及本地区疾病预防控制工作的具体实际,明确职责和任务,合理设置内设机构。根据《各级疾病预防控制中心基本职责》(卫疾控发〔2008〕68 号)要求,明确现有各级疾病预防控制机构在科室设置和职能设置上是否需要调整,如何进行调整等。

(2)疾病预防控制机构卫生资源配置规划:由于目前疾病预防控制体系的资源配置多数是通过资源人口比值法结合专家咨询确定配置标准,故在进行卫生资源配置规划时,需要先明确当地的人口基数及自然增长率,根据当地人口平均发展速度测算出拟规划年人口数量,依照卫生资源配置标准即可估计当地的资源规划数量,同时结合当地服务人口密度、社会需求、交通状况及承担的功能任务等对卫生资源规划进行适当调整。

1)疾病预防控制机构人力资源配置规划:按照疾病预防控制机构人力资源配置标准,估算出规划期内所需达到的卫生人力资源规划目标,明确规划期内所需的卫生人力资源增量,包括不同级别疾病预防控制机构卫生人力资源的规划目标及增量,卫生人力资源专业结构占比、学历结构占比、职称结构占比等所需达到的规划目标。

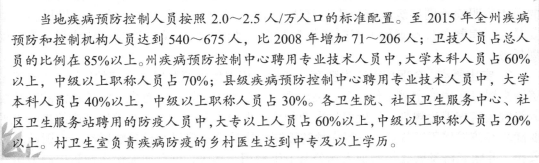

X州疾病预防控制机构卫生人力资源配置规划(2011—2015 年)

当地疾病预防控制人员按照 2.0～2.5 人/万人口的标准配置。至 2015 年全州疾病预防和控制机构人员达到 540～675 人,比 2008 年增加 71～206 人;卫技人员占总人员的比例在 85%以上。州疾病预防控制中心聘用专业技术人员中,大学本科人员占 60%以上,中级以上职称人员占 70%;县级疾病预防控制中心聘用专业技术人员中,大学本科人员占 40%以上,中级以上职称人员占 30%。各卫生院、社区卫生服务中心、社区卫生服务站聘用的防疫人员中,大专以上人员占 60%以上,中级以上职称人员占 20%以上。村卫生室负责疾病防疫的乡村医生达到中专及以上学历。

同时,规划中还需进一步明确规划期内实现或获得所需人力资源增量的方式方法,包括人才培养和使用的策略等。例如,通过深化院校教育改革、完善毕业后医学教育体系、改革继续医学教育制度等政策措施加强公共卫生人才培养,通过健全聘用制度和岗位管理制度、深化收入分配制度改革等措施建立人才队伍建设投入机制。

2）疾病预防控制机构其他资源配置规划：按照疾病预防控制机构设备配置标准，各机构根据功能定位、卫生技术水平和群众健康需求，配置与机构功能和规模相适应的设备。如涉及甲类和乙类大型医用设备，按照大型医用设备规划进行配置。

按照疾病预防控制机构经费配置标准，各级政府落实卫生工作经费，明确规划期内人均基本公共卫生服务经费，逐年增加对疾病预防控制生事业的投入。

加强信息化建设，健全疾病预防控制信息体系，加强与其他信息系统的互联互通和数据共享，为卫生计生行政部门决策和监管提供信息支持，提升辖区内疾病预防控制服务和管理水平。

6. 实施保障与监督评价

（1）实施保障：卫生规划是政府对卫生事业进行宏观调控的重要手段，要切实加强对卫生规划工作的领导，成立卫生规划实施领导小组及办公室。疾病预防控制体系规划的落实需要社会各方的参与，必须在规划中明确不同层级政府及政府财政、医保、卫生和计划生育委员会、发展和改革委员会、编制办公室等相关部门的任务，制订相应行动计划，落实规划任务。

（2）监督评价：卫生行政部门应建立卫生规划和资源配置监督评价机制，通过开展卫生规划实施进度和效果评价，推动规划落实，实现医疗卫生资源合理配置。因此，此部分应明确规划编制流程、规划实施进度及监督评价机制。

（三）疾病预防控制体系规划的实施

疾病预防控制体系规划制订完成后，经过后期的论证评价与送审立法程序，规划进入到实施阶段。在实施卫生规划的过程中，需要明确个阶段和各部门的主要工作任务，以确保卫生规划得以顺利实施。

1. 政府主导，加强组织领导　各级党委和政府要充分认识实施卫生规划的重要性、紧迫性和艰巨性，切实强组织领导，把卫生规划纳入当地经济和社会发展的总体规划，切实保证卫生事业与经济和社会同步发展。规划通过当地政府审议后，卫生行政部门应尽快牵头相关部门组建卫生规划实施领导小组，负责规划实施的组织领导工作。领导小组下设办公室，负责规划实施的日常工作。

2. 明确职责，强化规范运行　规划的落实需要社会各方的参与。按照卫生规划的要求，明确不同层级政府及政府财政、医保、卫生和计划生育委员会、发展和改革委员会、编制办公室等相关部门的任务职责，制订相应政策制度及行动计划，落实规划任务。

3. 突出重点，合理配置卫生资源　通过分析卫生资源配置不合理的原因，明确卫生资源配置过程中的主要工作任务，突出重点，合理配置资源。首先，完善稳定的财政投入机制是实施卫生规划、发展卫生事业的重要保障和基础。政府对卫生事业的投入水平要随着经济发展不断提高，对疾病预防控制机构的基本建设和设备购置经费由财政预算安排，并随经济发展逐年增加人均公共卫生费用。其次，重点加强疾病预防控制卫生专业技术人员的培养培训，把卫生队伍的业务素质提高到一个新的水平，从人力资源上满足区域卫生规划实施的基本要求。同时，进一步加强完善部门协同、医防合作、动员社会参与等工作机制。

4. 适时调控，加强监督考核　必须建立完善的监督、评价机制，指标体系和信息系统,对卫生规划的实施进度和效果进行综合评价与指导,及时发现规划实施中的问题,为规划的调整与完善提供依据。在卫生规划的调整同时,需要把卫生服务的供需基本平衡作为资源配置的首要原则,以适应经济社会发展和卫生事业的进步,确保区域卫生规划目标的实现。

第三节　卫生计生监督体系规划

卫生计生监督工作是依法推动健康中国建设、保障医改、促进卫生计生系统法律法规有效实施、维护人民群众健康权益的有力保障。加强卫生计生监督工作是推进社会治理体系建设、全面推进卫生与健康领域法治建设的重要举措,是推进职能转变、加强事中事后监管的重要内容,对推进健康中国建设具有十分重要的意义。

一、卫生计生监督体系规划的内涵与现状

(一)卫生计生监督体系的内涵

卫生计生监督体系是公共卫生体系的重要组成部分,是执行国家卫生法律法规、维护公共卫生秩序和医疗服务秩序的现实载体,是保护人民群众健康,促进经济社会协调发展的重要保证。

卫生计生监督工作实行分级管理。中央、省、设区的市、县级人民政府卫生计生行政部门内设卫生计生监督机构并下设卫生计生监督执行机构(以下统称卫生监督机构),负责辖区内卫生监督工作。县级卫生计生监督机构可在乡镇派驻卫生监督人员。

(二)卫生计生监督机构的功能任务

卫生计生监督工作主要是制订和组织实施卫生和计划生育法律法规执行情况监督检查规划,依法组织部署和协调开展医疗卫生、公共卫生、计划生育、中医服务等卫生与健康领域综合监督管理与执法,依法依规查处违法行为。各级卫生行政部门按照法律法规的规定,履行卫生监督管理职责;制订相关政策;负责卫生监督工作的宏观管理、组织协调和信息发布。

卫生计生监督的主要职责是:依法监督管理食品、化妆品、消毒产品、生活饮用水及涉及饮用水卫生安全产品;依法监督管理公共场所、职业、放射、学校卫生等工作;依法监督传染病防治工作;依法监督医疗机构和采供血机构及其执业人员的执业活动,整顿和规范医疗服务市场,打击非法行医和非法采供血行为;承担法律法规规定的其他职责。各级卫生计生监督机构在同级卫生计生行政部门领导下承担卫生监督工作任务。

(三)卫生计生监督体系现状

1. **卫生计生监督体系建设现状**　截至2014年底,我国共有卫生计生监督所(中心)2975个,其中省属机构31个,地级市属机构391个,县级市(区)属机构1030个,县属机构1500个,其他23个。

截至2014年底,我国卫生计生监督机构人员数累计7.24万,其中卫技人员5.98万,5.67万人已取得卫生监督员证书。卫技人员中,25~44岁的卫技人员占比达55.40%;大学本科及以上学历人员占比为37.40%,大专学历人员占比为39.80%,中专及以下学历占

比为 22.80%；副高及以上职称人员占比为 5.20%，中级职称人员占比为 23.50%，初级及以下职称人员占比为 71.30%，详见图 9-3。

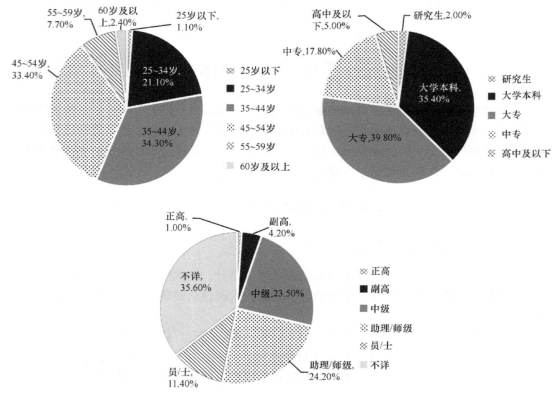

图 9-3　2014 年全国卫生计生监督所（中心）卫技人员年龄、学历及职称构成情况

截至 2014 年底，全国各级卫生计生监督机构累计总资产 80.42 亿元，万元以上设备 2.99 万台，总价值 11.91 亿元，房屋建筑面积总计 30.89 万平方米。

2. 卫生计生监督体系工作现状　经过多年的探索与实践，卫生监督体制改革已取得实质性进展，基本明确了卫生监督在整个卫生体系中的地位和作用，从中央到县四级、覆盖农村地区的卫生监督体系框架基本形成，实现执法中心下移及执法对象的属地化。

目前卫生计生监督机构承担了医疗卫生、公共卫生、计划生育、中医服务等卫生与健康领域综合监督管理与执法，卫生监督职能的行使得到了组织保障。同时，卫生监督执法工作也在深入开展，推进综合监管制度建设；加大执法监督力度，有效维护群众健康权益；加强卫生计生综合监管和执法监督体系建设，强化执法能力保障；健全监督制度规范，完善监督机制；强化队伍建设，提高管理人员素质和能力；提升监督信息化服务水平；创新监督手段，加大卫生计生监督宣传力度，推进社会共治。

二、卫生计生监督体系规划的现状

（一）卫生计生监督体系规划

卫生计生监督体系规划是通过评价特定区域内卫生计生监督服务需要，确定如何分配现存或预期可控资源，从而有效满足当地卫生监督服务需要的一个过程。制订与实施卫生计生监督体系规划是卫生改革和发展的重大举措，也是合理配置和有效利用卫生资源的必然要求。

（二）卫生计生监督体系规划的发展

为指导并推进全国卫生监督体制改革，2001 年国家卫生部印发《关于卫生监督体制改革的指导意见》（卫办发〔2000〕第 16 号），首次对卫生监督机构的主要设置及建设管理工作进行初步界定。"非典"之后，国务院颁布《关于卫生监督体系建设的若干规定》，明确提出了卫生监督体系建设的目标，并对卫生计生监督机构的设置与职责、人员管理及经费保障等内容做出明确规定。2005 年出台的《卫生监督机构建设指导意见》（卫监督发〔2005〕76 号）则明确了卫生监督机构的建设要求、建设标准。2006 年出台的《关于卫生监督体系建设的实施意见》（卫监督发〔2006〕223 号），进一步规范了卫生监督机构的设置、机构人员编制及人员管理，强调落实经费、加强卫生监督技术支持能力建设和农村卫生监督网络建设。2013 年出台的《国家卫生计生委关于切实加强综合监督执法工作的指导意见》（国卫监督发〔2013〕40 号）就切实做好地方综合监督执法工作提出指导意见，明确工作任务和工作要求。在 2016 年国务院出台的《全国医疗卫生服务体系规划纲要（2015—2020年）》和《"健康中国 2030"规划纲要》中，均对卫生监督机构和功能设置也提出了要求。为切实做好"十三五"期间我国卫生计生监督工作，促进卫生计生法律法规有效实施，维护人民群众健康权益，国家卫生与计划生育委员会制定了《"十三五"全国卫生计生监督工作规划》（国卫监督发〔2017〕4 号），该规划是根据《"健康中国 2030"规划纲要》、"十三五"卫生与健康规划和"十三五"期间深化医改规划要求编制，阐明"十三五"时期卫生计生监督工作的指导思想、基本原则、工作目标、主要任务和保障措施，是指导卫生计生监督科学发展的行动纲领。

与此同时，全国各省级卫生行政部门也根据以上政策出台了相应的卫生资源配置标准，200多个地级市据此制订了区域卫生规划，规划对卫生计生监督机构的设置、人力、设备和经费的配置均提出了具体要求。自 2006 年和 2010 年起，部分地区还制订了第二轮和第三轮规划。

表 9-5　卫生计生监督体系规划相关的政策文件及内容

发文时间	发文号	发文名称	主要内容
2000 年 1 月	卫办发〔2000〕第 16 号	《关于卫生监督体制改革的意见》	·指导思想和目标：按照依法行政、政事分开和综合管理的原则，调整卫生资源配置，理顺和完善现行卫生监督体制，建立结构合理、运转协调、行为规范、程序明晰、执法有力、办事高效的卫生监督新体制 ·基本原则 ·主要工作：规范卫生行政部门的卫生执法监督机构和人员编制的设置，合理理划分卫生监督与卫生技术服务职责，加强卫生监督队伍的建设，改革、完善卫生监督运行机制 ·具体要求：加强领导，统筹规划，遵循区域覆盖和就近服务原则
2005 年 1 月	卫生部第 39 号令	《关于卫生监督体系建设的若干规定》	·卫生监督体系建设总则 ·机构设置与人员管理 √机构设置：分级管理，中央、省、设区的市、县级人民政府卫生行政部门内设卫生监督机构并下设卫生监督执行机构（以下统称卫生监督机构），负责辖区内卫生监督工作。县级卫生监督机构可在乡镇派驻卫生监督人员

发文时间	发文号	发文名称	主要内容
2005 年 1 月	卫生部第 39 号令	《关于卫生监督体系建设的若干规定》	√各级卫生监督机构人员编制根据辖区人口、工作量、服务范围和经济水平等因素科学合理制订 √人员管理要求 ·职责 √卫生监督的主要职责是：依法监督管理食品、化妆品、消毒产品、生活饮用水及涉及饮用水卫生安全产品；依法监督管理公共场所、职业、放射、学校卫生等工作；依法监督传染病防治工作；依法监督医疗机构和采供血机构及其执业人员的执业活动，整顿和规范医疗服务市场，打击非法行医和非法采供血行为；承担法律法规规定的其他职责 √卫生部卫生监督机构职责：负责全国卫生监督工作 √省级卫生监督机构职责：负责辖区内卫生监督工作的组织协调和监督指导 √市、县级卫生监督机构职责：负责辖区内日常卫生监督工作、卫生行政许可、公共卫生监督、医疗卫生监督等 √保障措施：经费保障
2005 年 3 月	卫监督发〔2005〕76 号	《卫生监督机构建设指导意见》	·建设目标：全面加强卫生监督机构的能力建设，提高各级卫生监督机构的综合执法能力，建立职责明确、行为规范、执法有力、保障到位的卫生监督体系 ·建设原则：总体规划、统筹兼顾；分级负责、加强管理；因地制宜、分类指导 ·建设要求：明确各级卫生监督机构的建设标准，充分利用现有资源，新、改、扩建的卫生监督机构的基础建设；加强省级卫生监督机构建设；重点加强市（地）、县级卫生监督机构建设 ·建设标准 √房屋建设：人均建筑面积应在 40m² 以上，对于人员编制较少的机构，省级机构的建筑规模不少于 4800m²，设区的市级机构不少于 2400m²，县级机构不少于 1200m² √车辆配备：监督工作用车辆应包括卫生监督执法车和现场快速检测车；按监督执法人员每 4～8 人配备 1 辆的标准进行配置；级和设区的市级卫生监督机构，应配置现场快速检测车 1～2 辆 √配备必要的现场快速检测设备和防护设备 √各级卫生监督机构根据执法工作任务需要，配备执法取证工具 √信息建设：加强信息网络硬件和软件建设，努力提高各级卫生监督机构信息化水平
2006 年 6 月	卫监督发〔2006〕223 号	《关于卫生监督体系建设的实施意见》	·指导思想和工作思路 √指导思想：以邓小平理论和"三个代表"重要思想为指导，坚持以人为本，落实科学发展观，完善监督机制，健全监督职能，实行综合执法，全面推进依法行政，加强卫生监督队伍建设，依法监督公共卫生秩序和医疗服务活动，维护人民群众健康权益，促进和谐社会建设 √工作思路：加强卫生法律法规和卫生标准建设，加强卫生监督监测信息网络建设，建立卫生执法监管长效机制，加强卫生监督队伍管理，改善卫生执法工作条件，提高监督能力和水平 ·规范卫生监督机构设置 √机构设置及名称：卫生监督机构是行政执法机构 √内设机构：卫生监督机构根据承担的职责应设置综合管理、卫生许可、监督检查、队伍管理与执法稽查等内设机构。省和副省级城市的卫生监督机构根据工作需要，可设立相应的专业科室 ·规范卫生监督机构人员编制：按照"精简、统一、效能"的原则，综合考虑辖区人口、工作量、服务范围和经济水平等因素测算所需行政执法编制

续表

发文时间	发文号	发文名称	主要内容
2006 年 6 月	卫监督发〔2006〕223 号	《关于卫生监督体系建设的实施意见》	·加强卫生监督人员管理 ·落实卫生监督经费 ·加强卫生监督技术支持能力建设 ·加强农村卫生监督网络建设 ·保障措施
2011 年 11 月	卫办监督发〔2011〕147 号	《2011—2015 年全国卫生监督员培训规划》	·指导思想：落实人才强国战略的总体要求，建立和完善卫生监督员培养体系，以提高卫生监督员的政治素质、业务水平和执法能力为重点，以培养卫生监督工作领军人才、紧缺人才、复合型人才为目标 ·基本原则：把握需求，分类培训；整体规划，逐级负责；统筹兼顾，注重能力；创新管理，注重实效 ·发展目标：2015 年底，重点完成不少于 60 名国家级卫生监督专家、3000 名首席卫生监督员、8000 名卫生监督紧缺专业人才、35 000 名基层复合型卫生监督人才的培训 ·主要任务：完善卫生监督员培训管理和考核制度；完善培训大纲和教材体系；加强师资队伍建设管理；建立卫生监督员培训基地，构建卫生监督员培训网络平台，实施卫生监督员全员培训 ·保障措施：加强组织领导，明确职责任务，抓好组织实施，及时总结报告；保障经费投入，规范资金管理；加强检查指导，确保培训效果
2013 年 12 月	国卫监督发〔2013〕40 号	《国家卫生计生委关于切实加强综合监督执法工作的指导意见》	·基本原则 ·综合监督执法工作主要任务：负责公共卫生、医疗卫生、计划生育综合监督，监督检查卫生计生法律法规的落实情况，查处违法行为 √省级综合监督执法局工作任务 √设区的市级、县级综合监督执法局负责行政区域内卫生计生日常监督工作 √乡镇（街道）计划生育办公室要做好行政区域内的计生管理、服务、监督执法和卫生监督等工作 √由村（居）计生专干兼任村（居）卫生计生监督信息员，做好信息收集和报告工作 ·工作要求：解决综合监督执法局的人员配备、经费保障等问题，以基层为重点有效整合卫生计生两个系统的监督资源，依法行政，严肃查处卫生计生违法行为
2017 年 1 月	国卫监督发〔2017〕4 号	《"十三五"全国卫生计生监督工作规划》	·规划背景 ·指导思想、基本原则和规划目标 ·重点任务 √推进综合监管制度建设，依法依规实施综合监管 √加大执法监督力度，有效维护群众健康权益 √加强卫生计生综合监管和执法监督体系建设，强化执法能力保障 √健全监督制度规范，完善监督机制 √强化队伍建设，提高管理人员素质和能力 √提升监督信息化服务水平 √创新监督手段，推进社会共治 √加大卫生计生监督宣传力度 ·保障措施：加强组织领导，保障经费投入，强化督导落实

三、卫生计生监督体系规划的制订与实施

（一）卫生计生监督体系规划制订的基本程序

卫生计生监督体系规划是医疗卫生服务体现规划的一个重要组成部分。卫生计生监督体系规划的编制程序与卫生规划编制的工作程序基本一致，可参考本章第一节妇幼健康体

系规划的基本程序，本节不再作详细阐述。

（二）卫生计生监督体系规划的制订

卫生规划的内容一般包括规划背景、指导思想与基本原则、规划目标、卫生资源配置标准、卫生资源配置规划、实施保障与监督评价等内容。本节将按照此内容框架阐述卫生计生监督体系规划的制订。

1. **规划背景**　该部分主要通过对卫生计生监督体系的状况进行分析，总结区域内卫生计生监督领域所面临的主要机遇和挑战，为制订规划提供依据。状况分析的内容主要包括社会卫生状况、卫生计生监督机构的资源配置状况及其服务提供利用状况三个方面，在此基础上总结目前卫生计生监督领域存在的主要机遇和挑战。该部分内容主要利用现有卫生信息资源进行分析，主要通过卫生计生监督信息系统和机构报表获取所需信息，结合必要的现况调查结果，综合获得卫生计生监督体系的背景信息。

（1）社会卫生状况由健康状况指标和社会影响因素指标来反映。重点关注卫生计生监督相关的社会影响因素指标，如反映卫生计生监督部门制订卫生计生标准的情况、开展卫生计生监督情况的相关指标，以及反映经济、人口、社会发展和环境、政策变化的相关指标。

（2）卫生计生监督体系资源配置状况：主要分析卫生计生监督机构的设置情况、人力、设备、经费等资源的配置情况，从宏观层面明确资源配置存在的差距。如能获得卫生计生监督机构连续多年的资源配置数据，可进一步分析其变化发展趋势。

卫生计生监督机构的设置情况，主要明确区域内现有卫生计生监督机构的数量、类型、功能定位及其区域分布情况，宏观描述卫生计生监督体系的构成框架。

卫生计生监督机构的人力资源配置情况，主要明确区域内现有卫生计生监督机构的人力资源规模、结构分布及其发展趋势等情况。其中，人力资源的规模可以用卫生计生监督机构的人力资源总数、卫技人员总数及其占比、卫生监督员总数及其占比、每万人口卫生监督监人员数量等指标进行描述。人力资源的结构分布可以用不同地区卫生计生监督机构中卫技人员和（或）卫生监督员的性别构成比、年龄构成比、学历构成比和职称构成比等指标进行描述。

卫生计生监督机构的设备配置现况，主要描述区域内卫生计生监督机构中与服务提供相关的固定资产配置情况，包括房屋建筑面积、车辆配备、现场快速检测设备和防护设备配备情况等内容，分析设备配置能否达到机构配置标准，能否满足机构的服务提供。

卫生计生监督机构的经费配置现况，主要描述区域内现有卫生计生监督机构的经费收入和支出情况，包括机构收入总数及其构成情况、支出总数及其构成情况、收支平衡状况等内容，分析卫生计生监督机构经费的来源及经费的保障落实情况。

（3）卫生计生监督服务提供利用状况：主要分析提供卫生服务的种类、数量、质量及利用情况。重点关注与其机构功能设置密切相关的指标，如医疗卫生机构监督覆盖率、农村集中式供水安全巡查乡镇覆盖率、学校卫生综合评价覆盖率、公共场所卫生量化分级管理覆盖率，国家双随机监督抽检覆盖全国被监督单位的比例、省/市/县级监督执法业务应用系统使用率等指标。

（4）存在的主要机遇和挑战：重点阐述目前卫生计生监督领域面临的主要问题和资源配置所具备的优势和劣势，明确资源配置的差距。主要从上述的社会卫生状况、机构设置状况、人力、设备、经费等资源的配置情况及服务提供情况几个方面进行考虑，在宏观层面明确本次规划应重点解决的领域和资源配置的差距。

2. 指导思想与基本原则　指导思想是指开展工作必须遵循的总原则和总要求，一般是根据当前的政治制度和主流的社会价值观提出的对实现目标的各种策略的筛选原则。指导思想的内容可以结合当前政治制度、当地社会发展方向、卫生工作方针及卫生监督体系建设目标等方面进行综合考虑。例如，《"十三五"全国卫生计生监督工作规划》（国卫监督发〔2017〕4号）的指导思想是：高举中国特色社会主义伟大旗帜，全面贯彻党的十八大和十八届三中、四中、五中、六中全会精神，以马克思列宁主义、毛泽东思想、邓小平理论、"三个代表"重要思想、科学发展观为指导，深入学习贯彻习近平总书记系列重要讲话精神，紧紧围绕统筹推进"五位一体"总体布局和协调推进"四个全面"战略布局，坚持以人民为中心的发展思想，牢固树立和贯彻落实新发展理念，坚持正确的卫生与健康工作方针，以维护群众健康为使命，以监督检查卫生计生法律法规落实情况为动力，完善综合监管和执法监督体制、机制和制度，着力推进监督机构体系和能力建设，积极探索创新综合监管方式，不断提高监督执法能力和水平，为推进卫生计生事业发展和健康中国建设提供坚实基础。

基本原则是指导思想的细化。在制订基本原则时，一方面需要坚持健康需求导向，推动卫生计生监督事业的发展；另一方面也需要注意规划与区域内社会经济发展相适应，各部门统筹发展，分级分类管理，坚持动态性等原则。例如，《"十三五"全国卫生计生监督工作规划》（国卫监督发〔2017〕4号）的基本原则是：坚持依法监督、公正高效；坚持综合监管，重点突破；坚持改革创新，完善制度；坚持协同推进，全行业监管。

3. 规划目标　规划的总目标是在推进卫生规划实施的基础上，合理配置和优化区域内的卫生资源，逐步建立起与社会主义市场经济体制相适应的卫生资源配置机制，改善和提高卫生综合服务能力和资源利用效率。在制订规划目标时，一般根据卫生计生监督体系的建设发展目标和工作重点，明确现实"资源配置的差距"，权衡可得资源，提出期望达到的资源配置值。

规划的具体指标是对总目标的细化，卫生计生监督体系规划的具体指标类型一般包括两个方面的内容：一是资源配置指标，包括卫生计生监督机构的设置标准、功能定位、经费投入指标、人力资源指标、设备配置指标等；二是卫生计生监督机构提供服务及开展监督的相关指标，如《"十三五"全国卫生计生监督工作规划》（国卫监督发〔2017〕4号）以医疗卫生机构监督覆盖率、农村集中式供水安全巡查乡镇覆盖率、学校卫生综合评价覆盖率、公共场所卫生量化分级管理覆盖率、国家双随机监督抽检覆盖、全国被监督单位的比例、省/市/县级监督执法业务应用系统使用率等作为卫生计生监督工作"十三五"规划的主要指标。

对于具体指标值的设置，参考《国家医疗卫生服务体系规划》（国办发〔2015〕14号）、《"健康中国2030"规划》《"十三五"全国卫生计生监督工作规划》（国卫监督发〔2017〕4号）等宏观政策的具体指标设置，结合当地卫生计生监督体系的具体情况，权衡可得的社会资源，制订科学、明确、可行的规划指标。

4. 卫生计生监督体系资源配置标准　包含在卫生资源配置标准中，一般由省级政府负责制订，包括机构、人力、医疗设备和卫生费用等配置标准。目前卫生计生监督体系的资源配置多数是通过资源人口比值法结合专家咨询确定配置标准。

（1）卫生计生监督机构及功能设置标准：主要阐述各级卫生计生监督机构应达到的配置标准，包括机构数量、机构功能设置、机构建设标准等，可以分行政区划进行阐述。卫生计生监督机构及功能设置标准主要按照国家相关文件规定进行设置。

1）卫生计生监督机构设置标准：《关于卫生监督体系建设的若干规定》（卫生部令第39号）指出，卫生监督工作实行分级管理。中央、省、设区的市、县级人民政府卫生行政部门内设卫生监督机构并下设卫生监督执行机构（以下统称卫生监督机构），负责辖区内卫生监督工作。县级卫生监督机构可在乡镇派驻卫生监督人员。

2）卫生计生监督机构的功能设置标准：《关于卫生监督体系建设的若干规定》（卫生部令第39号）提出，各级卫生监督机构在同级卫生行政部门领导下承担卫生监督工作任务。

为整合卫生计生系统的监督资源，提高综合监督效能，2015年国家卫生和计划生育委员会出台《关于进一步加强卫生计生综合监督行政执法工作的意见》（国卫监督发〔2015〕91号），强调整合后的卫生计生综合监督行政执法机构负责监督检查卫生计生法律法规的落实情况，依法开展公共场所卫生、饮用水卫生、学校卫生、医疗卫生、职业卫生、放射卫生、传染病防治、计划生育和中医服务等综合监督行政执法工作，查处违法行为。

2013年的《国家卫生计生委关于切实加强综合监督执法工作的指导意见》（国卫监督发〔2013〕40号）对省级、设区的市、县（区）级、乡镇（街道）级、村（居）级5级的卫生计生监督体系和机构建设提出了要求。

县级以上卫生计生行政部门的综合监督部门应当做好公共卫生、医疗卫生和计划生育监督政策制订、规划计划制订、考核评估、队伍管理、组织协调等工作。地方各级卫生计生行政部门应当整合下设的监督执法机构和人员，组建卫生计生委员会综合监督执法局（以下统称综合监督执法局），作为卫生计生行政部门集中行使公共卫生、医疗卫生和计划生育等综合监督执法职权的执行机构。

省级综合监督执法机构负责辖区内卫生监督工作的组织协调和监督指导工作，任务包括：实施行政区域内卫生计生监督工作规划和年度计划，制订工作制度规范；对下级的卫生计生监督工作进行指导和监督检查；开展卫生计生专项整治；查处行政区域内大案要案，参与重大活动的卫生保障；执行国家卫生计生监督抽检任务，组织实施行政区域内的卫生计生监督抽检；开展执法稽查；实施行政区域内卫生计生监督人员的资格考试和审定工作；实施行政区域内卫生计生监督人员培训；实施行政区域内卫生计生监督信息的汇总、核实、分析、上报；实施卫生计生法律法规宣传教育和执法检查；完成卫生计生行政部门、中医药管理部门交办的食品安全、中医药监督等相关工作及职责范围内的工作。

设区的市级、县级综合监督执法机构负责行政区域内卫生计生日常监督工作，主要的工作任务包括：实施卫生计生专项整治和日常监督检查；对公共场所卫生、生活饮用水卫生、学校卫生及消毒产品和涉及饮用水卫生安全产品进行监督检查；对医疗机构、采供血机构及从业人员的执业活动进行监督检查，查处违法行为；打击非法行医和非法采供血；整顿和规范医疗服务秩序；对医疗卫生机构的放射诊疗、职业健康检查和职业病诊断工作进行监督检查，查处违法行为；对医疗机构、采供血机构、疾病预防控制机构的传染病疫情报告、疫情控制措施、消毒隔离制度执行情况、医疗废物处置情况和菌（毒）种管理情况等进行监督检查，查处违法行为；对母婴保健机构、计划生育技术服务机构服务内容和从业人员的行为规范进行监督，依法打击"两非"行为，做好计划生育违法违纪案件的督查督办；对派出机构进行管理，对监督协管员进行培训、业务指导；行政区域内卫生计生监督信息的收集、核实和上报；受理对违法行为的投诉、举报；开展卫生计生法律法规宣传教育和执法检查；完成卫生计生行政部门、中医药管理部门交办的食品安全、中医药监督等相关工作及职责范围内的工作。

乡镇（街道）计划生育办公室负责行政区域内的计划生育管理、服务、监督执法和卫生监督等工作。乡镇卫生院、社区卫生服务机构承担卫生计生监督协管工作，接受县级综合监督执法局和乡镇（街道）计划生育办公室业务指导。

村（居）计生专干兼任村（居）卫生计生监督信息员，做好信息收集和报告工作。

（2）卫生计生监督机构卫生资源配置标准

1）卫生计生监督机构人力资源配置标准：各级卫生监督机构的人员编制，应当根据辖区人口、工作量、服务范围和经济水平等因素科学合理制订。2008年《卫生监督体系建设与发展研究报告》和2010年《卫生部关于切实落实监管职责进一步加强食品安全与卫生监督工作的意见》均对卫生监督人员的配置提出了指导性意见，各地制订卫生计生监督机构人员配置标准时可参照使用。

《卫生监督体系建设与发展研究报告》提出全国卫生监督机构人员编制配置标准。省级：辖区人口4000万以上，配备130~170人。设区市级：辖区人口500万以上，配备100人以上；300万人以上，配备60~100人；100万人以上，配备50~60人；100万人以下，配备50人以下。县级：80万人以上，配备50人以上；40万人以上，配备40~50人；10万人以上，配备15~40人；10万人以下，配备15人以下。《卫生部关于切实落实监管职责进一步加强食品安全与卫生监督工作的意见》指出，要切实加强执法力量配备，参照辖区每万名常住人口配备1~1.5名卫生监督员的标准，测算所需卫生监督执法人员编制。

2）卫生计生监督机构其他资源配置标准如下所示。

设备配置标准：各机构主要根据各自开展的卫生服务项目，按照技术适宜、资源共享和成本效益原则，配置与机构功能和规模相适应的设备。《卫生监督机构建设指导意见》（卫监督发〔2005〕76号）对卫生监督机构的房屋建设标准、车辆配备标准、现场快速检测设备和防护设备、取证工具及办公设备的配置标准均做了具体要求，可参照制订。

经费配置标准：卫生计生监管体系所需基本建设、设备购置及人员经费、公用经费和业务经费等由同级财政予以安排。各地要根据机构和队伍整合情况，整合相关经费渠道，加强资金管理，提高资金使用效率。推动建立科学合理的卫生计生监督执法经费保障机制，加大保障力度。各级政府要根据实现基本公共卫生服务的均等化的目标，完善政府对公共卫生的投入机制，逐步增加公共卫生投入。

5. 卫生计生监督体系规划　重点阐述卫生计生监督体系规划的主要内容、基于卫生资源的配置标准、从现有资源到配置标准所需的资源增量，以及通过何种方式实现或获得所需的资源增量。

（1）卫生计生监督体系机构及功能设置规划：中央、省、设区的市、县级人民政府卫生行政部门内设卫生监督机构并下设卫生监督执行机构（以下统称卫生监督机构），负责辖区内卫生监督工作。县级卫生监督机构可在乡镇派驻卫生监督人员。根据以上原则，明确现有各级卫生计生监督机构设置是否需要调整，如何进行调整。

各级卫生计生监督机构应当根据专业特点与功能定位，以及本地区卫生计生监督工作的具体实际，明确职责和任务，合理设置内设机构。在此基础上，明确现有各级卫生计生监督机构在科室设置和职能设置上是否需要调整，如何进行调整等。

（2）卫生计生监督机构卫生资源配置规划：由于目前卫生计生监督体系的资源配置多数是通过资源人口比值法结合专家咨询确定配置标准，故在进行卫生资源配置规划时，需要先明确当地的人口基数及自然增长率，根据当地人口平均发展速度测算出拟规划年人口数量，依照卫生资源配置标准即可估计当地的资源规划数量，同时结合当地服务人口密度、社会需求、交通状况及承担的功能任务等对卫生资源规划进行适当调整。

1）卫生计生监督机构人力资源配置规划：按照卫生计生监督机构人力资源配置标准，估算出规划期内所需达到的卫生人力资源规划目标，明确规划期内所需的卫生人力资源增量，包括不同级别卫生计生监督机构人力资源的规划目标及增量，以及卫生人力资源学历结构占比、职称结构占比和卫生监督员占比等所需达到的规划目标。

X 州疾卫生监督机构人力资源配置规划（2011—2015 年）

当地卫生监督员按照 1～1.5 人/万人口的标准配置。到 2015 年全州卫生监督机构人员总数达到 270～405 人，比 2008 年增加 102～237 人；50%以上卫生监督员、助理卫生监督员具有本科以上学历，所有监督人员具有综合执法能力。

同时，规划中还需进一步明确规划期内实现或获得所需人力资源增量的方式方法，包括人才培养和使用的策略等。例如，通过建立人员规范化培训制度，健全培训质量考评机制，完善人才培养和激励机制；通过建立健全监督行政执法全过程记录制度和行政裁量权基准制度，健全落实行政执法与刑事司法衔接机制，开展卫生计生执法稽查，规范行政执法。

2）卫生计生监督机构其他资源配置规划：按照卫生计生监督机构设备配置标准，各机构根据功能定位、卫生技术水平和群众健康需求，配置与机构功能和规模相适应的设备，重点是与卫生计生监督相关的车辆、现场快速检测设备和防护设备、取证工具及办公设备的配置规划。

按照卫生计生监督机构经费配置标准，各级政府落实工作经费，逐年增加对卫生计生监督事业的投入。

加强信息化建设，完善国家和省两级卫生计生监督信息系统，构建覆盖国家、省、地市、县四级业务应用的卫生计生监督信息体系框架，提高监督信息化应用水平；加强对数据信息的挖掘与分析利用，及时掌握信息，提升科学分析研判能力。

6. 实施保障与监督评价

（1）实施保障：卫生规划是政府对卫生事业进行宏观调控的重要手段，要切实加强对卫生规划工作的领导，成立卫生规划实施领导小组及办公室。卫生计生监督体系规划的落实需要社会各方的参与，必须在规划中明确不同层级政府及政府财政、卫生和计划生育委员会、发展和改革委员会、编制办公室等相关部门的任务，制订相应行动计划，落实规划任务。

（2）监督评价：卫生行政部门应建立卫生规划和资源配置监督评价机制，通过开展卫生规划实施进度和效果评价，推动规划落实，实现医疗卫生资源合理配置。因此，此部分应明确规划编制流程、规划实施进度及监督评价机制。

（三）卫生计生监督体系规划的实施

卫生计生监督体系规划制订完成后，经过后期的论证评价与送审立法程序，规划进入到实施阶段。在实施卫生规划的过程中，需要明确各阶段和各部门的主要工作任务，以确保卫生规划得以顺利实施。

1. **政府主导，加强组织领导**　各级党委和政府要充分认识实施卫生规划的重要性、紧迫性和艰巨性，切实加强组织领导，把卫生规划纳入当地经济和社会发展的总体规划，切实保证卫生事业与经济和社会同步发展。规划通过当地政府审议后，卫生行政部门应尽快牵头相关部门组建卫生规划实施领导小组，负责规划实施的组织领导工作。领导小组下设办公室，负责规划实施的日常工作。

2. **明确职责，强化规范运行**　规划的落实需要社会各方的参与。按照卫生规划的要求，明确不同层级政府及政府财政、卫生和计划生育委员会、发展和改革委员会、编制办公室等相关部门的任务职责，制订相应政策制度及行动计划，落实规划任务。

3. **突出重点，合理配置卫生资源**　通过分析卫生资源配置不合理的原因，明确卫生资源配置过程中的主要工作任务，突出重点，合理配置资源。首先，构建科学有效的卫生计生综合监管和执法监督网络体系；其次，明确各级卫生计生监督机构职责，研究卫生计生执法监督人员配置标准，合理调整执法监督人员结构，加强执法监督力量；最后，推动各级监督机构的业务用房、执法装备、执法车辆达到国家规定的配置标准，促进卫生计生监督机构工作规范化，建立健全统一、专业、高效的综合监管和执法监督体系。

4. **适时调控，加强监督考核**　必须建立完善的监督、评价机制、指标体系和信息系统，对卫生规划的实施进度和效果进行综合评价与指导，及时发现规划实施中的问题，为规划的调整与完善提供依据。同时，在卫生规划的调整时，需要把卫生服务的供需基本平衡作为资源配置的首要原则，以适应经济社会发展和卫生事业的进步，确保区域卫生规划目标的实现。

第四节　采供血体系规划

一、采供血体系规划的意义

1998 年《中华人民共和国献血法》的颁布实施，实现了我国献血方式从有偿到无偿的转变，也极大促进了我国采供血机构的建设与发展。在无偿献血工作方面，全国年献血总量从 1998 年的 800 多吨增加到 2015 年的 4440 吨；在建立健全血液管理法律、法规方面，出台了《血站管理办法》《血站质量管理规范》《血站实验室质量管理规范》《单采血浆站管理办法》《临床输血技术规范》等一系列政策、法规。近二十年来我国采供血事业取得很大的进步。但是，随着近几年我国经济社会的发展和医疗保障体制的逐步建立，人们健康意识的不断提高，医疗服务需求出现"井喷"之势，每年临床用血量急剧上升，以每年10%～15%的速度递增，许多地方甚至出现了"血荒"。另外，我国人口献血率只有 0.87%，低于世界高收入国家的 4.54%和中等收入国家的 1.01%，离世界卫生组织推荐的 1%也有一定的差距；这些数据说明我国采供血体系发展现状距离满足快速增长的临床用血需求还存在较大的差距，采供血机构面临着更艰巨和繁重的任务。

采供血机构是不以盈利为目的的社会事业公益性机构，要满足人民群众不断增长的健康需求，满足快速增加的临床用血需求，必须由政府部门做好规划和统筹，建设和完善好区域内采供血体系，才能保证血液的充足和安全，这对于保障临床医疗救治可持续发展，为广大患者提供安全、足量的临床用血具有重要意义。

二、采供血体系现状

自 2005 年卫生部印发《采供血机构设置规划指导原则》以来，各地按照指导原则分别制订了本地区《采供血机构设置规划》，以规划为指导，采供血机构的设置趋向合理，一些地区还打破行政区划的限制，进行了相对合理地资源配置。截至 2014 年底，全国 31 个省、自治区、直辖市和新疆生产建设兵团共有的 541 家采供血机构，详见表9-6。

表 9-6　全国各地区采供血机构数

地区	采供血机构数（家）	地区	采供血机构数（家）	地区	采供血机构数（家）
北京市	7	山西省	21	广西壮族自治区	27
天津市	6	吉林省	20	重庆市	11
河北省	14	黑龙江省	27	四川省	27
辽宁省	23	安徽省	23	贵州省	28
上海市	8	江西省	13	云南省	16
江苏省	30	河南省	22	西藏自治区	2
浙江省	20	湖北省	21	陕西省	10
福建省	9	湖南省	15	甘肃省	17
山东省	26			青海省	9
广东省	43			宁夏回族自治区	5
海南省	2			内蒙古自治区	18
				新疆维吾尔自治区	21
东部	188	中部	162	西部	191

数据来源：中国卫生计生统计年鉴（2015）

但是，有研究表明，目前的采供血体系建设也存在着一些问题。

1. 采供血设备配置的宏观调控有待加强　设备配置的严格准入制度和允许制度，可保证采供血服务体系的运行效率和效益。目前，采供血设备配置存在总量相对不足和分布不均衡、设备购置缺乏长期和区域性规划，以及设备重置和利用不足等现象，在一定程度上制约了采供血工作的发展。而这些规划都需要从宏观角度进行合理配置。从长远的角度看，部分采供血机构缺少科学的长期规划，在设备配置管理方面缺少规划和计划的平衡；没有充分考虑设备配置和卫生服务机构的共同协调发展问题。

2. 采供血机构设备配置的人力资源有待发展　随着输血医学的不断发展及居民医保政策的实施和完善，人民群众就医需求迅速增长，临床用血量将会不断增加，采供血机构的人员缺编问题及对相关人员的要求会不断增加。《血站质量管理规范》中要求，确定及配备数量适宜、接受过良好培训、具有专业知识、采供血工作经验及相应能力的管理和技术等人员。卫技人员应占职工总数的75%以上，各专业技术任职资格的人员比例要与血站的功能和任务一致。而机构人员配置不能达到规范要求，以及缺编问题不是简单地通过增加人员就可解决。目前卫技人员占采供血机构人员总数的 70.77%，采供血机构各类人员数量见表 9-7。

表 9-7　2014 年全国采供血机构人员情况

人员分类	人数（人）	百分比（%）
卫技人员	22 618	70.77
其他技术人员	2910	9.11
管理人员	2234	6.99
工勤技能人员	4198	13.14
采供血机构人员合计	31 960	—

数据来源：中国卫生计生统计年鉴（2015）

现行体制下，要一体化管理，统筹规划各采供血机构的设备资源配置，涉及省级、地市级、县级政府对机构与编制的处理，各级政府必须做好"牵头人"，只有理顺体制，构建与区域人口、医疗资源及临床用血需求相适应，有效、经济、布局合理的采供血服务体系，才能改善和提高采供血机构的综合服务能力和设备资源利用效率，形成采供血的人才链、技术链、信息链和管理链。在管理方面，不仅要重视设备资源的合理配置，还要力求统一管理模式，重视设备的使用管理。

三、采供血体系规划的编制

应遵照 2013 年国家卫生和计划生育委员会印发的《血站设置规划指导原则》进行编制，可参考 2005 年卫生部印发的《采供血机构设置规划指导原则》。

（一）规划总体目标

构建横向到边、纵向到底、覆盖城乡的血站服务体系，确保血站服务体系与当地社会经济发展相适应，与医疗服务体系发展相一致，与医疗保障体系发展相协调，满足群众日益增长的临床用血需求。

省级卫生计生行政部门应当充分评估辖区内医疗卫生资源分布和发展状况，并结合地区实际情况，统一规划辖区内血站，合理配置血站资源，逐步建立形成"质控上收、服务下沉"的血站服务模式，推进血站标准化建设，实施血站规范化管理，加强各级血站的资源整合和纵向联系，实现区域内各级血站分工协作，确保临床用血安全、充足和有效。

（二）规划的原则

1. **政府主导原则**　各地政府应当确保血站发展人员、经费及建设等资源需求，坚持血站的公益性。《血站设置规划》应遵循区域卫生规划工作的有关要求，与医疗机构设置规划相衔接，政府应当将其中与血站设置有关的要求，通过血站设置规划予以落实。

2. **科学发展原则**　《血站设置规划》应当有利于构建布局合理、安全高效的血站服务体系，推动血液事业科学发展。各地应当统筹规划血站及其分支机构、采血点和储血点，明确功能任务、数量布局、服务区域范围。

3. **服务可及原则**　《血站设置规划》应当符合卫生事业发展的要求，重点加强偏远地区和农村地区的血液供应保障，实现血液供应全覆盖。

4. 安全有效原则 《血站设置规划》应当有利于提高血液安全保障能力，通过规划设置血液集中化检测实验室，提高血液质量，保证血液安全。提高血液应急保障能力，有效保障突发公共卫生事件医疗救治。

（三）血站服务体系设置标准

1. 血液中心 每个省级行政区域只设一个血液中心，一般设在直辖市或省会城市，由省级卫生计生行政部门批准设置，并承担省级行政区域内血站的质量控制与评价。血液中心实验室应当承担区域集中化检测任务。

2. 中心血站 在设区的市级人民政府所在城市，可规划设置一所相应规模的中心血站，由省级卫生计生行政部门批准设置。因采血量和地域面积较大，在规划血液中心承担集中化检测任务的基础上，省级卫生计生行政部门应当根据服务人口数量、采供血数量、地域特点、交通运输状况、血站分布密度以及检测技术水平等，统筹规划承担血液集中化检测任务的中心血站。

3. 中心血库 在血液中心或中心血站难以覆盖的县（市），可以根据实际需要由省级卫生部门批准设置一所中心血库。中心血库可以设置在当地县级综合医院内。

4. 血站分支机构 根据采供血工作的需要，经省级卫生计生行政部门批准，血站可以设置分支机构，在规定的服务区域内提供相应服务，血站分支机构所开展的业务应当根据其规模、保障范围以及交通状况等确定。血站分支机构命名应当规范，如"血站名称+分站所在地行政区划名称+分站"。

5. 储血点 为满足区域内临床用血需求，经省级卫生计生行政部门批准，血站可以设置储血点，开展血液储存和血液供应服务。

6. 采血点 血站可以设立固定采血点和流动采血点，根据服务区域实际情况及采供血发展预期提出采血点设置需求，设置采血点应当报省级卫生计生行政部门备案。采血点由其所在区域的血站负责运行管理。采血点应当设置在人群聚集区或人流量较大的商业区。

（四）规划的内容

1. 现状分析 分析服务区域内医疗服务及临床用血需求和影响因素，确定临床用血需求的各项数据。

（1）社会经济发展概况：包括本区域经济发展水平、人口数量、年龄分布构成、医疗保障及临床用血保障情况等。

（2）临床用血需求分析：包括临床用血人次、临床用血量、人均用血量、住院患者人均用血量、住院手术人均用血量、与用血相关医疗技术开展、临床用血主要科室设置、床位数量及收治病种情况等。

（3）血站服务能力分析：主要是血站数量、布局、功能任务、血液采集和供应范围及服务方式；血站各类专业技术人员、房屋、技术类别等情况；血站基础设施设备、业务项目种类、采集和供应血液量；献血人群及组成、固定献血队伍、每千人口献血率等。

2. 相关影响因素 在现状分析的基础上，明确服务区域内临床用血需求中存在的问题，以及临床用血供需状况、医疗服务发展和社会影响等影响因素，确定服务区域内血站合理设置的思路。

（1）医疗服务发展情况：分析医疗技术改进、医疗保障水平提高和保障覆盖范围扩大对医疗服务发展和临床用血产生的影响。

（2）人口和社会经济发展状况：分析人口结构变化、社会经济发展、居民收入水平提高以及医疗服务需求的日益增长对无偿献血和临床用血产生的影响。

（3）临床用血供需状况：分析无偿献血工作情况及相关影响因素，用血人数变化趋势、用血总量变化趋势、医疗资源变化趋势、新增用血新技术开展情况，测算临床用血需求与实际血液供应之间的差距。同时分析潜在临床用血需求，包括临床用血缺口等。

3. **确定血站的设置**　省级卫生计生行政部门依据当地区域卫生工作的有关要求，参照医疗机构设置规划，结合本辖区血站服务能力现状，以及未来一段时间经济社会发展、地理条件、人口状况、医疗服务需求和临床用血需求等情况，分年度预测规划周期临床用血需求，进而确定服务区域内的血站设置规划，包括血站类别、数量、规模、布局、功能任务、服务区域范围以及血站业务设备等，明确血站规划设置实施阶段目标及相关保障措施。

省级卫生计生行政部门制订本辖区内血站设置规划，报同级人民政府批准，根据当地社会、经济、医疗需求、医疗资源、疾病等发展变化情况，对规划内容每5年修订一次。

四、采供血体系血站设置规划的实施

地方各级卫生计生行政部门应当按照《血站设置规划》的要求，对现有血站进行规划设置、布局调整和功能优化，保证血液供应和血液安全。

1. **血站功能定位与调整**　地方各级卫生计生行政部门应当根据人口数量、服务面积、交通情况和血站服务能力等，对血站的功能包括采集、检测、制备、供应等，进行合理规划和调整，确保血液安全和供应。各地应当加强血站血液安全保障能力建设，不断改进血液检测技术，提高血站实验室检测能力。血站可以依法设立分支机构、采血点和储血点。

集中化检测实验室的设置可依托血液中心或规模较大的中心血站。对于地域面积较大，血站设置相对分散的地区，集中化检测实验室的设置可以不受行政区划限制。根据集中化检测的区域划分，部分血站的血液检测工作由集中化检测实验室承担。不再承担血液检测功能的中心血站，应当加强血液采集、制备等工作。集中化检测实验室难以覆盖的地区，可以保留血站检测功能。血液集中化检测工作应当试点先行，逐步推进。原则上，一个设区的市只能设置一个集中化检测实验室。各地应当按照国家规定，建立紧急用血情况下的血液安全保障措施。

2. **血站服务体系布局与调整**　省级卫生计生行政部门规定血站采供血工作的范围。省级卫生计生行政部门可将部分采供血量较小的血站，与邻近血站进行整合，或委托管理水平高、技术水平高的血站进行托管，并对服务区域进行相应调整，血站采供血范围可不受行政区划限制。医疗用血需求大、医疗资源集中或者地域面积较大地区的血站，可以增设分支机构、储血点或采血点。血站应当对采血点进行动态调整，对于年采血量较大且相对稳定的采血点，应当逐步建设成为固定采血屋，为献血者提供更好的服务。省级卫生计生行政部门要依据《血站设置规划》，引导血站科学设置分支机构、采血点及储血点，完善"血液安全不断提升、服务能力不断延伸"的血站服务体系。

3. **加强血站服务能力建设**　按照《血站设置规划》规定的血站功能定位，地方卫生计生行政部门应当协调相关部门，明确相关政策，增加人员、资金投入，加强血站建设，改善硬件条件，优化和整合人员和设施配备等。完善献血服务体系，加强血站血液安全保障能力。保障采血点建设，提高献血者招募能力和献血服务水平；加强集中化检测实验室的建设，提高血站实验室检测能力，确保血液安全。加强人员培训，提高血站专业技术人员素质。鼓励各地积极探索建立血站工作人员激励机制，提高血站专业技术人员的积极性。

4. 推进血站信息化建设 大力推进建立覆盖采供血全过程的血液信息化建设，建设血站之间、血站与医疗机构之间的信息网络系统，提升血液管理的效率，为血液工作提供有力信息支撑。

第五节　健康教育体系规划

一、健康教育体系规划的意义

行为与生活方式是人类健康和疾病的主要决定因素之一。世界卫生组织将改善人们的行为作为当前减少疾病（特别是慢性非传染性疾病）风险的最重要策略之一，而改善人们健康相关行为的任务主要由健康教育来承担，因此建立和完善健康教育工作体系是公共卫生体系建设的重要组成部分。

近年来，我国的公共卫生与预防医学领域和健康教育实践形势有了很多变化。一是随着社会的发展，新的健康挑战不断出现，人们获取健康相关知识与技能的需求不断增加，健康教育的重要性越来越被社会所认识；二是随着公共卫生工作领域的丰富和拓展，健康教育作为一个独立的工作部门起到的作用已不可替代；三是国家新医改实施赋予了健康教育新的更具体的使命，如在基本公共卫生服务中有针对全体居民开展健康教育工作的内容和任务。完善的健康教育体系对于完成这些工作，最终提高全体居民的健康素养水平有着重要意义。

2016年8月，习近平总书记在全国卫生与健康大会上对新时期推进卫生与健康事业的健康促进和健康教育工作提出了要求，要"建立健全健康教育体系，提升全民健康素养，推动全民健身和全民健康深度融合"。《"健康中国2030"规划纲要》也指出"要从广泛的健康影响因素入手，以普及健康生活、优化健康服务、完善健康保障、建设健康环境、发展健康产业为重点，把健康融入所有政策，全方位、全周期保障人民健康，大幅提高健康水平，显著改善健康公平"。

加强健康教育体系建设，提高健康教育服务能力，是贯彻落实全国卫生与健康大会精神和《"健康中国2030"规划纲要》，实现医改目标，提高人民群众健康素养和健康水平的内在要求。

二、健康教育体系发展的现状

当前，我国教育体系是以健康教育专业机构为骨干，以基层卫生计生机构、医院、专业公共卫生机构、健康教育服务基地为主要阵地，以人口计划生育宣教机构及学校、机关、社区、企事业单位健康教育职能部门为延伸的系统。近年来，党和政府高度重视健康促进事业，健康教育、场所健康促进等工作取得了显著成绩，城乡居民健康素养水平稳步提高，从2008年的6.48%上升到2014年9.79%。但是，我国健康教育工作仍面临严峻挑战，人民群众健康相关知识和技能仍很欠缺，不健康、不文明生活方式普遍存在，健康教育体系服务能力与人民群众健康需求还有很大差距。由于长期重视与投入不足，健康促进与教育体系在机构设置、人员配置、硬件建设、服务网络等方面存在诸多问题，主要体现在以下方面。

1. 健康教育专业机构普遍薄弱 一是机构形式不一。我国健康教育专业机构分为独立机构和非独立机构两种，非独立机构大部分隶属于疾病控制机构。2013 年全国共有独立机构 326 家，在省级占到 44.17%，市级占到 25.88%，县级占到 9.59%。机构形式不统一，增加了管理的难度，也导致工作发展不平衡，整体上看，独立机构的工作水平明显高于非独立机构。二是健康教育专业机构人员配置严重不足。2013 年全国健康教育专业机构共有9092 人，平均 0.67 人/10 万人，总人数仅占疾病预防控制机构的 4.7%。人员短缺现象在县级健康教育专业机构尤为突出。三是健康教育专业机构办公用房和工作设备短缺。全国各级健康教育机构人均办公用房面积仅 21m²。健康教育最为常用的设备配置率极低，现有设备也普遍存在老化、陈旧现象，尤其是用于传播材料开发制作、业务培训、信息管理等业务工作的专业设备严重匮乏。

2. 基层卫生计生机构、医院、专业公共卫生机构、学校、机关、社区、企事业单位等场所健康教育职能部门不健全 卫生计生机构的健康教育工作没有得到应有的重视，人员和设备配置不足，针对患者及其家属的健康教育服务普遍存在时间太短、质量不高的现象。学校、机关、社区、企事业单位等健康教育阵地建设滞后，健康教育工作网络尚不健全。

3. 健康教育服务基地匮乏 一些地方已经尝试建立了专题性的健康教育服务基地，如口腔保健基地、健康素养知识园等，在普及健康知识、提高国民健康素养方面发挥着重要的作用。但是截至目前，我国还没有系统地建立健康教育服务基地，如健康教育馆、综合性或专题性健康教育服务基地，制约了健康教育工作的发展。

三、健康教育体系发展规划的编制

2005 年，卫生部印发了《全国健康教育与健康促进工作规划纲要（2005—2010 年）》，规范和指导了全国健康教育与健康促进工作的开展。国家卫生和计划生育委员会于 2014年印发了《全民健康素养促进行动规划（2014—2020 年）》，对未来一段时期的健康促进与教育工作任务进行了规划部署，要求到 2020 年全国居民健康素养水平提高到 20%。但这些仅限于工作任务与内容的指导与要求，对于如何做好这些工作，完成规划内容，更重要的是要把健康教育服务体系建设放到更为突出的位置，提高政府与社会对健康教育与健康促进工作重要性的认识，完善健康教育服务体系规划与建设，有完整的健康教育工作体系和网络，有机构、有专业人员，才能保障健康教育工作持续、有效开展。

（一）规划编制的原则

1. 整合资源，合理布局 按照当前健康促进工作的任务和要求，充分考虑区域内卫生计生资源、人口数量、自然和交通等因素，因地制宜、合理规划健康促进与教育体系的整体布局。

2. 整体筹划，分步实施 2016～2020 年，省级人民政府要对省、市、县三级健康促进与教育体系建设做出整体规划，在中央的支持下，以地方政府为主，有步骤、有计划地逐年实施完成。

　　3. 完善机制,配套推进　在加强机构建设的同时,不断完善健康促进工作的管理机制,加强人才培养,落实业务经费,实现可持续发展。

(二)规划编制的目标

　　通过规划编制,促进健康教育机构建设,改善工作设施设备条件,优化管理体制和运行机制,加强专业人员培养等措施,建立起职责分工明确、机构设置合理、人员队伍充实、运行管理高效的健康促进与教育体系,为提高全国居民健康素养水平提供体系保障。

(三)规划编制的指标

　　1. 健康教育机构设置　由于对健康教育的定位不清,全国健康教育机构经历了建制—撤销—恢复—转型的曲折发展过程。做好疾病预防控制工作,一刻也离不开卫生宣传教育,换言之,任何一项疾病预防控制领域中的业务工作,都需要把宣传教育作为重要手段。没有健康教育手段的支持,具体的疾病预防工作就不会完善。《全国健康教育专业机构工作规范》中关于机构建设的保障性措施包括国家、省、地市、县级均设健康教育机构,建立健全工作网络。全国健康教育机构设置率为82.92%,各省的省级机构设置已齐备,地市级机构设置有待完善,区县级机构设置需要大力建设。全国健康教育独立机构比例不高,省级机构不到50%,区县级低于10%。从有利于健康教育工作出发,首先应推动独立机构的建设。

　　建设内容详见表9-8、表9-9。

表9-8　各级健康教育专业机构用房面积标准

机构类别	级别	用房面积标准（㎡/人）			
		业务用房	保障用房	行政用房	合计
健康教育专业机构	国家级	25	20	5	50
	省级	25	20	5	50
	市级	23	17	5	45
	县级	20	15	5	40

表9-9　各级健康教育专业机构的设备配置标准

设备类型	设备名称	配置标准			
		国家级	省级	地市级	县区级
现场活动设备	多媒体投影仪（台）	1	2	1	1
	笔记本电脑（台）	0	4	1	1
	数码摄像机（台）	2	4	1	1
	数码照相机（台）	8	5	2	1
	影碟机（台）	0	2	1	1
	LED 投射器（个）	1	2	1	1
	幕布（个）	1	2	1	1
	触摸显示屏（个）	0	2	1	1
	电视机（台）	0	3	1	1
	音响设备（套）	0	1	1	1

续表

设备类型	设备名称	配置标准			
		国家级	省级	地市级	县区级
现场活动设备	移动存储设备（个）	4	10	1	3
	活动展板（个）	0	80	30	50
	活动展示架（个）	3	40	30	30
	多功能展示架（个）	1	30	10	15
培训设备	多媒体投影仪（台）	8	2	1	1
	笔记本电脑（台）	5	3	1	1
	幕布（个）	1	1	1	1
	电视机（台）	0	3	1	1
	影碟机（台）	0	1	1	1
	音响设备（套）	0	1	1	1
	麦克风（个）	2	5	5	2
传播材料设计制作设备	数码摄像机（台）	0	2	1	1
	单反相机（台）	3	2	1	1
	电脑（台）	10	2	1	1
	非线编辑系统（套）	4	1	1	0
	媒资库系统（套）	5	1	1	1
	扫描仪（台）	2	1	1	1
	彩色打印机（台）	7	2	1	1
	宽幅打印机（台）	0	1	1	1
	喷绘仪（台）	2	1	1	0
	磁盘阵列系统（套）	2	1	1	1
	拷贝机（台）	0	1	1	1
	刻字机（台）	0	1	1	0
	音响设备（套）	0	1	1	1
	播放用投影仪（套）	0	1	1	1
	监视器（台）	2	4	2	1
	数字录放机（台）	0	3	1	1
	高清 DV 摄像机（台）	4	1	1	1
	高清数字录放机（台）	1	1	1	1
	光盘刻录设备（台）	1	2	1	1
	光盘封面打印机（台）	0	2	1	1
	录音棚配套设备（套）	1	1	1	0
	演播厅配套设备（套）	1	1	1	0
	审片室配套设备（套）	1	1	1	0
	中控室配套设备（套）	1	1	1	0
	多制式放像机（台）	2	1	1	1
信息管理设备	多媒体管理服务器（台）	2	1	1	0
	流媒体服务器（台）	2	1	1	0
	用户统一登录服务器（台）	1	1	1	0
	内容查询检索服务器（台）	1	1	1	0
	WEB 发布服务器（台）	2	1	1	0

续表

设备类型	设备名称	配置标准			
		国家级	省级	地市级	县区级
信息管理设备	数据库服务器（台）	1	2	1	1
	数据备份服务器（台）	1	2	1	1
	视频采集转码工作站（台）	5	1	1	0
	视频采集卡（个）	4	2	1	0
	信号解调器（台）	1	1	1	0
	高端磁带库（台）	1	1	1	0
	磁盘阵列系统（套）	1	1	1	0
信息化网络设备	光纤交换机（台）	5	1	1	0
	网络交换机（台）	2	1	1	0
	边界路由器（台）	1	1	1	0
	常用软件包（套）	1	2	1	0
工作车辆	健康教育宣传车（台）	1	1	1	1
	健康教育应急车（台）	1	1	1	1

2. 健康教育人员配置 健康教育专业人员除了应具备医学基础知识和技能以外，还需具备较高的人文素质：首先要具备社会诊断的技能，即运用流行病学、预防医学、临床医学、社会医学及行为科学的理论和方法对健康问题及其影响因素、目标人群的健康需求进行诊断和分析；其次是计划能力，即根据社会诊断的结果和目标人群的特点制订健康教育计划、确定健康教育的内容、方法、策略和措施的能力；再次是实施健康教育项目或计划，开展社会动员、健康传播、教育和行为干预的能力；最后是开展健康教育理论、方法、策略研究的能力。2013 年全国健康教育专业人员中，专业构成以预防医学 1949 人（占 27.23%）为主，临床医学 1120 人（占 15.65%），其他医学相关专业 1341 人（占 18.74%），新闻与传播学 114 人（占 1.59%），其他专业 2633 人（占 36.79%）。因此，健康教育专业机构要注意专业相关学科人员的配置。人员数配置标准见表 9-10。

表 9-10　各级健康教育专业机构人员配置标准

机构类别	级别	人员配置标准
健康教育专业机构	国家级	220（人）
	省级	45 人/1000 万人口
	市级	20 人/100 万人口
	县级	3.5 人/10 万人口

3. 健康教育网络建设 在任何情况下，健康教育和健康促进必须以广泛的联盟和支持系统为基础，与相关部门协作，共同努力逐步创造良好的生活环境和工作环境。健康促进与教育体系涉及的机构和网络包括健康教育专业机构、基层卫生计生机构、医院、专业公共卫生机构、健康教育服务基地、学校、机关、社区、企事业单位的健康教育职能部门及12320 卫生热线、人口计生宣教机构。因此，在编制健康教育规划时，要同时纳入相关健康教育职能部门健康教育工作场所设置的标准。

（黄巧云　孟　琼　陈　平）

第十章 基层医疗卫生体系规划

第一节 基层医疗卫生体系概述

一、基 本 概 念

（一）医疗服务组织

医疗服务组织是指经主管行政部门批准，获得《医疗机构执业许可证》，以承担治疗疾病为主，预防、康复、健康促进相结合，为保障和维护居民健康的医学专业组织，主要包括医院、疗养院、社区卫生服务机构、乡镇卫生院、门诊部、诊所、村卫生室等。

（二）基层医疗卫生机构

基层医疗卫生机构为县级以下医疗卫生机构，分为公立和社会办两类，主要包括乡镇卫生院、社区卫生服务中心（站）、村卫生室、医务室、门诊部（所）和军队基层卫生机构等。基层医疗卫生机构具有较好可及性，在为城乡居民提供基本医疗服务和公共卫生服务方面具有重要作用。截至 2016 年末，全国基层医疗卫生机构数达到 93.0 万个（表 10-1）

表 10-1　全国基层医疗卫生机构情况（2016 年）

机构	数量（个）	排位
社区卫生服务中心（站）	34 444	4
乡镇卫生院	36 869	3
诊所（医务室）	202 230	2
村卫生室	642 091	1

基本医疗服务包括：一般常见病、多发病的诊疗、护理，慢性病治疗，现场应急救护，家庭医疗服务，康复医疗服务，转诊服务，中医药服务等。

公共卫生服务包括：健康档案管理、健康教育、妇女儿童系统保健、老年人保健、慢性病管理、残疾人康复指导和恢复训练、精神病患者管理和心理健康指导、计划生育技术宣传和指导、社区疾病预防控制、突发公共卫生事件协助处理、卫生计生监督协管及卫生信息收集等。

（三）基层医疗卫生体系

基层医疗卫生体系包括城市基层医疗卫生体系和农村基层卫生体系，是承担城乡居民基本医疗服务和公共卫生服务的重要载体。城市基层医疗卫生体系是指以社区卫生服务中心为主体，以社区卫生服务站为基础的医疗卫生体系。农村基层卫生体系指以乡镇卫生院为骨干，以村卫生室为基础的医疗卫生体系。

（四）社区卫生服务

社区卫生服务（community health service，CHS）是社区建设的重要组成部分，是在政府领导、社区参与、上级卫生机构指导下，以基层卫生机构为主体，全科医师为骨干，合理使用社区资源和适宜技术，以人的健康为中心、家庭为单位、社区为范围、需求为导向，以妇女、儿童、老年人、慢性病患者、残疾人、贫困居民等为服务重点，以解决社区主要卫生问题、满足基本卫生服务需求为目的，融预防、医疗、保健、康复、健康教育、计划生育技术服务功能等为一体的，有效、经济、方便、综合、连续的基层卫生服务。

（五）乡村一体化管理

乡村一体化管理是指在县级卫生行政部门统一规划和组织实施下，以乡镇为范围，对乡镇卫生院和村卫生室的行政、业务、药械、财务和绩效考核等方面予以规范的管理体制。在乡村一体化管理中，乡镇卫生院受县级卫生行政部门的委托，负责履行本辖区内卫生管理职责，在向农民提供公共卫生服务和常见病、多发病的诊疗等综合服务的同时，承担对村卫生室的管理和指导职能；村卫生室承担行政村的公共卫生服务及一般疾病的初级诊治等工作。

乡村一体化管理要求合理设置乡镇卫生院和村卫生室，需要综合考虑辖区服务人口、农民需求及地理条件，本着方便群众和优化卫生资源配置的原则，加强机构的设置规划与建设。每个乡镇至少要有一所政府举办的卫生院。因乡镇撤并造成当地居民就医不方便的地方，可设立卫生院分院。中心卫生院与一般卫生院的比例宜控制在 1：3～4，县城所在地一般不设中心卫生院。原则上，每个行政村应有一所村卫生室。对村型较大、人口较多、自然村较为分散的行政村，可酌情增设村卫生室；对人口较少的行政村可合并设立村卫生室；乡镇卫生院所在地的行政村原则上可不再设立村卫生室。乡镇卫生院、村卫生室的房屋和基本装备要按照国家规定的标准，合理规划与配备，提高乡镇卫生院和村卫生室服务能力，保证乡镇卫生院和村卫生室发挥应有的功能。村卫生室的设置应当由能够独立承担民事责任的单位或个人按照《医疗机构管理条例》和《医疗机构管理条例实施细则》有关规定申请，其法人代表根据国家有关法律法规承担相应的法律责任。

二、基层医疗卫生机构功能定位

基层医疗卫生机构的主要职责是提供预防、保健、健康教育、计划生育等公共卫生服务和常见病、多发病的诊疗服务及部分疾病的康复、护理服务，向医院转诊超出自身服务能力的常见病、多发病及危急和疑难重症患者。

（一）城市社区卫生服务机构

城市社区卫生服务机构包括社区卫生服务中心和社区卫生服务站。社区卫生服务中心负责提供公共卫生服务，以及常见病、多发病的诊疗、护理、康复等综合服务，并受县级卫生计生行政部门委托，承担辖区内的公共卫生管理工作，负责对社区卫生服务站的综合管理、技术指导和乡村医生的培训等。社区卫生服务站在社区卫生服务中心的统一管理和指导下，承担社区居委会范围内人群的公共卫生服务和普通常见病、多发病的初级诊治、康复等工作。

（二）乡镇卫生院

乡镇卫生院负责提供公共卫生服务，以及常见病、多发病的诊疗、护理、康复等综合服务，并受县级卫生计生行政部门委托，承担辖区内的公共卫生管理工作，负责对村卫生室的综合管理、技术指导和乡村医生的培训等。乡镇卫生院分为中心乡镇卫生院和一般乡镇卫生院，中心乡镇卫生院除具备一般乡镇卫生院的服务功能外，还应开展普通常见手术等，着重强化医疗服务能力并承担对周边区域内一般乡镇卫生院的技术指导工作。

（三）村卫生室

村卫生室在乡镇卫生院的统一管理和指导下，承担行政村、居委会范围内人群的公共卫生服务和普通常见病、多发病的初级诊治、康复等工作。

（四）其他

单位内部的医务室和门诊部等基层医疗卫生机构负责本单位或本功能社区的公共卫生服务和基本医疗服务。其他门诊部、诊所等基层医疗卫生机构根据居民健康需求，提供相关医疗卫生服务。政府可以通过购买服务的方式对其提供的服务予以补助。

三、基层医疗卫生机构服务能力

（一）家庭医生签约服务

以儿童、孕产妇、老年人、慢性病患者、残疾人等人群为重点，以疾病管理和预防保健服务为切入点，推进家庭医生签约服务，提高签约服务利用率，逐步扩大签约服务范围。不断完善签约服务内容，在基础性签约服务内容基础上，拓展不同类型的个性化签约服务内容。按照慢性病分级诊疗技术方案做好签约服务。推广签约人群预约诊疗，实施预约优先制度，提高诊疗效率。建立基层与上级医疗机构的联动工作机制，搭建全科医生与公立医院专科医生联系沟通平台，协作医院专家号源为基层医疗卫生机构优先开放，开通转诊绿色通道，畅通转诊服务路径，优先安排转诊患者就诊和住院。完善出院患者信息交流机制，为下转患者提供连续性服务。

（二）门诊医疗服务。

根据本辖区一般常见病、多发病主要病种，有针对性地提升门诊疾病咨询、诊断与治疗能力。以高血压、糖尿病、慢性阻塞性肺疾病、冠心病、脑卒中康复期、晚期肿瘤、慢性肾衰竭等诊断明确的慢性病患者为重点，提高综合管理服务能力。社区卫生服务中心、乡镇卫生院的门诊科室应结合本地区服务需求，发展康复、口腔、妇科（妇女保健）、儿科（儿童保健）、精神（心理）卫生等专业科室。开设慢性病联合门诊，提高基层慢病诊疗能力。加强外科常见病的门诊医疗服务能力，能熟练掌握止血、缝合、包扎、骨折固定等处理。有条件的基层医疗卫生机构，开展特色科室建设，促进形成与上级医院功能互补、差别化发展的格局，合理分流医院患者。

（三）急诊急救服务

改善基层医疗卫生机构急救硬件条件，独立设置抢救室，合理配置给氧设施、吸引器、洗胃机、心电监护仪、简易呼吸机、除颤仪、喉镜等急救设备和药品。完善基层医务人员针对心肺复苏、气管插管、除颤、洗胃、止血包扎、骨折固定等基本急救技能进行标准化培训，提升基层医务人员急救技能水平，为社区居民提供循环、呼吸、肾衰竭、急性中毒、休克等急危重症患者初步诊断和急救处理服务。建立基层医务人员基本急救技能培训制度，以区域为单位，加强二级以上医院对基层医疗卫生机构急救技能的指导与培训，按计划开展人员轮训。

（四）中医药服务

推广针刺类、灸类、刮痧类、拔罐类、中医微创类、推拿类、敷熨熏浴类、骨伤类、肛肠类等中医药技术方法，开展常见病、多发病和慢性病中医规范化诊疗服务。在老年人、儿童、孕产妇、高血压和糖尿病患者等人群的健康管理中，增加中医药健康管理内容，提升中医药公共卫生服务能力。积极开展中医"治未病"服务，为社区居民提供中医药咨询、体质辨识及健康干预服务，推广普及中医药健康理念和知识。加强基层医疗卫生机构中医科和中药房建设，独立设置中医馆、国医堂等形式的中医综合服务区，突出中医文化特色。

（五）住院服务

根据辖区医疗卫生需求和基层医疗卫生机构基础条件，合理设置机构床位数，开展与机构人员资质、技术准入、设施设备相适应的住院、手术、分娩等服务。与上级协作医院开设联合病房，提升基层医疗卫生机构住院诊疗服务能力，提高床位使用效率，方便居民群众就医。按照分级诊疗的要求，基层医疗卫生机构住院服务以提供社区护理、康复服务为住院服务重点，有条件机构可设置安宁疗护、老年养护病床，为二级以上医院下转患者提供必要的诊疗条件。

（六）公共卫生服务

开展国家基本公共卫生服务项目规范培训，提高基层医疗卫生服务机构医务人员对服务内容、标准、要求的执行能力。开展高血压、糖尿病患者筛查，及时发现患者并纳入健康管理，强化防治结合，在日常医疗服务工作过程中开展随访服务。开展儿童、孕产妇、老年人健康管理服务，及时识别主要健康问题，对于筛查发现的主要问题，积极采取干预措施。开展社区卫生诊断，以健康档案、健康体检、临床诊疗数据为依据，分析辖区居民主要健康问题，有针对性地开展健康干预。与村（居）委会、驻区单位协作，开展社区健康教育，普及健康和公众自救互助知识与技能，提高辖区居民健康素养水平。规范疫苗管理，统一采购、全程冷链，确保预防接种安全。

（七）信息化服务

依托基层卫生信息系统，有效支撑基本医疗服务、基本公共卫生服务、健康管理和签约服务。加强业务协同，有效发挥电子健康档案在临床诊疗和预防保健服务中的载体作用。运用信息化手段对机构运行和服务情况进行监测与评价，开展远程会诊，促进优质资源纵向流动。利用临床指南知识库、循证医学临床路径应用指南等辅助诊断技术，规范基层医疗卫生机构诊疗行为。依托互联网提供网上预约、咨询查询、就医导诊和居民健康动态监测等服务，引导居民参与自我健康管理。

四、基层医疗卫生机构设置和床位配置

（一）机构设置

1. **社区卫生服务机构** 社区卫生服务中心按照街道办事处行政区划或一定服务人口进行设置。到 2020 年，实现在每个街道办事处范围或每 3 万～10 万居民规划设置 1 所社区卫生服务中心。城市地区一级和部分二级公立医院可以根据需要，通过结构和功能改造转为社区卫生服务中心。社区卫生服务站的配置数量和布局，根据社区卫生服务中心覆盖情况及服务半径、服务人口等因素合理设置。

2. **乡镇卫生院** 按照乡镇行政区划或一定服务人口进行设置。到 2020 年，实现政府在每个乡镇办好 1 所标准化建设的乡镇卫生院。全面提升乡镇卫生院服务能力和水平，综合考虑城镇化、地理位置、人口聚集程度等因素，可以选择 1/3 左右的乡镇卫生院提升服务能力和水平，建设中心乡镇卫生院。有条件的中心乡镇卫生院可以建设成为县办医院分院。

3. **村卫生室** 合理确定村卫生室和社区卫生服务站的配置数量和布局，根据乡镇卫生院、社区卫生服务中心覆盖情况及服务半径、服务人口等因素合理设置。原则上每个行政村应当设置 1 个村卫生室。

4. **其他** 个体诊所等其他基层医疗卫生机构的设置，不受规划布局限制，实行市场调节的管理方式。

（二）床位配置

基层医疗卫生机构床位规模按照所承担的基本任务和功能进行合理确定，重在提升床位质量，提高使用效率。到 2020 年，每千常住人口基层医疗卫生机构床位数达到 1.2 张，重点加强护理、康复病床的设置。

五、基层医疗卫生机构人员配置

到 2020 年，基本实现城乡每万名居民有 2～3 名合格的全科医生，每千常住人口基层卫生人员数达到 3.5 人以上，在我国初步建立起充满生机和活力的全科医生制度，基本形成统一规范的全科医生培养模式和"首诊在基层"的服务模式，全科医生与城乡居民基本建立比较稳定的服务关系，全科医生服务水平全面提高，基本适应人民群众基本医疗卫生服务需求。随着公共卫生服务的深入开展和基层首诊、分级诊疗制度的逐步建立，各地要综合考虑辖区服务人口、服务现状和预期需求及地理条件等因素，合理配置乡村医生，原则上按照每千服务人口不少于 1 名的标准配备乡村医生，每所村卫生室至少有 1 名乡村医生执业。

第二节 城市基层医疗卫生服务体系规划

城市基层医疗卫生服务体系主要是指以社区卫生服务为基础的新型城市医疗卫生服

务体系，它主要由社区卫生服务中心和社区卫生服务站组成。

一、我国发展社区卫生服务的基本原则

1. 坚持社区卫生服务的公益性质，注重卫生服务的公平、效率和可及性。
2. 坚持政府主导，鼓励社会参与，多渠道发展社区卫生服务。
3. 坚持实行区域卫生规划，立足于调整现有卫生资源、辅以改扩建和新建，健全社区卫生服务网络。
4. 坚持公共卫生和基本医疗并重，中西医并重，防治结合。
5. 坚持以地方为主，因地制宜，探索创新，积极推进。

二、社区卫生服务体系建设内容

1. 坚持公益性质，完善社区卫生服务功能。
2. 坚持政府主导、鼓励社会参与，建立健全社区卫生服务网络。
3. 建立社区卫生服务机构与预防保健机构、医院合理的分工协作关系。
4. 加强社区卫生服务队伍建设。
5. 完善社区卫生服务运行机制。
6. 加强社区卫生服务的监督管理。
7. 发挥中医药和民族医药在社区卫生服务中的优势与作用。

三、社区卫生服务机构服务对象和服务内容

（一）服务对象

社区卫生服务机构服务对象为辖区内的常住居民、暂住居民及其他有关人员。

（二）服务内容

社区卫生服务机构主要负责提供公共卫生服务和基本医疗服务。

1. 公共卫生服务

（1）卫生信息管理：根据国家规定收集、报告辖区有关卫生信息，开展社区卫生诊断，建立和管理居民健康档案，向辖区街道办事处及有关单位和部门提出改进社区公共卫生状况的建议。

（2）健康教育：普及卫生保健常识，实施重点人群及重点场所健康教育，帮助居民逐步形成利于维护和增进健康的行为方式。

（3）传染病、地方病、寄生虫病预防控制：负责疫情报告和监测，协助开展结核病、性病、艾滋病、其他常见传染病及地方病、寄生虫病的预防控制，实施预防接种，配合开展爱国卫生工作。

（4）慢性病预防控制：开展高危人群和重点慢性病筛查，实施高危人群和重点慢性病病例管理。

（5）精神卫生服务：实施精神病社区管理，为社区居民提供心理健康指导。

（6）妇女保健：提供婚前保健、孕前保健、孕产期保健、更年期保健，开展妇女常见病预防和筛查。

（7）儿童保健：开展新生儿保健、婴幼儿及学龄前儿童保健，协助对辖区内托幼机构进行卫生保健指导。

（8）老年保健：指导老年人进行疾病预防和自我保健，进行家庭访视，提供针对性的健康指导。

（9）残疾康复指导和康复训练。

（10）计划生育技术咨询指导，发放避孕药具。

（11）协助处置辖区内的突发公共卫生事件。

（12）提供与上述公共卫生服务内容相关的中医药服务。

（13）政府卫生计生行政部门规定的其他公共卫生服务。

2. 基本医疗服务

（1）一般常见病、多发病诊疗、护理和诊断明确的慢性病治疗。

（2）社区现场应急救护。

（3）家庭出诊、家庭护理、家庭病床等家庭医疗服务。

（4）双向转诊服务。

（5）康复医疗服务。

（6）提供与上述基本医疗服务内容相关的中医药服务。

（7）政府卫生计生行政部门批准的其他适宜医疗服务。

四、社区卫生服务机构设置

（一）基本原则

1. 要符合事业单位改革和医疗卫生体制改革的方向及区域卫生规划的要求。

2. 要立足于调整现有卫生资源，辅之以改扩建和新建，避免重复建设。

3. 要统筹考虑地区之间的经济发展差异，保障城市居民享受到最基本的社区卫生服务。

4. 要有利于方便群众就医。

5. 人员编制的核定，要符合精干、高效的要求，保证社区卫生服务机构最基本的工作需要。

6. 政府举办的社区卫生服务机构为公益性事业单位，按其公益性质核定的社区卫生服务机构编制为财政补助事业编制。

（二）机构设置

1. 社区卫生服务机构的构成　社区卫生服务机构由社区卫生服务中心和社区卫生服务站组成，具备条件的地区可实行一体化管理。其他社区卫生服务站接受社区卫生服务中心的业务管理。

2. 社区卫生服务机构设置规划　设区的市政府卫生行政部门负责制订本行政区域社区卫生服务机构设置规划，并纳入当地区域卫生规划、医疗机构设置规划。社区卫生服务机构设置规划须经同级政府批准，报当地省级政府卫生行政部门备案。

3. 社区卫生服务机构设置范围　社区卫生服务中心原则上按街道办事处范围设置，以政府举办为主。在人口较多、服务半径较大、社区卫生服务中心难以覆盖的社区，可适当设置社区卫生服务站或增设社区卫生服务中心。人口规模大于 10 万的街道办事处，应增设社区卫生服务中心。人口规模小于 3 万的街道办事处，其社区卫生服务机构的设置由区（市、县）政府卫生行政部门确定。

4. 社区卫生服务机构设置方式　规划设置社区卫生服务机构，应立足于调整卫生资源配置、加强社区卫生服务机构建设、完善社区卫生服务机构布局。政府举办的一级医院和街道卫生院应转型为社区卫生服务机构；政府举办的部分二级医院和有条件的国有企事业单位所属基层医疗机构通过结构和功能改造，可转型为社区卫生服务机构。新设置社区卫生服务机构可由政府设立，也可按照平等、竞争、择优的原则，通过公开招标等方式确定社区卫生服务机构举办者，鼓励社会力量参与。设置审批社区卫生服务机构，应征询所在街道办事处及社区居民委员会的意见。

设置社区卫生服务机构，须按照社区卫生服务机构设置规划，由区（市、县）级政府卫生行政部门根据《医疗机构管理条例》《医疗机构管理条例实施细则》《社区卫生服务中心基本标准》《社区卫生服务站基本标准》进行设置审批和执业登记，同时报上一级政府卫生行政部门备案。《社区卫生服务中心基本标准》《社区卫生服务站基本标准》由国家卫生和计划生育委员会另行制订。

5. 社区卫生服务机构职能配置　社区卫生服务中心为独立法人机构，实行独立核算，社区卫生服务中心对其下设的社区卫生服务站实行一体化管理。其他社区卫生服务站接受社区卫生服务中心的业务管理。社区卫生服务中心登记的诊疗科目应为预防保健科、全科医疗科、中医科（含民族医学）、康复医学科、医学检验科、医学影像科，有条件的可登记口腔医学科、临终关怀科，原则上不登记其他诊疗科目，确需登记的，须经区（市、县）级政府卫生行政部门审核批准，同时报上一级政府卫生行政部门备案。社区卫生服务站登记的诊疗科目应为预防保健科、全科医疗科，有条件的可登记中医科（含民族医学），不登记其他诊疗科目。社区卫生服务中心原则上不设住院病床，现有住院病床应转为以护理康复为主要功能的病床，或予以撤销。社区卫生服务站不设住院病床。

6. 社区卫生服务机构特征　社区卫生服务中心、社区卫生服务站是专有名称，未经政府卫生行政部门批准，任何机构不得以社区卫生服务中心、社区卫生服务站命名。社区卫生服务机构须以社区卫生服务中心或社区卫生服务站进行执业登记，原则上不得使用两个或两个以上名称。社区卫生服务机构使用统一的专用标识，专用标识由国家卫生和计划生育委员会制定。

社区卫生服务中心的命名原则是：所在区名（可选）+所在街道办事处名+识别名（可选）+社区卫生服务中心；社区卫生服务站的命名原则是：所在街道办事处名（可选）+所在社区名+社区卫生服务站。

7. 社区卫生服务中心的举办形式　政府主导举办社区卫生服务中心，同时按照平等、竞争、择优的原则，鼓励社会力量举办。社区卫生服务中心主要通过对现有一级、部分二级医院和国有企事业单位所属医疗机构等进行转型或改造设立，也可由综合性医院举办。街道办事处范围内的一级医院和街道卫生院，可按照《社区卫生服务中心基本标准》，直接改造为社区卫生服务中心。人员较多、规模较大的二级医院，可按《社区卫生服务中心基本标准》，选择符合条件的人员，在医院内组建社区卫生服务中心，实行人事、业务、财务的单独管理。社会力量举办的卫生医疗机构，符合资质条件和区域卫生规划的，也可以认定为社区卫生服务中心，提供社区卫生服务。街道办事处范围内没有上述医疗单位的，在做好规划的基础上，政府应当建设社区卫生服务中心，或引进卫生资源举办社区卫生服务中心。

8. **社区卫生服务站的举办形式** 社区卫生服务站举办主体可多元化。社区卫生服务站可由社区卫生服务中心举办，或由综合性医院、专科医院举办，也可按照平等、竞争、择优的原则，根据国家有关标准，通过招标选择社会力量举办。

五、社区卫生服务机构人员编制配备

（一）核编范围

国家只核定政府举办的社区卫生服务中心的人员编制，社区卫生服务中心和综合性医院、专科医院举办的社区卫生服务站不再核定人员编制。

（二）核编标准

原则上社区卫生服务中心按每万名居民配备2~3名全科医师、1名公共卫生医师。每个社区卫生服务中心在医师总编制内配备一定比例的中医类别执业医师。全科医师与护士的比例，目前按1：1的标准配备。其他人员不超过社区卫生服务中心编制总数的5%。具体某一社区卫生服务中心的编制，可根据该中心所承担的职责任务、服务人口、服务半径等因素核定。服务人口在5万居民以上的社区卫生服务中心，核编标准可适当降低。社区卫生服务中心的人员编制应结合现有基层卫生机构的转型和改造，首先从卫生机构现有人员编制中调剂解决，同时相应核销有关机构的编制。要充分利用退休医务人员资源。

（三）人员配备与管理

1. 社区卫生服务机构应根据服务功能、服务人口、居民的服务需要，按照精干、效能的原则设置卫生专业技术岗位，配备适宜学历与职称层次的从事全科医学、公共卫生、中医（含中西医结合、民族医）等专业的执业医师和护士，药剂、检验等其他有关卫生技术人员根据需要合理配置。

2. 社区卫生服务机构的专业技术人员须具有法定执业资格。

3. 临床类别、中医类别执业医师注册相应类别的全科医学专业为执业范围，可从事社区预防保健及一般常见病、多发病的临床诊疗，不得从事专科手术、助产、介入治疗等风险较高、不适宜在社区卫生服务机构开展的专科诊疗，不得跨类别从事口腔科诊疗。

4. 临床类别、中医类别执业医师在社区卫生服务机构从事全科医学工作，申请注册全科医学专业为执业范围，须符合以下条件之一。

（1）取得相应类别的全科医学专业中、高级技术职务任职资格。

（2）经省级卫生、中医药行政部门认可的相应类别全科医师岗位培训并考核合格。

（3）参加省级卫生、中医药行政部门认可的相应类别全科医师规范化培训。

取得初级资格的临床类别、中医类别执业医师须在有关上级医师指导下从事全科医学工作。

5. 根据社区卫生服务的需要，二级以上医疗机构有关专业的医护人员（含符合条件的退休医护人员），依据政府卫生行政部门有关规定，经社区卫生服务机构注册的区（市、县）级政府卫生行政部门备案，可到社区卫生服务机构从事相应专业的临床诊疗服务。

6. 社区卫生技术人员需依照国家规定接受毕业后教育、岗位培训和继续教育等职业培训。社区卫生服务机构要建立健全培训制度，安排卫生技术人员定期到大中型医院、预防保健机构进修学习和培训，参加学术活动。

7. 政府举办的社区卫生服务机构要实行定编定岗、公开招聘，签订聘用合同，建立岗位管理、绩效考核、解聘辞聘等项制度。非政府举办的社区卫生服务机构，实行自主用人制度。

六、社区卫生服务机构建设

（一）建设原则

1. 应符合所在地区城市总体规划和区域卫生规划的要求，充分利用现有卫生资源，避免重复建设。

2. 应严格执行建设标准和有关建筑技术规范，从本地区社区卫生服务工作实际出发，因地制宜地处理好现状与发展、需要与可能的关系，努力做到布局合理、流程科学、规模适度、功能完善、装备适宜、经济合理。

3. 应由具备相应资质等级的单位承担设计、监理、施工等工作。要从规划设计、建筑材料、工程施工等各个环节和方面严把质量关。

4. 应贯彻安全、环保的原则，充分考虑节地、节能、节水、环保和可持续发展需要。

5. 应符合医院感染预防与控制的基本原则，避免交叉感染，保障安全。

（二）建设标准

1. 建设项目构成包括房屋建筑、场地和附属设施。房屋建筑包括临床科室用房、预防保健科室用房、医技科室用房和管理保障用房等。临床科室用房主要包括全科诊室、中医诊室、康复治疗室、抢救室、预检分诊室、治疗室、处置室、观察室等；预防保健科室用房主要包括预防接种室、儿童保健室、妇女保健与计划生育指导室、健康教育室等；医技科室用房主要包括检验室、B 超室、心电图室、药房、消毒间；管理保障用房主要包括健康信息管理室、办公用房等。场地包括道路、绿地和停车场等。附属设施包括供电、污水处理、垃圾收集等。

2. 应设置观察床，原则上不设住院治疗功能的病床，可设一定数量以护理康复为主要功能的病床。由医院转型的社区卫生服务中心要转变功能，压缩住院治疗功能床位，逐步取消手术、产科等专科医疗功能。

3. 设置护理康复床位的社区卫生服务中心，其床位规模应根据当地区域卫生规划和医疗机构设置规划，考虑服务人口数量、当地经济发展水平、服务半径、交通条件等因素合理确定，每千服务人口（指户籍人口）设置 0.3～0.6 张床位，且原则上不超过 50 张。相邻的社区卫生服务中心床位可以合并设置。

4. 不设置护理康复床的社区卫生服务中心，根据服务人口（指户籍人口）确定建设规模。按人口规模可分为三档，具体为 1400m²/（3 万～5 万人）、1700m²/（5 万～7 万人）、2000m²/（万 7～10 万人）。设置护理康复床的，在上述标准基础上按每床不超过 25m² 增加建筑面积。

5. 配置 X 线机的，按每台不超过 60m² 增加建筑面积。

6. 设置季节性传染病门诊的，相应增加建筑面积。

7. 各类用房占总建筑面积的比例：临床科室用房占 53%、医技科室用房占 13%、预防保健科室用房占 28%、管理保障占 6%。

8. 公共卫生服务和基本医疗服务用房应满足使用功能的要求，室内净面积不宜低于下列规定。全科诊室 $10m^2$、中医诊室 $10m^2$、康复治疗室 $40m^2$、抢救室 $13m^2$；预防接种室 $65m^2$、儿童保健室 $10m^2$、妇女与计划生育指导室 $18m^2$、健康教育室 $40m^2$；检验室 $28m^2$、B超和心电图室 $12m^2$、西药房 $16m^2$、中药房 $16m^2$、治疗室 $8m^2$、处置室 $8m^2$、健康信息管理室 $16m^2$、消毒间 $20m^2$。

9. 新建独立式社区卫生服务中心建设用地容积率宜为 1～1.5。

七、社区卫生服务机构能力建设

（一）提升社区医疗服务能力

重点加强社区卫生服务机构全科医学及中医科室建设，提高常见病、多发病和慢性病的诊治能力。根据群众需求，发展康复、口腔、妇科（妇女保健）、儿科（儿童保健）、精神（心理）等专业科室。综合考虑服务需求、老龄化进程、双向转诊需要和机构基础条件等因素，以市辖区为单位统筹规划社区卫生服务机构病床规模，合理设置每个社区卫生服务机构床位数，提高床位使用效率。社区卫生服务机构病床以护理、康复为主，有条件的可设置临终关怀、老年养护病床。乡镇卫生院转型为社区卫生服务中心的，其住院床位和内设科室可根据实际需要予以保留或调整。根据分级诊疗工作需要，按照有关规定和要求配备所需药品品种，满足患者用药需求。

（二）与医院建立上下联动机制

加强社区卫生服务机构与医院之间建立固定协作关系，探索推动医疗联合体建设。协作医院为社区卫生服务机构预留一定比例的门诊号源，开通转诊绿色通道，优先安排转诊患者就诊。鼓励医院医生到社区卫生服务机构多点执业，通过坐诊、带教、查房等多种方式，提升社区卫生服务能力。以高血压、糖尿病、结核病等疾病为切入点，搭建全科医生与医院专科医生联系沟通平台，加强分工协作，上下联动，探索社区首诊和双向转诊制度。建立医院出院患者跟踪服务制度，为下转患者提供连续性服务。推进远程医疗系统建设，开展远程会诊、医学影像、心电诊断等远程医疗服务。充分利用医院等资源，发展集中检验，推动检查检验互认，减少重复就医。

（三）落实社区公共卫生服务

利用居民健康档案、卫生统计数据、专项调查等信息，定期开展社区卫生诊断，明确辖区居民基本健康问题，制订人群健康干预计划。落实国家公共卫生服务项目，不断扩大受益人群覆盖面。严格执行各项公共卫生服务规范和技术规范，按照服务流程为特定人群提供相关公共卫生服务，提高居民的获得感。加强社区卫生服务机构与专业公共卫生机构的分工协作，合理设置公共卫生服务岗位，进一步整合基本医疗和公共卫生服务，推动防治结合。在稳步提高公共卫生服务数量的同时，注重加强对公共卫生服务质量的监测和管理，关注健康管理效果。

（四）发展中医药服务

在基本医疗和公共卫生服务及慢性病康复中，充分利用中医药资源，发挥中医药的优势和作用。有条件的社区卫生服务中心集中设置中医药综合服务区。加强合理应用中成药的宣传和培训，推广针灸、推拿、拔罐、中医熏蒸等适宜技术。积极开展中医"治未病"服务，为社区居民提供中医健康咨询、健康状态辨识评估及干预服务，大力推广普及中医药健康理念和知识。

（五）加强社区卫生人才队伍建设。

合理配置社区卫生服务机构人员岗位结构，加强以全科医生、社区护士为重点的社区卫生人员队伍建设。加大对全科医生规范化培训的支持，鼓励医学毕业生参加全科医生规范化培训。推进全科医生转岗培训，充实全科医生队伍。以提高实用技能为重点，加强社区卫生在岗人员培训和继续医学教育，社区卫生技术人员每 5 年累计参加技术培训时间不少于 3 个月。开展社区卫生服务机构管理人员培训，培养懂业务、会管理、群众满意的管理人员。

第三节　农村基层医疗卫生服务体系规划

农村基层医疗卫生服务体系是以县级医院为龙头、乡镇卫生院为骨干、村卫生室为基础的农村医疗卫生服务网络。农村地区的基层医疗卫生服务网络主要由乡镇卫生院和村卫生室成。农村基层医疗卫生服务是面向农民的一种综合性的基本卫生服务，是提高农民健康水平的重要保障。大力发展农村基层卫生服务，加快建设、健全农村基层卫生服务网站，完善卫生服务功能，为广大农民提供疾病预防控制等公共卫生服务和一般常见病、多发病、慢性病的基本诊疗服务，对于保障农民的健康有着非常重要的作用。

一、农村基层医疗卫生服务体系建设内容

1. 坚持政府主导和公益性质，完善公共卫生服务和基本医疗服务功能，建立健全农村基层医疗卫生服务网络。
2. 建立和加强乡镇卫生院与县级医院、预防保健机构分工协作关系。
3. 加强以全科医生为重点的基层卫生人才队伍建设。
4. 完善农村基层医疗卫生服务运行机制。
5. 加强农村基层医疗卫生服务的监督管理。
6. 发挥中医药和民族医药在农村基层卫生服务中的优势与作用。

二、农村基层医疗卫生服务机构服务对象和服务功能

（一）服务对象

农村基层医疗卫生服务机构服务对象为乡镇辖区内的常住居民、暂住居民及其他有关人员。

（二）服务功能

1. 乡镇卫生院服务功能　乡镇卫生院是在乡镇设立的一种卫生行政兼医疗预防工作的综合性机构，其任务是负责所在地区内医疗卫生工作，组织领导群众卫生运动，培养卫技人员，并对基层医疗卫生机构进行指导和会诊工作，是农村三级医疗网点的重要枢纽，担负着医疗、预防保健的重要任务，是直接解决农村看病难、看病贵的重要一环。

乡镇卫生院按功能分为一般卫生院和中心卫生院。一般卫生院提供预防保健、基本医疗、健康教育、康复等综合性服务；受县级卫生行政部门委托承担辖区内公共卫生管理；负责对村级卫生机构技术指导和对乡村医生培训等。中心卫生院是一定区域范围内的预防、保健、医疗技术指导中心，除具有一般卫生院的功能外，还承担协助县级卫生机构开展对区域范围内一般卫生院的技术指导等工作。

乡镇卫生院提供的公共卫生服务内容包括：卫生信息管理，健康教育，传染病、地方病、寄生虫病预防控制，慢性病预防控制，精神卫生服务，妇女保健，儿童保健，老年保健，残疾康复指导和康复训练，计划生育技术咨询指导，发放避孕药具，协助处置辖区内的突发公共卫生事件，提供与上述公共卫生服务内容相关的中医药服务，政府卫生计生行政部门规定的其他公共卫生服务。

乡镇卫生院提供的基本医疗服务内容包括：一般常见病、多发病诊疗、护理和诊断明确的慢性病治疗，现场急救和应急救护，家庭医疗服务，双向转诊服务，康复医疗服务，提供与上述基本医疗服务内容相关的中医药服务，政府卫生计生行政部门批准的其他适宜医疗服务。

2. 村卫生室服务功能　村卫生室是农村三级卫生服务网的最基层单位，以保护农村居民健康为目标，为农村居民提供优质、廉价、便捷的综合卫生服务。

（1）村卫生室承担与其功能相适应的公共卫生服务、基本医疗服务和上级卫生计生行政部门交办的其他工作。

（2）村卫生室承担行政村的健康教育、预防保健等公共卫生服务，主要包括：承担、参与或协助开展公共卫生服务；参与或协助专业公共卫生机构落实重大公共卫生服务；县级以上卫生计生行政部门布置的其他公共卫生任务。

（3）村卫生室提供的基本医疗服务主要包括：疾病的初步诊查和常见病、多发病的基本诊疗及康复指导、护理服务；危急重症患者的初步现场急救和转诊服务；传染病和疑似传染患者的转诊；县级以上卫生计生行政部门规定的其他基本医疗服务。

（4）除为挽救患者生命而实施的急救性外科止血、小伤口处置外，村卫生室原则上不得提供以下服务：手术、住院和分娩服务，与其功能不相适应的医疗服务，县级以上地方卫生计生行政部门明确规定不得从事的其他医疗服务。

（5）村卫生室承担卫生计生行政部门交办的卫生计生政策和知识宣传，信息收集上报，协助开展新型农村合作医疗政策宣传和筹资等工作。

（6）村卫生室应当提供与其功能相适应的中医药（民族医药）服务及计生药具药品服务。

三、农村基层医疗卫生服务机构设置

（一）基本原则

1. 符合当地区域卫生规划、医疗机构设置规划和新农村建设规划。

2. 统筹考虑当地经济社会发展水平、农村居民卫生服务需求、服务人口、地理交通条件等因素，方便群众就医。

3. 综合利用农村卫生资源，优化卫生资源配置。

4. 人员编制能保证医疗卫生服务机构最基本的工作需要。

5. 符合《医疗机构管理条例》及实施细则的有关规定，达到《医疗机构基本标准》要求。

（二）乡镇卫生院设置

1. **机构设置** 乡镇卫生院的建设，应符合区域卫生规划、医疗机构设置规划和当地乡镇建设总体规划，充分利用现有卫生资源和基础设施，避免重复建设。乡镇卫生院按照乡镇行政区划或一定服务人口进行设置。政府在每个乡镇办好 1 所标准化建设的乡镇卫生院。综合考虑城镇化、地理位置、人口聚集程度等因素，选择 1/3 左右的乡镇卫生院提升服务能力和水平，建设中心乡镇卫生院。有条件的中心乡镇卫生院可以建设成为县办医院分院。

2. **职能设置** 乡镇卫生院为独立法人机构，实行独立核算，逐步推行乡村卫生服务一体化管理。县级卫生计生行政部门依据国家有关法律法规办理乡镇卫生院的设置审批和执业登记等有关事项。乡镇卫生院一般可设置以下科室：①办公室，负责人员、财务、信息、设备、后勤工作的组织协调和管理；②门诊部，负责常见病、多发病的诊疗、康复医疗和建立健康档案；③住院部，负责常见病、多发病的住院治疗；④预防保健部，负责公共卫生服务有关工作。

（三）村卫生室设置

1. **机构设置** 原则上一个行政村设置一所村卫生室，人口较多或者居住分散的行政村可酌情增设；人口较少或面积较小的行政村，可与相邻行政村联合设置村卫生室。乡镇卫生院所在地的行政村原则上可不设村卫生室。

2. **职能设置** 村卫生室登记的诊疗科目为预防保健科、全科医疗科和中医科（民族医学科）。村卫生室原则上不得登记其他诊疗科目。县级卫生计生行政部门依据国家有关法律法规办理村卫生室的设置审批和执业登记等有关事项。

村卫生室房屋建设规模不低于 $60m^2$，服务人口多的应当适当调增建筑面积。村卫生室至少设有诊室、治疗室、公共卫生室和药房。经县级卫生计生行政部门核准，开展静脉给药服务项目的增设观察室，根据需要设立值班室，鼓励有条件的设立康复室。村卫生室不得设置手术室、制剂室、产房和住院病床。

（四）乡镇卫生院和村卫生室机构特征

乡镇卫生院、村卫生室是专有名称，未经政府卫生行政部门批准，任何机构不得以乡镇卫生院、村卫生室命名，原则上不得使用两个或两个以上名称。

乡镇卫生院的命名原则是：县（市、区）+乡镇名+（中心）卫生院（分院）。乡镇卫生院不得使用或加挂其他类别医疗机构的名称。

村卫生室的命名原则是：乡镇名+行政村名+卫生室（所、站）。如一个行政村设立多个村卫生室，可在村卫生室前增加识别名。村卫生室不得使用或加挂其他类别医疗机构的名称。

四、农村基层医疗卫生服务人员配备

（一）乡镇卫生院人员配备标准

乡镇卫生院的人员配备要以精干、适量和高素质为原则，保证满足综合卫生服务工作的需要。

按照农业户籍人口的千分比核定，根据不同人口规模，分别按照 0.7‰～1.0‰的标准核定编制。按标准计算不足 10 名的乡镇卫生院，可按 10 名核定编制。同时，结合地理状况（分为平原、丘陵、山区）、经济状况、服务半径等因素，在按标准核定编制的基础上，可上浮 10%；城关镇卫生院下浮 20%。乡镇卫生监督站人员编制仍为 2～3 名。

乡镇卫生院的人员编制，综合考虑功能定位、职责任务、服务人口、服务范围等因素核定。原则上每万常住人口配备 11～15 名人员，具备条件的县（市）根据当地卫生事业发展需要和财政承受能力，在此标准基础上可作适当浮动，但每万常住人口最高不超过 18 名。乡镇卫生院卫技人员所占编制不低于总编制的 90%，其中公共卫生人员按每万常住人口 1.5～2.0 名的比例配备。有条件的乡镇卫生院可选派医技人员到村卫生室工作。乡镇卫生院的后勤服务工作实行社会化，新进后勤人员不使用人员编制。

（二）村卫生室人员配备标准

在村卫生室从事预防、保健和医疗服务的人员应当依法取得相应的执业资格，从业人员必须有乡村医生执业证书或执业助理医师以上专业资格证书，并逐步取得《全科医师岗位培训合格证书》。其他工作人员也必须具备相应的执业资格。

根据辖区服务人口、农村居民医疗卫生服务现状和预期需求及地理条件等因素，原则上按照每千服务人口不低于 1 名的比例配备村卫生室人员。具体标准由省级卫生计生行政部门制订。每个村卫生室人员一般 3～5 人，其中至少应有 1 名女乡村医生或女执业助理医师，至少配备 1 名能够掌握中医药服务技术的乡村医生（或执业助理医师）。少于 1000 人的行政村，人员设置为 1 所 2 人，人口每增加 500 人，可增加 1 名乡村医生。

五、农村基层医疗卫生机构建设

（一）乡镇卫生院建设

1. **机构规模**　乡镇卫生院按床位规模分为无床、1～20 床和 21～99 床卫生院三种类型。乡镇卫生院床位规模根据其服务人口数量、当地经济发展水平、服务半径、地理位置、交通条件等因素，按照乡镇卫生院的类型、基本任务和功能合理确定，每千服务人口设置 0.6～1.2 张床位。乡镇卫生院床位规模宜控制在 100 床以内。乡镇卫生院服务人口宜按以下规定确定：一般卫生院按本乡镇常住人口加暂住人口计算；中心卫生院按本乡镇常住人口加暂住人口，再加上级卫生行政主管部门划定的辐射乡镇人口的 1/3 计算。

2. 机构科室

（1）门诊部：设立全科、抢救室，妇产（计生）、中医等诊室（也可根据需要设置综合诊室），慢病门诊、感染性门诊、治疗观察室、换药室、输液室、日间病房、康复治疗室、X 光室、检验室、B 超室、心电图室、中西药房、消毒供应室、健康档案室等。可根据需要设置少量床位。

（2）住院部：按照每千服务人口 0.6～1.2 张标准配备住院床位，床位规模宜控制在 100 床以内，根据需求及规划设置康复床位。设有专用的传染病隔离观察室。

（3）预防保健部：设立健康教育室、疾病控制室、接种登记室、免疫接种室、接种留观室、妇女保健室、儿童保健室、健康档案室、疫情与卫生应急值班室。

3. 机构布局

（1）功能分区合理，洁污流线清楚，避免交叉感染。

（2）布局紧凑，交通便捷，管理方便。

（3）住院、手术、功能检查等用房应处于相对安静的位置。

（4）病房、诊疗室等主要医疗用房应有适宜的朝向。

（5）有良好的自然通风，多风沙地区应有防风害侵袭措施。

（二）村卫生室建设

村卫生室建设贯彻适用、经济、美观的原则，用房要按诊断、治疗、储药和防保功能分开布置。每所村卫生室房屋建设标准为 60m²，服务人口多的，可适当调增建筑面积。不设病床。

六、农村基层乡村医生队伍建设

乡村医生是我国医疗卫生服务队伍的重要组成部分，是最贴近亿万农村居民的健康"守门人"，是发展农村医疗卫生事业、保障农村居民健康的重要力量。

（一）明确乡村医生功能任务

1. **明确职责**　乡村医生（包括在村卫生室执业的执业医师、执业助理医师，下同）主要负责向农村居民提供公共卫生和基本医疗服务，并承担卫生计生行政部门委托的其他医疗卫生服务相关工作。

2. **合理配置**　适应公共卫生服务的深入开展和基层首诊、分级诊疗制度的逐步建立，要综合考虑辖区服务人口、服务现状和预期需求及地理条件等因素，合理配置乡村医生，原则上按照每千服务人口不少于 1 名的标准配备乡村医生。

（二）规范乡村医生管理

1. **规范执业准入**　在村卫生室执业的医护人员必须具备相应的资格并按规定进行注册。新进入村卫生室从事预防、保健和医疗服务的人员，应当具备执业医师或执业助理医师资格。条件不具备的地区，要严格按照《乡村医生从业管理条例》要求，由省级人民政府制订具有中等医学专业学历的人员或者经培训达到中等医学专业水平的人员进入村卫生室执业的具体办法。

2. **规范业务管理**　县级卫生计生行政部门按照《中华人民共和国执业医师法》《乡村医生从业管理条例》等有关规定，切实加强乡村医生执业管理和服务质量监管，促进合理用药，提高医疗卫生服务的安全性和有效性。

3. **规范考核**　在县级卫生计生行政部门的统一组织下，由乡镇卫生院定期对乡村医生开展考核。考核内容包括乡村医生提供的基本医疗和公共卫生服务的数量、质量和群众满意度，乡村医生学习培训情况以及医德医风等情况。考核结果作为乡村医生执业注册和财政补助的主要依据。

（三）优化乡村医生学历结构

1. **加强继续教育**　鼓励符合条件的在岗乡村医生进入中、高等医学（卫生）院校（含中医药院校）接受医学学历教育，提高整体学历层次。对于按规定参加学历教育并取得医学相应学历的在岗乡村医生，对其学费可予以适当补助。

2. **实施订单定向培养**　加强农村订单定向医学生免费培养工作，重点实施面向村卫生室的 3 年制中、高职免费医学生培养。免费医学生主要招收农村生源。

（四）拓宽乡村医生发展空间

在同等条件下，乡镇卫生院优先聘用获得执业医师、执业助理医师资格的乡村医生，进一步吸引执业医师、执业助理医师和医学院校毕业生到村卫生室工作。鼓励各地结合实际开展乡村一体化管理试点，按照国家政策规定的程序和要求聘用具有执业医师、执业助理医师资格的乡村医生。

（五）建立乡村全科执业助理医师制度

做好乡村医生队伍建设和全科医生队伍建设的衔接。在现行的执业助理医师资格考试中增设乡村全科执业助理医师资格考试。乡村全科执业助理医师资格考试按照国家医师资格考试相关规定，由国家行业主管部门制订考试大纲，统一组织，单独命题，考试合格的发放乡村全科执业助理医师资格证书，限定在乡镇卫生院或村卫生室执业。取得乡村全科执业助理医师资格的人员可以按规定参加医师资格考试。

（六）建立乡村医生养老和退出政策

支持和引导符合条件的乡村医生按规定参加职工基本养老保险。不属于职工基本养老保险覆盖范围的乡村医生，可在户籍地参加城乡居民基本养老保险。对于年满 60 周岁的乡村医生，各地要结合实际，采取补助等多种形式，进一步提高乡村医生养老待遇。结合实际，建立乡村医生退出机制。

（李伟明　自　蓉　舒群琴　袁　丹）

第十一章 卫生信息系统规划

根据《中共中央 国务院关于深化医药卫生体制改革的意见》，新医改建立了"一顶四梁八柱"的架构，卫生信息系统作为八大保障机制之一，成为提高四大业务领域服务质量以及促进各领域相互沟通的必要手段，新医改赋予了医药卫生信息系统更大的使命。

第一节 卫生信息概述

一、卫生信息系统规划的意义

虽然我国人口健康信息化建设取得了一定成效，但与新形势、新要求相比，仍然存在诸多急需解决的问题。存在重复建设、分散建设和多头管理、多头采集、多系统并立等问题，"信息孤岛""信息烟囱"依然存在，业务协同和数据共享急待加强。政策法规和相关标准滞后，健康医疗大数据应用发展需要的标准、法规急需建立，信息资源管理、个人隐私保护、行业与市场监管等方面的政策法规问题日益凸显，术语代码类标准不健全，相关标准执行不到位，数据质量良莠不齐。人才和资金保障相对匮乏。专业机构不健全，人才总量不足，复合型人才和信息安全专业技术人才严重匮乏。在资金投入方面，尚未形成政府、机构和社会资本相结合的长效投入机制。信息安全防护体系急待完善。随着新兴信息技术与医疗服务的深度融合，网络安全防护难度骤增，信息安全监管制度和体系急需进一步加强。信息化水平区域发展不平衡。边远、贫困地区的关键信息基础设施薄弱，人口健康信息化自主创新能力和对国家经济增长的拉动作用有待提升。因此，加快卫生信息化建设，是落实科学发展观、构建和谐社会，推动卫生事业健康、协调发展的重要途径。有利于加快政府职能转变，规范政府行为，降低行政成本，提高行政效率；有利于增强卫生行政部门的公共服务能力；有利于增强医疗卫生服务能力，提高医疗卫生服务质量和水平。

二、我国卫生信息化进展

我国卫生信息化建设起步较晚，其发展经历了医院信息管理系统、医院信息系统、区域卫生信息化、居民健康档案的区域卫生信息平台4个阶段后，2010年，卫生部提出"十二五"期间卫生信息化建设的总路线图——"3521工程"：建设国家级、省级和地市级3级卫生信息平台，加强公共卫生、医疗服务、新农合、基本药物制度、综合管理5项业务应用，加强建设健康档案和电子病历2个基础数据库和1个专用网络建设。国家卫生和计划生育委员会统计信息中心在"3521工程"的基础上整合顶层设计出台了"4631-2工程"，该工程成为卫生信息规划的蓝图。其中，"4"代表4级卫生信息平台，分别是国家级人口健康管理平台、省级人口健康信息平台、地市级人口健康区域信息平台及区县级人口健康区域信息平台；"6"代表6项业务应用，分别是公共卫生、医疗服务、医疗保障、药品管理、计划生育、综合管理；"3"代表3个基础数据库，分别是电子健康档案数据库、电子病历数据库和全员人口个案数据库；"1"代表1个融合网络，即人口健康统一网络；最后一个"2"是人口健康信息标准体系和信息安全防护体系。

《全国医疗卫生服务体系规划纲要（2015—2020年）》提出我国信息资源配置规划：开展健康中国云服务计划，积极应用移动互联网、物联网、云计算、可配置设备等新技术，推动惠及全民的健康信息服务和智慧医疗服务，推动健康大数据的应用，逐步转变服务模式，提高服务能力和管理水平。加强人口健康信息化建设，到2020年，实现全员人口信息、电子健康档案和电子病历3大数据库基本覆盖全国人口并信息动态更新。全面建成互联互通的国家、省、市、县4级人口健康信息平台，实现公共卫生、医疗服务、医疗保障、药品管理、计划生育综合管理等6大业务应用系统的互联互通和业务协同。积极推动移动互联网、远程医疗服务等发展。普及应用居民健康卡，积极推进居民健康卡与社会保障卡、金融IC卡、市民服务卡等公共服务卡的应用集成，实现就医"一卡通"。依托国家电子政务网，构建与互联网安全隔离，连通各级平台和各级各类卫生计生机构，高效、安全、稳定的信息网络。建立完善人口健康信息化标准规范体系。加强信息安全防护体系建设。实现各级医疗服务、医疗保障与公共卫生服务的信息共享与业务协同。

2016年10月25日，中共中央、国务院印发了《"健康中国2030"规划纲要》，此纲要对我国健康信息化提出了以下新要求。

1. 完善人口健康信息服务体系建设 全面建成统一权威、互联互通的人口健康信息平台，规范和推动"互联网+健康医疗"服务，创新互联网健康医疗服务模式，持续推进覆盖全生命周期的预防、治疗、康复和自主健康管理一体化的国民健康信息服务。实施健康中国云服务计划，全面建立远程医疗应用体系，发展智慧健康医疗便民惠民服务。建立人口健康信息化标准体系和安全保护机制。做好公民入伍前与退伍后个人电子健康档案军地之间接续共享。到2030年，实现国家、省、市、县4级人口健康信息平台互通共享、规范应用，人人拥有规范化的电子健康档案和功能完备的健康卡，远程医疗覆盖省、市、县、乡4级医疗卫生机构，全面实现人口健康信息规范管理和使用，满足个性化服务和精准化医疗的需求。

2. 推进健康医疗大数据应用 加强健康医疗大数据应用体系建设，推进基于区域人口健康信息平台的医疗健康大数据开放共享、深度挖掘和广泛应用。消除数据壁垒，建立跨部门跨领域密切配合、统一归口的健康医疗数据共享机制，实现公共卫生、医疗服务、医疗保障、药品管理、计划生育综合管理等应用信息系统数据采集、集成共享和业务协同。建立和完善全国健康医疗数据资源目录体系，全面深化健康医疗大数据在行业治理、临床和科研、公共卫生、教育培训等领域的应用，培育健康医疗大数据应用新业态。加强健康医疗大数据相关法规和标准体系建设，强化国家、区域人口健康信息工程技术能力，制定分级分类分域的数据应用政策规范，推进网络可信体系建设，注重内容安全、数据安全和技术安全，加强健康医疗数据安全保障和患者隐私保护。加强互联网健康服务监管。

三、我国卫生信息系统的组成

（一）公共卫生信息系统

我国公共卫生信息包含的内容如图11-1所示。

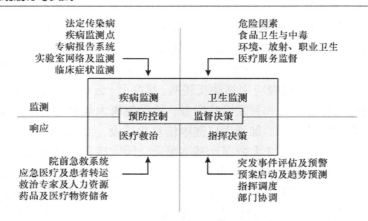

图 11-1　我国公共卫生信息的内容

1. 突发公共卫生事件与传染病疫情监测信息系统　2006 年 8 月 24 日，卫生部对《突发公共卫生事件与传染病疫情监测信息报告管理办法》进行了修改，修改后的管理办法指出：国家建立公共卫生信息监测体系，构建覆盖国家、省、市（地）、县（区）疾病预防控制机构、医疗卫生机构和卫生行政部门的信息网络系统，并向乡（镇）、村和城市社区延伸。国家建立公共卫生信息管理平台、基础卫生资源数据库和管理应用软件，适应突发公共卫生事件、法定传染病、公共卫生和专病监测的信息采集、汇总、分析、报告等工作的需要。各级各类医疗机构承担责任范围内突发公共卫生事件和传染病疫情监测信息报告任务。

2. 疾病预防控制管理信息系统　为了给疾病预防控制服务业务系统的各层次机构提供疾病预防控制管理决策信息而建立的一种职能型管理信息系统。该系统在医疗卫生各部门内部，以社区人群为基础收集人群的疾病发生和健康状况的数据资料，在进行归纳和处理后，向疾病预防控制部门的各管理层提供有关人群疾病和健康状况的历史记录信息，如周报、月报或年报的统计结果等，从而支持卫生管理者制订有关疾病预防控制计划、控制、决策功能的信息系统。

3. 医疗救治信息系统　2003 年 9 月，国务院转发了发展和改革委员会、卫生部编制的《突发公共卫生事件医疗救治体系建设规划》，要求建成符合国情、覆盖城乡、功能完善、反应灵敏、运转协调、持续发展的医疗救治体系，完善国家、省、市三级医疗救治数据中心，实现各级医疗救治体系间信息的互联互通，形成覆盖全行业的医疗救治信息网络，包括了 7 个应用系统：应急医疗资源管理系统、应急救治专家管理系统、病情统计分析系统、应急响应与培训系统、综合统计查询系统、信息发布系统和医学信息检索系统。

4. 卫生监督信息系统　2005 年，各省、市级卫生监督信息系统先后启动建设，开展卫生监督执法业务信息化和相关统计信息收集功能。国家级和省级卫生监督信息网络平台是卫生监督信息的数据传输和数据交换的基础平台。该信息平台运行有卫生监督业务应用系统软件，包括：卫生监督信息报告系统、卫生行政许可审批系统、卫生监督检查和行政处罚系统。

（二）医院信息系统

医院信息系统（hospital information system，HIS）是利用现代化的电子计算机工具和各种通信设备的医疗活动（包括检查、诊疗、教学等）及医院的全面管理提供全方位的、高效服务的信息系统。它不仅包括计算机及网络等基础设施，也包括信息管理相关的各种介质和手段，特别是与信息的采集和利用紧密相关的人、保障信息准确及时采集的各项工作制度等。

医院信息系统可分为相对独立的两种具体应用，即医院管理信息系统（hospital management system，HMS）和临床信息系统（clinical information system，CIS）。医院管理信息系统已进入相对成熟的阶段，主要包括病案管理、患者病房查询与管理、病种分析、统计分析、医疗经济分析，以及药品、器械、物资经费管理信息等。后者是利用先进的计算机及信息技术建立的用于支持医院医护人员的临床活动的信息系统，包括医嘱处理系统、护理信息系统、门诊医生工作站、住院医生工作站、病区护士工作站、图像存档和通信系统、电子病历、实验室信息系统、麻醉临床信息系统、临床用药系统等。

（三）社区卫生信息系统

社区卫生信息系统（community health information system，CHIS）以居民健康档案信息系统为核心，以基于电子病历的社区医生工作站系统为枢纽，以全科诊疗、收费管理、药房（品）管理等为主要的功能模块，满足居民健康档案管理、经济管理、监督管理和公共卫生信息服务管理等基本需求。社区卫生服务信息系统是区域公共卫生服务信息系统的重要组成部分。社区卫生服务信息系统应该包括如下基本的功能模块：居民健康档案信息系统、基于社区医生工作站的全科医学诊疗系统、基于通用条形码技术的医卡通系统、双向转诊平台系统、药店（品）管理系统、社区护士工作站、社区医院收费管理系统、短信平台系统、区域健康服务业务交流平台系统等。同时为了更好地实现区域公共卫生数据资源共享，在普遍实施社区卫生服务信息系统的基础上，主管部门（卫生局、中心医院等）还应该建设中心数据库管理系统和基于 B/S 的社区居民健康服务系统等。社区卫生服务信息系统的成功实施将城乡社区卫生服务机构数字化、网络化，可以更好地满足城乡社区居民的健康保健水平，有效提升社区健康服务机构的服务质量。

（四）其他卫生信息系统

1. **医疗保险信息系统**　随着我国医疗制度改革的进行，社会保险机构的业务量将大大增加，传统的手工管理方式已无法适应新的业务需要。为了保证医疗保险制度的顺利实施，实现对医保业务高效、准确、快速的管理，提高医保业务管理的现代化水平，有必要将管理信息系统引入到医疗保险的管理中，建立起医疗保险管理信息系统。

目前，我国的基本医疗保险形式有：城镇职工基本医疗保险、城镇居民基本医疗保险和农村新型合作医疗。信息系统主要包括城镇医疗保险信息系统和农村新型合作医疗保险信息系统。各系统的结构见图 11-2、图 11-3。

2. **卫生监测信息系统**　孕产妇死亡监测于 1986 年开始，由北京妇女保健所负责，1989～1995 年，该项目由全国 247 个监测市（县）参加，覆盖人群 1 亿。监测对象为监测地区内所有正式户口的孕产妇。凡监测对象从妊娠开始至产后 42 日内死亡者，不论妊娠各期和部位，凡与妊娠有关或因妊娠病情加重及治疗原因造成的死亡均报告孕产妇死亡（意外死亡不计）。

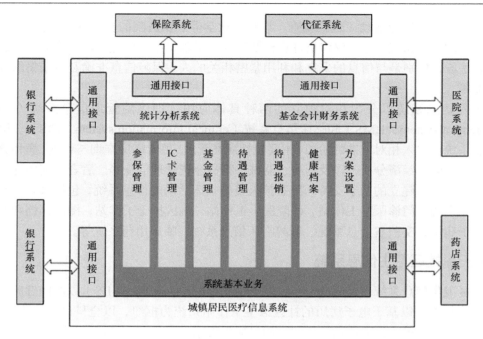

图 11-2 城市医疗保险信息系统示意图

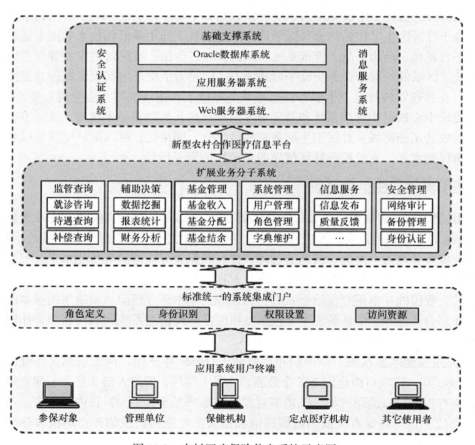

图 11-3 农村医疗保险信息系统示意图

　　五岁以下儿童死亡监测系统开始于 1991 年,由首都儿科研究所负责,全国 81 个市(县)参加了监测, 监测对象包括了该地区家庭户中全部 0～4 岁儿童。在监测对象中,凡孕满 28 周,娩出后有心跳、呼吸、脐带搏动、随意肌缩动四项指标之一,而后死亡的五岁以下儿童均报告死亡和原因。

　　出生缺陷监测系统适于 1986 年启动的国家"七五"科技攻关课题,由华西医科大学中国出生缺陷监测中心负责,与前两项以人群为基础进行监测不同,它是一项以医院为基础的监测项目,1986～1987 年,参加监测的医院有 945 所,年监测围产儿 60 多万例。以监测单位中住院分娩的围产儿为监测对象,包括死胎、死产和产后七日内死亡的新生儿,监测对象中发现的出生缺陷儿均作登记报告。

　　三个监测系统通过系统收集资料、严格控制质量和认真整理分析,获得了比较准确、可靠地反映我国妇女、儿童健康状况的基本资料,但这三个监测系统由于建立的时间和工作要求不同,在监测范围、样本量大小及监测人群等方面均不一致,不便于国家卫生行政部门对三个监测系统的统一管理及监测经费的有效使用,也不便于各省(区、市)卫生行政部门和妇幼保健机构对监测工作的监督指导,有些监测点难以继续维持。为此,卫生部妇幼保健司、信息统计中心在同各监测系统牵头单位充分研讨的基础上,决定将三个监测系统合并,统一为中国妇幼卫生监测网,于 1996 年形成并实施了全国"三网合一"监测方案。

　　妇幼卫生各监测系统通过系统收集资料、严格控制质量和认真整理分析,获得了比较准确、可靠地反映我国妇女、儿童健康状况的基本资料,为制定我国《妇女儿童发展规划纲要》战略目标及其实施进展情况的评价,为妇幼卫生的计划、管理、决策和科学研究提供了十分宝贵的信息和依据。

第二节　卫生信息系统规划

　　国家于 2017 年 1 月 24 日发布《"十三五"全国人口健康信息化发展规划》,为卫生信息系统规划指明方向。

一、规划指导思想

　　深入贯彻党的十八大和十八届三中、四中、五中、六中全会精神,贯彻落实习近平总书记系列重要讲话精神,紧紧围绕统筹推进"五位一体"总体布局和协调推进"四个全面"战略布局,以保障全体人民健康为出发点,以提高人民群众获得感、增强经济发展新动能为目标,大力加强人口健康信息化和健康医疗大数据服务体系建设,推动政府健康医疗信息系统和公众健康医疗数据互联融合、开放共享,消除信息壁垒和孤岛,着力提升人口健康信息化治理能力和水平,大力促进健康医疗大数据应用发展,探索创新"互联网+健康医疗"服务新模式、新业态,为打造健康中国、全面建成小康社会和实现中华民族伟大复兴的中国梦提供有力支撑。

二、规划的基本原则

　　需求导向、以人为本。以健康需求为导向,以应用发展为牵引,将人口健康信息化和健康医疗大数据应用发展纳入卫生与健康总体规划，突出健康医疗重点领域和关键环节，拓展服务渠道，延伸服务内容，提升服务效率，加快行业科学发展，更好满足人民群众多层次、多样化的健康医疗需求。

统一权威、创新驱动。以深化改革为动力，以创新发展为目标，着力破除体制机制障碍，推进政产学研用联合协同创新，整合信息资源，建立健全统一权威的大数据采集、存储、发布、应用的平台和服务体系，实现人口健康服务模式和管理模式创新，扩大健康医疗资源有效供给。

开放融合、共建共享。鼓励政府和社会力量合作，坚持统筹规划、示范引领，促进互联互通、业务协同，激发大众创业、万众创新活力，形成多方参与、共建共享、授权分管、服务规范的便民惠民新格局。

强化标准、确保安全。按照法规为本、标准先行、安全为上、保护隐私的要求，妥善处理应用发展与安全保障的关系，健全政策法规标准体系和信息安全保障体系，增强安全技术支撑能力，确保应用有序推进，信息安全可控。

三、规划的主要任务

以《"十三五"全国人口健康信息化发展规划》《四川省"十三五"人口健康信息化发展规划》《莆田市"十三五"人口健康信息化发展专项规划》为例，从国家级、省级、市级层面列举规划内容。

（一）国家层面规划

1. 构建统一权威、互联互通的人口健康信息平台。
2. 有序推动人口健康信息基础资源大数据开放共享。
3. 完善人口健康信息各类基础业务应用系统。
4. 健全统一的人口健康信息化和健康医疗大数据标准体系。
5. 强化人口健康信息化和健康医疗大数据安全防护体系建设。
6. 促进人口健康信息化服务体系协同应用。
7. 加强健康医疗大数据行业治理应用。
8. 推进健康医疗大数据临床和科研应用。
9. 强化人口健康信息化与大数据风险预警和决策应用。
10. 培育健康医疗大数据发展新业态。
11. 构建"互联网+健康医疗"服务新模式。
12. 打造信息化助力分级诊疗就医新秩序。
13. 推广区域人口健康信息化和大数据应用试点示范。

（摘自《"十三五"全国人口健康信息化发展规划》)

（二）省级层面规划

1. 推进人口健康信息化标准规范应用。
2. 构建统一权威、互联互通的人口健康信息平台。
3. 加强人口健康信息四大数据库建设。

4. 完善人口健康信息基础业务应用系统。

5. 着力提升医疗卫生机构信息水平。

6. 强化人口健康信息化安全防护体系建设。

7. 推进健康医疗行业精准监管。

8. 推进健康医疗临床和科研大数据应用。

9. 大力推进居民健康卡"一卡多用"。

10. 全面深化"互联网+健康医疗"服务。

11. 全面普及远程医疗服务。

12. 推进卫生计生统计工作智能化。

13. 提高中医药信息化应用水平。

14. 培育健康医疗大数据发展新业态。

15. 催化健康医疗大数据关联产业发展。

16. 推广区域人口健康信息化建设试点示范。

（摘自《四川省"十三五"人口健康信息化发展规划》）

（三）市级层面规划

1. 夯实发展基础

（1）优化区域卫生计生信息专网。

（2）升级改造区域人口健康信息云平台。

（3）强化信息安全建设。

（4）大力推进信息标准和管理规范应用。

（5）完善全员人口、健康档案和电子病历数据资源库建设。

2. 加强业务领域信息系统建设

（1）强化公共卫生领域业务信息系统建设。

（2）推动卫生计生业务系统融合应用。

（3）数字化医疗机构建设。

（4）与城乡医保信息系统相衔接。

（5）推动药品供应管理应用。

（6）加强综合管理信息应用。

（7）加强分级诊疗有关信息系统建设。

3. 实施信息惠民工程，创新互联网+医疗应用

（1）发行居民健康卡。

（2）健康云医疗服务平台。

4. 推动健康医疗大数据应用发展

（1）以健康医疗大数据辅助管理决策。

（2）以临床和科研大数据研究推动精准医疗技术发展。

（3）利用大数据分析辅助健康管理。

（4）培育健康医疗大数据应用新业态。

5. 发展健康服务产业

（摘自《莆田市"十三五"人口健康信息化发展专项规划》）

四、规划的重点工程

以《"十三五"全国人口健康信息化发展规划》《四川省"十三五"人口健康信息化发展规划》《莆田市"十三五"人口健康信息化发展专项规划》为例，从国家级、省级、市级层面列举规划内容。

（一）国家层面的重点工程

1. 全民健康保障信息化工程　以基础资源信息、全员人口信息、居民电子健康档案和电子病历四大数据库为基础，建设公共卫生管理、医疗健康公共服务、基本药物制度运行监测评价、卫生服务质量与绩效评价、人口统筹管理和综合管理等业务应用系统，实现互联互通、业务协同。加快推进省统筹区域人口健康信息平台建设，按照平台功能指引要求，加强信息共享，提高重大疾病防控和突发公共卫生事件应急能力以及妇幼健康服务管理、综合监督和公众健康保障水平，实现全国上下联动、"三医"业务协同。建立覆盖全国医疗卫生机构的健康传播和远程教育视频系统。推动完善全球公共卫生风险监测预警决策系统，建立国际旅行健康网络，为出入境人员提供旅行健康安全保障服务。

2. 健康医疗大数据应用发展工程　加强国家健康医疗大数据中心及产业园试点建设，研究制定政府支持政策，从财税、投资、创新等方面对健康医疗大数据应用发展给予必要支持。推广运用政府和社会资本合作（PPP）模式，鼓励和引导社会资本参与健康医疗大数据的基础工程、应用开发和运营服务。鼓励政府与企事业单位、社会机构开展合作，探索通过政府采购、社会众包等方式，实现健康医疗大数据领域政府应用与社会应用相融合。发挥已设立的有关投资基金作用，充分激发社会资本参与热情，鼓励创新多元投资机制，健全风险防范和监管制度，支持健康医疗大数据应用发展。加强人口与家庭大数据的集成分析研究，服务人口发展综合决策。

3. 基层信息化能力提升工程　按照保基本、强基层、建机制的医改基本原则，"十三五"时期，围绕支持公共卫生、基本医疗、基本药物配备使用等基本医疗卫生服务业务，规范基层医疗卫生机构内部管理、医疗卫生监督考核及远程医疗服务保障互联互通等重要功能，不断加强基层人口健康信息化建设，继续加大投入，提高人员素质，夯实发展基础，努力提升基层服务质量和效率。完善基层信息管理系统，加强基层标准化应用和安全管理，延伸放大医疗卫生机构服务能力，促进"重心下移、资源下沉"。坚持以家庭医生签约服务为基础，推进居民电子健康档案和居民健康卡的广泛使用，基本实现城乡居民拥有规范化的电子健康档案和功能完备的健康卡，推动实现人人享有基本医疗卫生服务的医改目标。

4. 智慧医疗便民惠民工程　在全国选择一批基础条件好、工作积极性高、信息安全防范有保障的医院开展示范建设。以新兴信息技术为基础，明确智慧医疗服务内容，加快医院信息化基础建设，实施国民电子健康信息服务计划，完善居民健康卡应用受理环境，依托医院信息平台应用功能指引，完善基于电子病历的医院信息平台功能，重点完善基于新兴信息技术的互联网健康咨询、预约分诊、诊间结算、移动支付和检查检验结果查询、随访跟踪等服务，为预约患者和预约转诊患者优先安排就诊，全面推行分时段预约。通过信息技术促进医疗健康服务便捷化程度大幅提升，远程医疗服务格局基本形成。普及临床决策支持系统、智能机器人等数字化医学工具在医院中的应用，提升医院信息化水平和服务能力。发挥互联网优势，推进生育证明、流动人口服务管理证明、出生医学证明、医疗卫生机构注册等电子化管理。

5. 健康扶贫信息支撑工程　贯彻落实中央脱贫攻坚部署和精准扶贫精准脱贫方略要

求，推动建立农村贫困人口因病致贫、因病返贫个案信息库和动态管理信息系统。通过人口健康信息化建设，加强贫困人口数据采集和筛查，实现因病致贫、因病返贫的家庭、患者和病种精准识别全覆盖。加大健康扶贫脱贫信息支撑力度，优先为贫困人口建立动态管理的电子健康档案和居民健康卡，实现身份识别、授权确认、信息归集、安全认证和金融应用等功能，支撑贫困人口家庭医生签约服务开展，逐步实现基本医保、大病医保、医疗救助和社会慈善救助资金"一站式"结算，为实施"大病集中救治一批、重病兜底保障一批、慢病签约服务一批"提供信息支撑，将健康扶贫落实到人、精准到病，提升贫困地区和贫困人口共享优质医疗资源健康服务的水平。

（摘自《"十三五"全国人口健康信息化发展规划》）

（二）省级层面的重点工程

1. 实施人口健康信息化网底工程。
2. 实施医院信息化能力提升工程。
3. 实施全省人口健康信息互联共享工程。
4. 实施全省远程医疗服务增量提质工程。
5. 实施公共卫生信息化融合应用工程。
6. 实施健康医疗大数据应用发展工程。
7. 实施智慧医疗便民惠民工程。
8. 实施全省中医药服务信息化工程。
9. 实施健康医疗扶贫信息支撑工程。
10. 实施人口健康信息化人才支撑工程。

（摘自《四川省"十三五"人口健康信息化发展规划》）

（三）市级层面的重点工程

市级层面的重点工程见表 11-1。

表 11-1　市级层面的重点工程

主要任务	2016 年	2017 年	2018 年	2019 年	2020 年
夯实发展基础		优化区域卫生计生信息专网	升级改造区域人口健康信息云平台	强化信息安全建设，完善全员人口、健康档案和电子病历数据资源库建设	推进信息标准和管理规范应用
加强业务领域信息系统建设	启动数字化预防接种门诊建设，开展区域免疫规划管理系统建设	推动数字疾控管理系统、智慧卫生计生监督系统的建设病理信息系统、结核病管理、传染病管理信息系统、公共卫生实验室系统的建设；完善全市血液管理信息系统	建设突发公共卫生应急与指挥决策系统、完善120院前急救信息系统建设、开展精神卫生管理信息系统建设、开展临床质量控制系统建设	完成三级医院信息集成平台建设，启动二级医院信息集成平台建设、开展医院运营监管系统建设	三级医院开展医院信息互联互通成熟度测评

续表

主要任务	2016 年	2017 年	2018 年	2019 年	2020 年
实施信息惠民工程，创新互联网+医疗应用	制订健康卡建设方案，启动发卡工作、推动影像云存储，实现影像无胶化，开展影像医生签约服务平台建设	完成医疗机构用卡环境改造和健康卡发卡点建设，发行健康卡超过 10 万张、开展视频门诊建设、开展家庭医生签约服务平台和云医院平台建设	发行健康卡超过 100 万张、完善各类互联网医学会诊平台，开展护理 O2O 服务体系建设、开展职业病管理、艾滋病管理信息系统建设	发行健康卡超过 200 万张，健康莆田微信公众号用户超过 100 万人	
推动健康医疗大数据应用发展	完善数据标准	制订数据质量提升方案，按照数据标准完善健康档案和全员人口数据库，开展医改监测系统建设	开展基于健康档案和全员人口的主题类大数据应用研究	建设区域媒介生物防制系统，开展基于健康档案和全员人口的主题类大数据应用研究	开展区域信息互联互通成熟度测评

（摘自《莆田市"十三五"人口健康信息化发展专项规划》）

五、规划的保障措施

1. 加强组织领导，强化工作合力。
2. 完善法律法规，强化监督管理。
3. 拓宽资金渠道，强化人才支撑。
4. 建立考评机制，强化任务落实。
5. 加大宣传力度，强化舆论氛围。

（张晓馨　邓　丽）

第十二章　中医药体系规划

中医药（包括民族医药，下同）是中华民族原创的医学科学，是中华文明的杰出代表，数千年来为中华民族的繁衍昌盛做出了重要贡献，在经济社会发展中作用突出、地位特殊。

第一节　中医药规划概述

一、中医药规划的意义

中医药健康服务是运用中医药的理念、方法、技术维护和增进人民群众身心健康的活动，主要包括医疗、保健、养生、康复服务，涉及健康养老、中医药文化、健康旅游等有关服务。它是我国独具特色的健康服务资源，充分发挥中医药特色优势，是促进健康服务业发展的重要任务，对于深化医改、提升全民健康素质、转变经济发展方式具有重要意义。同时，对促进养生养老、健康旅游、文化产业、科技服务业发展，以及推进大众创业、万众创新战略实施具有特殊意义。

1. 中医药规划有利于构建以人为本的健康服务链，促进动态把握人体健康与疾病的生命过程，提高健康质量。

2. 中医药规划有利于发挥中医药养生保健特色优势，完善中医药健康服务体系建设。

3. 中医药规划有利于推进政府引导、发挥市场对资源配置的决定作用，从政策导向上，调动社会力量发展中医药健康服务积极性和创造性。

4. 中医药规划有利于完善政府监管、行业自律的中医药健康服务质量保障机制。

二、规　划　背　景

（一）"十二五"期间中医药发展取得的成就

"十二五"时期是中医药发展进程中极具历史意义的五年，中医药发展国家战略取得重大突破，中医药事业获得长足发展，基本形成中医药医疗、保健、科研、教育、产业、文化整体发展新格局，对增进和维护人民群众健康的作用更加突出，对促进经济社会发展的贡献明显提升，"十二五"规划确定的主要目标和任务全面完成（表12-1）。

表12-1　我国"十二五"规划主要中医药指标实现情况

指标类别	具体指标	实现情况		
		2010 年	2015 年	年均增长（%）
中医药医疗资源	中医医院（所）	3232	3966	4.18
	建有地市级中医医院的地市数所占比例（%）	94.0	99.7	1.18
	达到二级甲等中医医院水平的县级中医医院比例（%）	33.9	58.0	11.31
	中医医院床位数（万张）	47.1	82.0	11.73

续表

指标类别	具体指标	实现情况		
		2010 年	2015 年	年均增长（%）
中医药服务	每万人口中医医院床位数（张）	3.52	5.96	11.11
	每万人口卫生机构中医执业（助理）医师数（人）	2.20	3.29	8.38
	中医医院诊疗人次数（亿人次）	3.6	5.5	8.85
	中医医院诊疗人次占医院诊疗人次比重（%）	17.60	17.84	0.27
	中医医院出院人数（万人）	1275.7	2349.3	12.99
	中医医院出院人数占医院出院人数比重（%）	13.46	14.67	1.75
中医药人力资源	卫生机构中医类别执业（助理）医师（万人）	29.4	45.2	8.98
	卫生机构中药师（士）（万人）	9.7	11.4	3.28
中药产业	中药工业规模以上企业主营业务收入*（亿元）	3172	7867	19.92
中医药教育	高等院校中医药类专业在校生人数（万人）	55.35	75.16	6.31

*自 2013 年起国家用"中药工业规模以上企业主营业务收入"指标取代"中药工业总产值"指标

资料来源：国家中医药管理局. 2016. 中医药发展"十三五"规划

中医药战略地位显著提升。《中共中央关于全面深化改革若干重大问题的决定》明确要"完善中医药事业发展政策和机制"，《中医药法（草案）》经国务院常务会议审议通过并进入最后立法程序，国务院办公厅首次印发《中医药健康服务发展规划(2015—2020 年)》《中药材保护和发展规划（2015—2020 年）》等中医药发展领域的专项规划。中央财政投入力度大幅提升，为中医药创造了良好的发展与提高的物质条件。

中医医疗服务体系不断健全。中医医疗资源快速增长，中医医院增加到 3966 所，每万人口中医医院实有床位数增加到 6.0 张。全面实施基层中医药服务能力提升工程，中医馆、国医堂在基层医疗卫生机构得到普遍建设，96.93%的社区卫生服务中心、92.97%的乡镇卫生院、80.97%的社区卫生服务站和 60.28%的村卫生室能够提供中医药服务。深入实施中医治未病健康工程，中医药健康管理服务纳入国家基本公共卫生服务项目，2015 年完成 6531.5 万 65 岁以上老年人、2777.7 万 0～36 个月儿童的中医药健康管理任务，目标人群覆盖率分别达到 41.87%和 53.59%。中医药以较低的成本获得了较高的收益，放大了医改惠民的效果。

中医药科研迈上新台阶。中国中医科学院屠呦呦研究员因发现青蒿素获得 2015 年诺贝尔生理学或医学奖，实现我国科学家获得诺贝尔奖零的突破，突显了中医药对人类健康的重大贡献。建立起以 16 个国家中医临床研究基地为重点平台的临床科研体系，中医药防治传染病和慢性病的临床科研网络得到完善。45 项中医药成果获得国家科技奖励，科研成果转化为临床诊疗标准规范、关键技术和一批拥有自主知识产权的中药新药，取得了显著的社会效益和经济效益。

符合中医药人才特点的教育模式得到加强。医教协同深化中医药教育改革初显成效，中医专业学位独立设置，评选出第二届国医大师，名老中医药专家、中医学术流派传承成效显著，建成国医大师传承工作室 60 个、全国名老中医药专家传承工作室 956 个、基层名老中医药专家传承工作室 200 个、中医学术流派传承工作室 64 个、中医药各层次培训基地 1140 个，多层次多类型的中医药师承教育模式初步建立，继续教育覆盖率显著提高。

中医药文化影响力进一步提升。深入开展"中医中药中国行——进乡村·进社区·进家庭"活动，科普宣传 4 万余场，现场受益群众 1700 余万人次。建设了 300 多个国家级、省级中医药文化宣传教育基地，组建了一支中医药文化科普专家队伍，开发了一批形式多样的文化科普作品。首次开展的中医健康素养普及率调查显示，公民中医养生保健素养不断提升，中医药作为中华优秀传统文化得到广泛传播。

中药资源逐步实现可持续健康发展。中药资源普查试点全面展开，初步建成中药资源动态监测信息和技术服务体系，建立了大宗、道地药材、濒危药材种子种苗繁育基地。全国有 200 多种常用大宗中药材实现规模化种植，种植面积超过 3000 万亩。逐步实现生态环境保护与中药产业持续发展的良性互动。2015 年中药工业规模以上企业主营业务收入超过了 7800 亿元，占我国医药工业规模以上企业主营业务收入近 1/3，中药进出口额达到 48.0亿美元。作为潜力巨大的经济资源，中医药为推动健康产业发展做出了积极贡献。

民族医药工作进一步加强。全国民族医医院增加到 253 所。建成藏医药国家中医临床研究基地。筛选推广 140 项民族医药适宜技术。建立民族医药古籍文献基础数据库，国家集中整理出版 150 部民族医药文献，形成《全国民族医药古籍文献总目》，民族医药保护传承取得实效。

中医药健康服务领域得到拓展。大力发展中医药健康服务，扩大服务供给引导消费。中医药与养老、旅游等相互融合的趋势进一步凸显，初步形成服务新形态，"互联网+"催生服务模式创新，养生、保健、康复等方面的潜力持续释放。推进中医药服务贸易，深化重点区域和骨干企业（机构）建设。一批适应市场的新产品、新业态成为健康产业新的经济增长点。

中医药海外发展开辟新空间。推动第 67 届世界卫生大会通过以我国联合马来西亚等国提出的传统医学决议。以中医药为代表的传统医学首次纳入世界卫生组织国际疾病分类代码（ICD-11）。中医药相继纳入中美战略经济对话框架、中英经济财经对话框架，《中国对非洲政策文件》明确支持"开展中非传统医药交流与合作"。中医药已传播到 183 个国家和地区，我国与外国政府、地区和国际组织已签订 86 项中医药合作协议，建设了 10 个海外中医药中心，并在"一带一路"沿线国家建立了 10 所中医孔子学院。国际标准化组织（ISO）TC249 正式定名为中医药技术委员会，并发布 5 项国际标准，ISO/TC215 发布 4项中医药国际技术规范。

中医药行风建设和党建工作呈现新气象。深入开展"三严三实"专题教育，全面落实从严治党责任，中医药系统工作作风进一步转变，大力弘扬"大医精诚"的医德医风，形成了从严从实的良好氛围。

（二）"十三五"中医药发展面临的机遇和挑战

当前，中医药发展站在更高的历史起点上，迎来天时、地利、人和的大好时机。国务院印发实施《中医药发展战略规划纲要（2016—2030 年）》，将中医药发展摆在了经济社会发展全局的重要位置。人民群众在全面建成小康社会中激发出的多层次多样化健康服务需求，将进一步释放中医药健康服务的潜力和活力。深化医改，加快推进健康中国建设，迫切需要在构建中国特色基本医疗制度中发挥中医药特色作用。中医药注重整体观、追求天人合一、重视治未病、讲究辨证论治，符合当今医学发展的方向，适应疾病谱的变化和老龄化社会的到来，为中医药振兴发展带来广阔前景。中医药以其绿色生态、原创优势突出、产业链长、促进消费作用明显的特点，为供给侧结构性改革提供了新的经济增长点。中医药文化作为中华民族优秀传统文化代表，将为建设文化强国提供不竭动力和源泉。实施"走出去"战略和推动"一带一路"建设，中医药国际交流与合作不断深入，将为促进人类健康做出更大贡献。

"十三五"时期，中医药发展处在能力提升推进期、健康服务拓展期、参与医改攻坚期和政策机制完善期，还面临一些新情况、新问题。中医药服务体系、模式和机制还不能完全与人民群众的需求相适应，改革的任务仍十分艰巨。中医药资源总量仍然不足，基层发展薄弱，还不能满足人民群众的需求。城乡、区域之间发展不平衡，中医中药发展不协调。中医药继承不足、创新不够的问题没有得到根本解决，特色优势淡化，学术发展缓慢。高层次人才不足，基层人员短缺，中医药人员中医思维和人文素养尚需加强。中药产业集中度低，野生中药材资源破坏严重，部分中药材品质下降。中医药国际竞争力有待进一步提升。中医药治理能力和治理体系现代化水平急待提高，迫切需要加强统筹规划。

第二节　中医药规划

一、指导思想、基本原则和发展目标

（一）指导思想

全面贯彻党的十八大和十八届三中、四中、五中全会精神，以马克思列宁主义、毛泽东思想、邓小平理论、"三个代表"重要思想、科学发展观为指导，深入贯彻习近平总书记系列重要讲话精神，紧紧围绕"四个全面"战略布局，牢固树立创新、协调、绿色、开放、共享发展理念，贯彻落实中央领导发展中医药的指示精神，坚持中西医并重，充分遵循中医药自身发展规律，以推进继承创新为主题，以增进和维护人民群众健康为目标，以促进中医药医疗、保健、科研、教育、产业、文化协调发展为重点，以提高中医药防病治病能力和学术水平为核心，勇攀医学高峰，推进中医药现代化，推动中医药走向世界，全面振兴发展中医药事业，发挥中医药在促进卫生、经济、科技、文化和生态文明发展中的独特作用，为建设健康中国服务，为全面建成小康社会服务。

（二）基本原则

坚持继承创新，增强发展实力。把继承创新贯穿于中医药发展一切工作，正确把握继承和创新的关系，坚持中医药原创思维，充分利用现代科学技术和方法，推动中医药理论与实践不断发展。

坚持统筹协调，凝聚发展力量。统筹中医药医疗、保健、科研、教育、产业、文化全面协调发展，注重城乡、区域、国内国际中医药协调发展，推动中西医协同发展，促进中医中药协调发展，不断增强中医药发展的整体性和系统性。

坚持深化改革，增强发展动力。在构建中国特色基本医疗制度中充分发挥中医药独特作用，完善政策和机制，强化政府在提供基本中医医疗服务中的主导作用，调动社会力量，发挥市场在中医药健康服务资源配置中的决定性作用。

坚持特色优势，提升发展质量。充分体现特色，全面继承发扬中医药理论、技术和方法。充分发挥优势，坚持在治未病中发挥主导作用、在重大疾病治疗中发挥协同作用、在疾病康复中发挥核心作用，不断拓展服务领域。

坚持以人为本，共享发展成果。以满足人民群众中医药健康需求为出发点和落脚点，坚持中医药发展为了人民，中医药成果惠及人民，增进人民健康福祉，保证人民享有安全、有效、方便的中医药服务。

（三）发展目标

到 2020 年，实现人人基本享有中医药服务。中医药医疗、保健、科研、教育、产业、文化发展迈上新台阶，标准化、信息化、产业化、现代化水平不断提高。健康服务可得性、可及性明显改善，中医药防病治病能力和学术水平大幅提升，人才培养体系基本建立，中医药产业成为国民经济重要支柱之一，中医药对外交流合作更加广泛，符合中医药发展规律的法律体系、标准体系、监督体系和政策体系基本建立，中医药管理体制更加健全，为建设健康中国和全面建成小康社会做出新贡献（表 12-2）。

表 12-2　我国中医药主要发展指标

主要指标	2015 年	2020 年	年均增长（%）	属性
中医医院（所）	3966	4867	4.18	预期性
中医医院床位数（万张）	82.0	113.6	6.74	预期性
每千常住人口公立中医医院床位数（张）	0.53	0.55	0.74	预期性
每千人口卫生机构中医执业类（助理）医师数（人）	0.33	0.40	3.92	预期性
中医总诊疗人次数（亿人次）	9.09	13.49	8.19	预期性
中医医院诊疗人次占医院诊疗人次比重	17.84	18.08	0.27	预期性
中医医院出院人数（万人）	2349.3	4326.52	12.99	预期性
中医医院出院人数占医院出院人数比重（%）	14.67	16.00	1.75	预期性
卫生机构中医类别执业（助理）医师（万人）	45.2	69.48	8.98	预期性
卫生机构中药师（士）（万人）	11.4	13.40	3.28	预期性
中药工业规模以上企业主营业务收入（亿元）	7867	15823	15.00	预期性
中药工业规模以上企业主营业务收入占医药工业规模以上企业实现主营业务收入比重（%）	29.26	33.26	2.60	预期性
高等院校中医药类专业在校生人数（万人）	75.16	95.06	4.81	预期性

资料来源：国家中医药管理局. 2016. 中医药发展"十三五"规划

人民群众获得中医药健康服务的可及性显著增强。健全中医医疗服务体系，实现人人享有基本医疗服务。中医药健康服务质量明显提高，不断满足人民群众多层次、多样化健康需求。中医药健康知识普及，公民中医健康文化素养提升。

中医药发展支撑体系更加健全。科技创新体系更加完善，中医基础理论研究及重大疾病攻关取得明显进展。建立健全院校教育、毕业后教育、继续教育有机衔接以及师承教育贯穿始终的中医药人才教育培养体系。中成药及中药饮片供应保障能力明显提升。中医药信息化水平显著提升。

中医药健康产业快速发展。中医药健康服务新业态不断涌现，服务技术不断创新，产品种类更加丰富，品质更加优良，带动相关支撑产业发展。促进中药资源可持续发展和中药全产业链提质增效。

中医药发展更加包容开放。中医药与文化产业融合发展，中医药文化进一步繁荣。中西医相互取长补短，建立长效可持续中西医协同发展机制。中医药与多学科的合作日益深入，国际交流与合作实现互利共赢。

中医药治理体系和治理能力现代化快速推进。中医药法律和政策体系不断完善。管理体系更加健全，依法行政能力不断提升。标准体系基本建立，标准化水平大幅提高。行业组织作用得到充分发挥。

二、重点任务

（一）大力发展中医医疗服务

完善覆盖城乡的中医医疗服务体系。完善公立中医医疗机构为主导、非公立中医医疗机构共同发展，基层中医药服务能力突出的中医医疗服务体系。省（区、市）要建设好省级中医医院，每个地市级区域原则上至少设置1个市办中医医院，每个县级区域原则上设置1个县办中医类医院。促进社会办中医加快发展，到2020年非公立中医医疗机构提供的中医服务量力争达到20%。鼓励社会力量优先举办儿科、精神（心理）科、妇科、外科、骨伤、肛肠等非营利性中医专科医院，发展中医特色的康复医院、护理院。鼓励举办只提供传统中医药服务的中医门诊部和中医诊所。有条件的综合医院设置中医临床科室和中药房，地市级以上妇幼健康服务机构设置中医妇科和中医儿科，有条件的传染病院等其他非中医类医疗机构设置中医科。

全面提升中医医疗服务质量。完善中医医疗质量控制体系和评审评价体系。实施中医临床优势培育工程，三级中医医院要充分利用中医药技术方法和现代科学技术，提高急危重症、疑难复杂疾病的中医诊疗服务能力和中医优势病种的中医门诊诊疗服务能力与研究能力。二级中医医院要不断提高区域内常见病、多发病、慢性病、精神疾病的中医诊疗能力和急危重症患者的抢救能力，做好疑难复杂疾病的向上转诊服务。加强专科专病防治网络建设，依托现有中医医疗机构和中医科室支持形成一批国家和区域中医（专科）诊疗中心，在防治疾病中发挥示范作用。加强中医医院老年病科建设，适应我国老龄化社会发展的需求。加强中医药应急救治队伍和条件建设，建立应急工作长效机制，不断提高应对新发、突发传染病和突发公共事件卫生应急能力和水平。加强中医护理人员配备，提高中医辨证施护和中医特色护理水平。创新中医医院服务模式。

提升基层中医药服务能力。实施基层中医药服务能力提升工程"十三五"行动计划，扩大服务覆盖面，丰富服务内容，提升服务质量。强化县级中医医院特色专科专病建设，提升中医特色诊疗和综合服务能力，夯实分级诊疗基础。85%以上的社区卫生服务中心和70%以上的乡镇卫生院设立中医综合服务区（中医馆），信息化得到加强，中医诊疗量占诊疗总量的比例力争达到30%。大力推广中医非药物疗法和适宜技术。加强对口帮扶，三级中医医院对口帮扶贫困县县级中医医院，二级以上中医医院对口帮扶基层医疗卫生机构中医药服务能力建设，支持县级中医医院与基层医疗卫生机构组建医疗联合体，开展县乡一体化服务。开展县管乡用、乡聘村用等试点。改革传统医学师承和确有专长人员执业资格准入制度，允许取得乡村医生执业证书的中医药一技之长人员在乡镇和村开办中医诊所。到 2020 年，所有社区卫生服务机构、乡镇卫生院和 70%的村卫生室具备中医药服务能力。

促进中西医结合工作。围绕中医诊疗具有优势的重大疑难疾病及传染性疾病，以提高临床疗效为目标，开展中西医临床协作，强强联合、优势互补、目标同向、协作攻关，形成独具特色的中西医结合诊疗方案，促进中西医临床协作机制建设和服务模式创新。鼓励地方开展不同层级的中西医临床协作培育工作，营造中西医深度融合氛围，建立长效可持续中西医协同发展机制。加强中西医结合医院内涵建设，不断提高服务能力。继续深化全国综合医院、专科医院、妇幼保健院中医药工作示范单位创建活动，强化院内中西医临床协作，提升中西医结合服务内涵。鼓励中医西医相互学习，发挥各自优势，支持非中医类别医师学习中医药理论、知识和技能，并在临床实践中应用。加强基层医务人员常见病、多发病中医适宜技术方法培训推广，提升基层运用西医和中医两种手段综合服务能力。

促进民族医药发展。将民族医药发展纳入民族地区和民族自治地方经济社会发展规划，加强民族医医疗机构建设，鼓励有条件的民族自治地方举办民族医医院，鼓励民族地区各类医疗卫生机构设立民族医药科，鼓励社会力量举办民族医医院和诊所。加强民族医医院内涵建设，支持民族医特色专科建设与发展。结合民族医药发展现状和自身特点建立并完善民族医药从业人员执业准入及管理制度。加强民族医药传承保护、理论研究和文献的抢救与整理。加强民族医药人才培养，有条件的民族地区和高等院校开办民族医药专业，开展民族医药研究生教育。推进民族药标准建设，提高民族药质量，促进民族药产业发展。

拓展中医特色康复服务。支持中医医院康复科和中医特色康复医院建设，推动各级各类医疗机构开展中医特色康复医疗、训练指导、知识普及、康复护理、辅具服务，在社区康复机构推广适宜中医康复技术，提升社区康复服务能力和水平。促进中医技术与康复医学融合，完善康复服务标准及规范。

专栏 12-1　中医医疗服务能力建设重点

中医医院基础设施建设

支持符合条件的地市级以上中医医院、中西医结合医院、民族医院临床和研究能力建设，支持县级中医医院业务用房建设和设备配置。

中医临床优势培育工程

建设国家、区域和基层中医专科专病诊疗中心；加强中医特色康复医院和中医医院康复科服务能力建设；建设中医医疗技术评价应用推广基地；开展重大疑难疾病中西医临床协作试点。

基层中医药服务能力提升工程

支持乡镇卫生院、社区卫生服务中心建设中医综合服务区（中国馆）；加强基层医疗卫生机构中医药适宜技术培训推广；开展城乡对口支援，提升贫困地区县级中医医院综合服务能力和基层医疗卫生机构中医药服务能力。

中医医院服务模式创新试点

支持符合条件的中医医院，探索完善中医综合治疗模式，多专业联合诊疗模式，融医疗、养生、康复、预防保健于一体的医院发展模式，涵盖医院、社区、家庭的服务模式。

中医药卫生应急能力建设

提升地市级以上中医医院卫生应急能力，建设中医药防治传染病临床基地和应急基地，提高中医药防治新发、突发传染病和突发公共事件卫生应急能力。

中药药事服务能力建设

支持中医医院中药房、中药制剂室和中药饮片质量抽检能力等建设，提升中药药事服务能力和水平。

资料来源：国家中医药管理局.2016.中医药发展"十三五"规划

（二）加快发展中医养生保健服务

促进中医养生保健服务网络建设。实施中医治未病健康工程，提升医疗机构治未病能力，拓展治未病服务领域。鼓励中医医疗机构、中医医师为中医养生保健机构提供保健咨询和调理等技术支持。促进中医养生保健服务的规范化、专业化、规模化发展，形成一批具有品牌效应的中医养生保健机构。推动建设具有引领带动作用的中医养生保健基地。形成中医养生保健机构与医疗卫生机构协同发展的中医养生保健服务网络。到 2020 年，所有二级以上中医医院设立治未病科，30%的妇幼健康服务机构提供治未病服务，所有社区卫生服务机构、乡镇卫生院、50%的村卫生室开展中医健康干预服务，中医药健康管理服务内容和覆盖人群不断扩大。

开展中医特色健康管理。将中医药优势与健康管理结合，以慢性病管理为重点，以治未病理念为核心，探索融健康文化、健康管理、健康保险为一体的中医健康保障模式。鼓励保险公司开发中医药养生保健、治未病保险产品，通过中医健康风险评估、风险干预等方式，提供与商业健康保险产品相结合的疾病预防、健康维护、慢性病管理等中医特色健康管理服务。加强中医养生保健宣传，推广普及中医养生保健知识、技术和方法，推广太极拳、八段锦、五禽戏、导引等中医传统运动。

发挥行业组织作用。鼓励建立中医养生保健服务行业组织，发挥行业组织在行业咨询、标准制定、人才培养和第三方评价等方面的重要作用。建立中医养生保健机构及其从业人员不良执业记录制度，将诚信经营和执业情况纳入信用信息平台。推动负面清单制度和第三方认证，加快形成行政监管、行业自律、社会监督、公众参与的综合监管模式。

专栏 12-2　中医治未病健康工程

治未病服务能力建设

在中医医院及有条件的综合医院、妇幼健康服务机构设立治未病中心，开展中医健康体检，提供规范的中医健康干预服务。

中医养生保健基地建设

遴选政府重视程度高、中医养生保健服务基础条件好、具有发展潜力的区域，推动建设一批规范化、专业化、规模化发展的中医养生保健基地。

中医特色健康管理合作试点

建立健康管理组织与中医医疗、体检、护理等机构合作机制，在社区开展试点，

★形成中医特色健康管理组织、社区卫生服务中心与家庭、个人多种形式的协调互动。

中医养生保健服务规范建设

依托中医药行业协会，加快制定中医养生保健类行业标准和规范。鼓励中医医疗机构、养生保健机构依据标准和规范，制定针对不同健康状态人群的中医健康干预方案或指南（服务包）。建立中医健康状态评估方法，丰富中医健康体检服务。

中医药公共卫生服务项目试点

调整完善国家基本公共卫生服务项目中医药健康管理服务项目内容，扩大目标人群覆盖面。

资料来源：国家中医药管理局.2016.中医药发展"十三五"规划

（三）推进中医药继承创新

全面深化继承研究。实施中医药传承工程，系统整理发掘中医药古籍精华，研究历代各家学术理论、流派及学说，编纂《中华医藏》。全面系统继承当代名老中医专家学术思想和临床诊疗经验，总结中医优势病种临床基本诊疗规律，挖掘民间中医诊疗技术和方药。加强对传统制药、鉴定、炮制技术及老药工经验的继承应用。加强中医药传统知识保护与利用。加强中药验方收集、保存、研究评价及推广应用。

推进理论与技术创新。以中医临床实践为基础，阐释中医药核心理论的科学内涵，开展经穴特异性及针灸治疗机理、中药药性理论、方剂配伍理论、中药复方药效物质基础和作用机理等研究，丰富发展中医药理论、辨证论治方法。深入研究中医理论的核心内涵，加强对重大疾病、重大传染病防治、治未病的联合攻关和对常见病、多发病、慢性病的中医药防治研究，形成一批重大产品和技术成果。加强相关健康产品研发、制造和应用。综合运用现代科技手段，研制便于操作使用、适于家庭或个人的健康检测、监测产品以及自我保健、功能康复等器械产品，形成一批基于中医理论的诊疗仪器与设备。探索适合中药特点的新药开发模式，研发基于经典名方、医疗机构中药制剂等的中药新药，推动重大新药创制。

促进协同创新。建立以国家和省级中医药科研机构为核心，以高等院校、医疗机构和企业为主体，以中医临床研究基地（平台）为支撑，多学科、跨部门共同参与的协同创新体制机制，完善科技布局。实施科技项目，提升创新能力。完善中医药科研评价体系。建立技术转移工作机制，完善科技成果转化的管理制度，明确科技成果转化各项工作的责任主体。加强专业化科技成果转化队伍建设，优化科技成果转化流程，提高转化效率。发挥中医药特色优势，利用现代科学技术，推进中医药现代化与国际发展，引领中医药自主创新国际主导权。

专栏12-3 中医药科技继承创新重点

中医药理论继承与创新

开展中医理论的内涵及现代诠释研究，揭示中医理论科学基础，深入研究中医认知生命、防治疾病的内在规律。

古医籍文献整理挖掘与保护利用

开展中医古籍文献资源普查，通过3000种中医古籍的整理与挖掘，重点整理研究中医古籍濒危善本孤本，深度整理挖掘古籍文献。编撰《中华医藏》。利用现代信息技术手段,完善中医古籍综合信息数据库,全面提升中医药古籍保护利用能力与信息化水平。

中医药传统知识保护

建立传统知识名录数据库与保护挖掘平台,形成我国传统知识保护体系。

中医特色诊疗技术与设备研发

开展中医特色诊疗、养生保健与康复技术和产品研发与推广应用。

中医药防治重大疾病研究

开展对恶性肿瘤、心脑血管疾病、重大传染病、免疫性疾病、代谢性疾病、老年性疾病、精神心理与心身疾病、病毒性疾病、消化系统疾病、寄生虫病、妇儿疾病防治研究。

中药炮制术传承研究

加强炮制机理、工艺与质量标准研究。

国家中医临床研究体系建设

推动建设国家中医临床研究中心和国家中医临床研究基地(含民族医药基地);推动研究型门诊与病房及具有中医特点的生物信息样本库和临床科研信息共享系统建设;支持省级中医药科研院所建设。

中医药科技平台建设

建设国家重点实验室。加强重点研究室、中医药科研方法与评价平台、中医药研究伦理认证平台、中医针灸和康复临床协作基地、中医药大数据研究平台、民间特色诊疗技术和方药研究平台等为主体的中医药科技平台建设。建立3-5个国际传统医药科研合作平台,推进8-10项高水平中医药国际科技合作项目。

中医药创新团队建设

培育50个科技创新团队,培养300位学术特色鲜明、临床研究创新优势突出的科技领军人才。

资料来源:国家中医药管理局.2016.中医药发展"十三五"规划

(四)加强人才队伍建设

健全中医药终身教育体系。基本建成院校教育、毕业后教育、继续教育三阶段有机衔接、师承教育贯穿始终的中医药人才终身教育体系。深化医教协同,推进中医药院校综合改革。全面实施中医住院医师规范化培训,探索开展中医医师专科规范化培训,健全中医药毕业后教育制度。强化中医药师承教育,建立中医药师承教育培养体系,实现师承教育常态化、制度化。到2020年,新进医疗岗位的本科及以上学历中医临床医师接受中医住院医师规范化培训的比例达到100%,中医药专业技术人员接受继续教育获取学分达标率达到90%。

夯实基层中医药人才队伍。强化以全科医生为重点的基层中医药人才队伍建设。推进中医类别全科医生、助理全科医生培养,实施农村订单定向免费医学生培养和全科医生特设岗位计划等

人才培养、聘用工作。加强基层名老中医药专家传承工作室建设,到2020年覆盖所有县。培养基层中医药骨干人才,开展基层在职在岗卫生技术人员中医药知识与技能培训,提升基层中医药服务水平。建立吸引、稳定基层中医药人才的保障和长效激励机制,鼓励

毕业生、离退休老中医药专家、在职在岗中医药人才到基层服务。

推进高层次中医药人才培养。开展全国老中医药专家学术经验继承工作，着力培养中医药传承人才。加强中医药重点学科建设，支持中医药学科纳入国家"双一流"建设，推进中医药领军人才和青年人才培养，依托国家中医临床研究基地、重点学科、重点专科、名老中医药专家和学术流派传承工作室等资源，形成一批具有影响力的学科团队。完善中西医结合人才培养政策措施，鼓励西医离职学习中医，培养高层次中西医结合人才。开展中医医院院长职业化培训和各类中医药管理人员培训，造就一批高水平中医药管理人才。

促进中医药健康服务技术技能人才培养。拓宽中医药健康服务人才岗位设置，逐步健全中医药健康服务领域相关职业（工种），建立适应中医药健康服务发展的职业技能鉴定体系。建立产教融合、校企合作的中医药技术技能人才培养模式，加快培养中医养生保健、康复、养老、健康管理等技术技能人才。

专栏 12-4　中医药传承与创新人才工程

人才培养能力建设

依托现有机构，建设 1 所国家中医药人才培训中心、50 个中医药师承教育中心、300 个中医临床、中药、护理、健康服务、管理等中医药优势特色教育培训基地、3000 个基层名老中医专家传承工作室。加强中医药重点学科建设。

中医医师规范化培训

依托现有机构建设中医住院医师、专科医师规范化培训基地和师资培训基地，培训中医住院医师、中医类别全科医生、助理全科医生，开展专科医师规范化培训试点。

中医药传承与创新"百千万"人才工程

选拔造就 100 名在中医、中药、民族医药、中西医结合等领域具有突出的学术经验传承或科技创新能力，对推动中医药发展发挥引领和带动作用的中医药领军人才（"岐黄学者"）；培养 1000 名在中医、中药、民族医药、中西医结合等领域具有较强的学术经验传承或科技创新能力，在全国有较大学术影响力的中医药优秀人才；培养 10000 名在中医、中药、民族医药、中西医结合等领域具有较好的学术经验传承或科技创新能力的中医药骨干人才。

中医药人才拓展计划

推进中医药养生保健、康复、养老、健康管理等健康服务人才培养。支持非中医类别医师学习中医理论、知识与技能。开展中医医院院长、中医临床科室主任等中医药管理人才培训。培养中医药行业领军（后备）人才。

资料来源：国家中医药管理局.2016.中医药发展"十三五"规划

完善人才评价激励保障机制。深入实施人才优先发展战略，破除束缚中医药人才发展的思想观念和体制机制障碍，构建科学规范、开放包容、运行高效的中医药人才发展治理体系。逐步建立符合中医药不同岗位要求的人才标准，完善体现中医药行业特点的中医药专业技术人员评价体系，推进完善公立医院薪酬制度试点工作。建立健全国医大师、全国名中医、省级名中医等评选表彰制度。建立名老中医药专家学术传承保障机制，加大中医药青年人才培养支持力度，促进中医药优秀人才脱颖而出。

（五）弘扬中医药文化

弘扬中医药文化精髓。深入挖掘中医药文化内涵，宣传中医药文化核心价值和理念，引导人民群众自觉培养健康生活习惯和精神追求。大力倡导"大医精诚"的职业精神，形成良好行业风尚。加强中医医疗、保健、教育、科研、产业等机构文化建设，塑造中医药行业特有的人文环境。

加强中医药文化宣传和知识普及。实施中医药健康文化素养提升工程。丰富传播内容和方式，建设中医药文化传播人才队伍，加强中医药文化全媒体传播平台建设，创作中医药文化精品，促进中医药与广播影视、新闻出版、数字出版、动漫游戏、旅游餐饮、体育健身等有效融合，打造优秀中医药文化品牌。推动中医药进校园、进社区、进乡村、进家庭，将中医药基础知识纳入中小学传统文化、生理卫生课程。加强中医药文物设施保护和非物质文化遗产保护传承，推动中医药项目申报联合国教科文组织非物质文化遗产名录和国家级非物质文化遗产名录。

专栏12-5　中医药健康文化素养提升工程

中医药文化研究

挖掘、整理、研究中医药文化内涵和原创思维，研究总结中华民族对生命、健康和疾病的认识与理解，提炼中医药文化核心价值和精神实质，构建具有中国特色、中医特点、行业特征并体现时代精神的中医药文化核心价值体系。

中医药文化科普人才培养

选拔造就30名中医药文化传播高层次领军人才，培育200名中医药文化传播专门人才，建立起一支符合中医药文化发展需求的人才队伍。

中医药文化公共设施建设

引入中医药健康理念，推出融健康养生知识、养生保健经验、健康娱乐于一体的中医药健康文化体验场馆。建设70个中医药文化宣传教育基地，建设30个中医药健康文化传播体验中心。推动国家中医药博物馆和省级中医药博物馆建设。

中医药文化传播新媒体建设

推动建设覆盖电视媒体、网络媒体、移动终端、平面媒体等跨媒体中医药文化传播平台，推动各省建设1种以上的官方中医药文化传播客户端。

中医中药中国行－中医药健康文化推进行动

联合相关部委开展"中医中药中国行—中医药健康文化推进行动"，组织开展义诊咨询、知识大赛、科普巡讲等中医药健康知识普及活动，年组织不少于300场。

全国中医药健康文化素养调查

在全国范围内开展中医药加快文化素养调查，按照城乡分层原则随机抽取336个调查点，完成入户调查。掌握全国乡村、社区、家庭中医药健康文化知识普及情况基础信息和全国中医药健康文化素养水平，为中医药健康文化的推广提供数据支撑。

中医药文化传承推广

建立中医药文化知识传播评价标准，编写完成中医药文化传播基础教材，编制中医药文化数字资源总目录，建设"中医药文化素材库"。引导开发一批富有中医药特色的文化传播精品。推动20~30个中医药项目列入国家级非物质文化遗产名录，争取1~2个中医药项目列入"人类非物质文化遗产代表作名录"或"世界记忆名录"。

资料来源：国家中医药管理局.2016.中医药发展"十三五"规划

（六）推进中药保护和发展

加强中药资源保护和利用。建立中药种质资源保护体系。开展第四次全国中药资源普查，建立覆盖全国中药材主要产区的资源监测网络。突破一批濒危稀缺中药材的繁育技术瓶颈。保护药用种质资源和生物多样性。促进中药制剂原料精细化利用和生产过程资源回收利用，有效提升中药资源利用率。开展中成药和中药饮片临床综合评价试点。建设一批集初加工、仓储、追溯等多功能为一体的中药材物流基地，建立中药材生产流通全过程质量管理和质量追溯体系。

促进中药材种植养殖业绿色发展。制定国家道地药材目录，加强道地药材良种繁育基地和规范化种植养殖基地建设，发展道地中药材生产和产地加工技术。制定中药材种植养殖、采集、储藏技术标准，利用有机、良好农业规范等认证手段加强对中药材种植养殖的科学引导，发展中药材种植养殖专业合作社和合作联社，提高规模化、规范化水平。支持发展中药材生产保险。推动贫困地区中药材产业化精准扶贫。

促进中药工业转型升级。实施中药标准化行动计划，持续推进中药产业链标准体系建设，加快形成中药标准化支撑服务体系，引领中药产业整体提质增效，切实保障百姓用药安全有效。推动建立常用中药饮片供应保障体系。实施中药振兴发展工程，提升中药工业自动化、信息化、智能化水平，建立绿色高效的中药先进制造体系。

专栏 12-6 中药可持续发展工程

中药材资源保护工程

依托现有资源，建立全国中药资源动态监测网络，建设全国中药种质资源保护体系，建设濒危稀缺中药材种植养殖基地。

全国中药资源普查

依托现有资源，建立中药资源信息库；建设中药资源监测信息和技术服务体系；形成全国中药资源综合服务平台；建设药用动植物种质资源库和国家级中药标本馆。制定中药材主产区种植区域规划。

产地药材种养殖与溯源体系建设

依托现有资源，探索建立产地中药材认证制度。建立一批产地中药材、民族药材良种繁育基地、规范化种养殖基地。建立中药材生产流通全过程质量管理和质量追溯体系。

中药标准化行动计划

制定中成药大品种、临床最常用饮片生产全过程质量控制标准和产品标准；依托现有资源，建设国家中药质量标准库、第三方质量检测技术平台和信息监测机制。

新药与健康产品开发

开展基于经典名方、院内制剂与成分清楚、疗效确切的新药（含民族药）研发，以及药食两用健康产品研发。

中药新药安全性评价能力建设

加强中药安全性研究平台建设，加强中药安全性研究。

资料来源：国家中医药管理局.2016.中医药发展"十三五"规划

（七）拓展中医药服务新业态

发展中医药健康养老服务。所有二级以上中医医院均与养老机构开展不同形式的合作，有条件的开设老年病科，增加老年病床数量，开展老年病、慢性病防治和康复护理，为老年人就医提供优先优惠服务。鼓励和支持中医医院通过特许经营等方式，以品牌、技术、人才、管理等优势资源与社会资本开展合作，新建、托管协作举办中医药特色医养结合机构。支持中医医疗机构将中医药服务延伸至社区和家庭，开展上门服务、健康查体、保健咨询等服务。鼓励中医师在养老机构提供中医诊疗、养生保健等服务。建设一批医养结合示范基地。通过建设医疗养老联合体等多种方式，整合医疗、康复、养老和护理资源。大力开发中医药与养老服务结合的系列服务产品。

发展中医药健康旅游服务。政府积极引导，强化市场作用，推动旅游业与中医药健康服务业深度融合，初步构建起我国中医药健康旅游产业体系。建设国家级中医药健康旅游示范区（基地、项目），开发和丰富中医药健康旅游线路和产品，培育具有国际知名度和市场竞争力的中医药健康旅游品牌。进一步优化中医药健康旅游发展环境，推进标准化和专业化建设，加强市场监督和管理规范，促进健康有序开展。不断完善中医药健康旅游基础设施和配套服务设施，提升对国民经济和社会发展的贡献率。

专栏 12-7　中医药服务新业态建设重点

中医药与养老服务结合试点

发展中医药健康养老新机构，以改建转型和社会资本投入新建为主，设立以中医药健康养老为主的护理院、疗养院；探索中医医院与养老机构合作新模式，延伸提供社区和居家中医药健康养老服务；创新老年人中医特色健康管理，研究开发多元化多层次的中医药健康管理服务包，发展养老服务新业态；培育中医药健康养老型人才，依托院校、中医医疗预防保健机构建立中医药健康养老服务实训基地，加强老年家政护理人员中医药相关技能培训。

中医药健康示范基地建设

整合区域内医疗机构、中医养生保健机构、养生保健产品生产企业等资源，发展以中医药文化传播和体验为主题，融中医医疗、养生、康复、养老、文化传播、商务会展、中药材料考察与旅游于一体的国家中医药健康旅游示范区、基地及项目。

资料来源：国家中医药管理局.2016.中医药发展"十三五"规划

（八）推进治理体系和治理能力现代化

健全中医药法律体系。推动《中医药法》颁布实施，制定相关配套法规和部门规章。推进中药品种保护条例修订工作。制定实施中医药行业"七五"普法规划，重点围绕中医药法的释义和宣传工作，广泛开展普法专题培训。建立完善中医类别执业医师分类和执业管理、中医医疗机构分类和管理、中医药健康服务管理等方面的法规制度。到 2020 年基本形成具有中医药特点、相对系统完整、与中医药发展相适应的中医药法律体系。

建立完善中医药政策体系。建立扶持促进中医药发展的政策体系，构建政策研究运行机制，加强重大理论和实践问题研究，组织实施一批政策研究的重点工程和研究项目，形成一批具有较高水平的研究成果并提高转化应用水平。加强政策研究队伍和基地建设。开展政策实施效果评估。

完善中医药标准体系。实施中医药标准化工程，重点开展中医基础通用标准、技术操作规范和疗效评价标准的制定、推广与应用。系统开展中医治未病标准、药膳制作标准等研究制定。健全完善中药质量标准体系，加强中药临床使用指南及道地药材、中药材种子种苗等领域标准制修订。加快国内标准向国际标准转化。提升标准化支撑能力，加强标准化专业技术组织建设，依托现有机构建立标准化研究中心，培养专家队伍。强化标准的应用推广，开展中医药标准应用评价。发挥学术组织、行业协会的作用，开展推广培训，推动中医药标准有效实施。

加快中医药信息化建设。推进政务信息化建设，实施全民健康保障信息化工程，实现重点业务信息共享。推进以中医电子病历为基础的中医医院信息化建设。构建基层医疗卫生机构中医馆健康信息云平台。推进"互联网+中医药"行动计划，促进中医药各领域与互联网全面融合，实现远程医疗、移动医疗、智慧医疗等医疗服务模式创新。完善中医药信息统计制度建设，建立全国中医药综合统计网络直报体系。

加强中医药监督体系建设。完善中医药监督管理工作相关法规标准，加强中医医疗服务、养生保健服务、中医医疗广告和医疗保健信息服务的监督管理，完善中医药监督行政执法机制，加强能力建设。逐步开展中医医疗服务、中医养生保健服务、中药材、药膳服务及产品、中医药文化和健康旅游、中医药服务贸易、中医药从业人员等认证。依托现有资源建设高水平的检验检测服务平台和监督信息数据平台。引导医疗机构、科研院所、大专院校、企事业单位、行业社会团体等积极采用认证制度。

专栏12-8　中医药治理体系和治理能力现代化建设重点

中医药法制宣传教育

制定实施中医药行业"七五"普法规划，健全中医药管理部门学法制度，开展公务员法律法规培训，推进法律进医疗卫生机构活动，举办专题培训，重点学习新公布的法律法规、党内法规与中医药工作密切相关的法规等。

中医药政策体系建设

依托现有资源建设中医药政策研究基地，研究重点问题，开展政策实施效果评估。

中医药标准体系和支撑能力建设

实施中医药标准化工程，开展500项中医药标准制修订。加强中医药标准化专业技术组织建设，建立中医药标准化研究中心，培养中医药标准化专家队伍。依托现有机构加强中医药标准研究推广基地建设，开展中医药标准应用评价和推广培训。

中医药健康大数据基础能力建设

建设省级中医药数据中心。建设覆盖中医药各领域的业务系统。加强中医馆健康信息云平台建设。二级以上中医医院建成以中医电子病历为核心的医院信息系统。实施"互联网+中医药"行动计划。制修订100项中医药信息标准。

中医药执法监督能力建设

支持卫生计生综合监督执法机构设置独立的中医药执法部门、专门人员和配备中医药监督设备，加强中医药执法监督力量。对各级中医药监督工作人员开展中医药知识、政策措施和相关法律法规知识的培训。

中医药认证体系建设

建设中医药检验检测技术体系，建立中医药认证体系。

资料来源：国家中医药管理局.2016.中医药发展"十三五"规划

（九）积极推动中医药海外发展

积极参与国家"一带一路"建设。配合国家总体倡议，制定并实施中医药"一带一路"发展规划，充分发挥中医药在服务外交、促进民生、密切人文交流等方面的独特作用。实施中医药国际专项，做好区域布局，支持各类优秀中医药机构与"一带一路"沿线国家合作成立中医药中心，面向当地民众提供中医医疗和养生保健服务，推动中医药理论、文化、服务融入沿线各国卫生体系。以医带药，针对不同国家的药品规管制度，推动成熟且有中药材资源充分保障的中药产品以药品、保健品、功能食品等多种方式在沿线国家注册，形成知名品牌，扩大中药产品在沿线市场所占份额。

打造高水平合作机制与平台。深化与世界卫生组织、国际标准化组织等国际组织的合作，积极参与国际规则、标准规范的研究与制订，构建中医药国际标准体系和认证体系。巩固和拓展双边合作机制，加强传统医学政策法规、人员资质、产品注册、市场准入、质量监管等方面的交流沟通和经验分享，为有条件的中医药机构"走出去"搭建平台，营造良好的政策发展环境。举办高级别论坛，支持开展学术交流、文化传播、海外惠侨等大型活动。

大力发展中医药服务贸易。支持有条件的中医药机构在境内外设立中医药服务贸易机构，培育一批国际知名品牌。鼓励有条件的非公立中医医疗机构面向境外消费者提供高端中医医疗保健服务。提高中医药国际教育合作质量和水平，吸引境外留学生来华接受学历教育、非学历教育、短期培训和临床实习，鼓励中医药院校赴境外办学，将中医药教育纳入境外高等教育体系。整合中医药科研优势资源，支持开展高水平国际多中心科研合作。积极参与多边、双边自由贸易区谈判，降低中医药产品和服务海外准入壁垒。

专栏 12-9　中医药海外发展工程

"一带一路"沿线中医药中心建设

与沿线国家政府合作，因地制宜建设 20-30 个集中医药医疗、保健、教育、科研、文化传播及产业等功能为一体的海外中医药中心，推动中医药"一带一路"建设向纵深发展。

对外交流合作示范基地建设

依托各类中医药机构，在国内建设一批中医医疗保健、教育培训、科学研究、健康旅游、产业合作示范基地，开展中医药国际医疗保健、国际教育、健康旅游，承担中医药对外合作交流合作重大项目，发挥示范引领作用。

中医药国际标准化体系建设

借助世界卫生组织和国际标准化组织等平台，以世界卫生组织国际疾病分类代码传统医学章节（ICTM）项目和国际标准化组织中医药技术委员会（ISO/TC249）为重点，建设中医药国际标准化体系，开展中医、中药材、中药产品、中医药医疗器械设备、中医药名词术语与信息学等领域国际标准制定工作。

中医药文化国际传播建设

举办大型中医药文化展览、义诊、健康讲座和科普宣传活动，制作中医药国际宣传片，促进国际社会对中医药理论和医疗保健服务作用的了解与认同，为中医药医疗、保健、教育、科研、产业发展营造良好氛围与环境。

资料来源：国家中医药管理局.2016.中医药发展"十三五"规划

三、保　障　措　施

（一）健全中医药管理体制

按照中医药治理能力和治理体系现代化要求，创新管理模式，建立健全国家、省、市、县级中医药管理体系，进一步完善领导机制，切实加强中医药管理工作。进一步完善国家中医药工作部际联席会议制度，强化部际联席会议办公室统筹协调作用。各地区要加强组织领导，健全中医药发展统筹协调机制和工作机制。各相关部门要在职责范围内，加强沟通交流、协调配合，形成共同推进中医药发展的工作合力。

（二）加大中医药政策扶持力度

各级政府要逐步增加投入，重点支持开展中医药特色服务、公立中医医院基础设施建设、重点学科和重点专科建设以及中医药人才培养。完善相关财政补助政策，将中医药事业发展投入与其他医疗卫生投入相衔接，制订有利于公立中医医院发挥中医药特色优势的具体补助办法，鼓励基层医疗卫生机构提供中医药适宜技术与服务。加大中医药扶贫开发力度，资金投入向基层、困难地区适当倾斜。地方各级政府要在土地利用总体规划和城乡规划中统筹考虑中医药发展需要，扩大中医医疗、养生保健、中医药健康养老服务等用地供给。

（三）深化医改

同步推进公立中医医院综合改革。研究制定并实施差别化的医保支付、价格调整、绩效考评等政策，着力建立起维护公益性，突出中医药特色优势的公立中医医院运行新机制。推进深化人事编制改革，逐步实行编制备案制。急需引进的高层次人才、短缺专业人才以及具有高级专业技术职务或博士学位人员，可由医院采取考核的方式予以公开招聘。制定实施全国中医医疗服务项目技术规范，探索建立符合中医医疗服务特点的价格形成机制，积极探索按病种、按服务单元定价，合理确定中医医疗服务价格，充分体现中医和中医药人员技术劳务价值。探索符合中医药特点的医保支付方式，合理确定中医病种付费标准，鼓励将在门诊开展比住院更经济方便的部分中医病种门诊治疗纳入按病种付费范围，鼓励提供和使用中医药服务。在国家基本药物目录中进一步增加中成药品种数量，不断提高基本药物中成药质量。继续落实不取消中药饮片加成和控制药占比不含中药饮片等政策。积极推动公立中医医院参与建立分级诊疗制度，基层中医药服务体系不健全、能力较弱的地区，将中医医院门诊中医诊疗服务纳入首诊范围，满足人民群众首诊看中医的需求。

（四）做好规划组织实施

各级政府要从中医药发展国家战略的高度，进一步提高认识，加强领导，将中医药工作纳入重要议事日程，列入当地国民经济和社会发展规划。以区域发展总体战略为基础，以"一带一路"、京津冀、长江经济带发展为引领，推动中医药协同发展。建设一批国家中医药综合改革试验区，确保各项措施落到实处。中医药管理部门要牵头做好《规划》的组织实施工作，加强跟踪监测、督促检查和考核评估，促进规划目标顺利实现。

（宋　莹）

第十三章　卫生规划实践篇

第一节　云南省 C 州区域卫生规划
（征求意见稿）

为贯彻落实《中共中央国务院关于深化医药卫生体制改革意见》（中发〔2009〕6 号）、《国务院医药卫生体制改革近期重点实施方案（2009—2011 年）》（国发〔2009〕12 号），按照《中共云南省委、云南省人民政府关于深化医药卫生体制改革的意见》（云发〔2009〕17 号）、《云南省医药卫生体制改革 3 年实施方案（2009—2011 年）》（云政发〔2009〕199 号），以"坚持立足省情，建立有云南特色的医药卫生体制。坚持因地制宜、分类指导，探索建立符合省情的基本医疗卫生制度"为构架，编制本规划，旨在加强 C 州卫生事业的宏观管理，努力实现全州卫生资源的统筹与优化配置，规范全行业管理，建立适应我州政治经济发展要求、服务民族地区的高水平医疗卫生保障平台，逐步实现公共卫生与基本医疗服务均等化，满足辖区内居民的卫生服务需求，进一步提高人民群众的健康水平。

一、现 状 分 析

（一）自然与社会经济状况

C 州地处云南省中北部，自古为省垣屏障、滇中走廊、川滇通道。属云贵高原西部，滇中高原的主体部位。东靠 K 市，西接 D 州，南连 S 市和 Y 市，北临四川省 P 市和 L 州，西北隔金沙江与 L 市相望。东西最大横距 175 公里，南北最大纵距 247.5 公里。境内多山，山地面积占总面积的 90% 以上，其间重峦叠嶂，诸峰环拱，谷地错落，溪河纵横，素有"九分山水一分坝"之称。乌蒙山虎踞东部，哀牢山盘亘西南，百草岭雄峙西北，构成三山鼎立之势；金沙江、元江两大水系以州境中部为分水岭各奔南北，形成二水分流之态。州境内最高点为 DY 县白草岭主峰帽台山，海拔 3657m；最低点在 SB 县南端的三江口，海拔 556m。州府所在地海拔 1773m，大致为全州坝区的一般海拔高度。在群山环抱之间，有 104 个面积在 1 平方公里以上的盆地（坝子）星罗棋布，形成州内一个个规模不同、独具特色的经济、文化区域。C 州气候温和，资源丰富，民族特色鲜明。烤烟、卷烟、丝绸等地方产品独具特色，有铜、铁、煤、盐等矿产的采选和冶炼企业。因出土禄丰腊玛古猿和元谋人化石而被誉为人类的发祥地之一。

全州总面积 29 258 平方公里，辖 9 县一市，103 个乡（镇），1094 个村（居）委会，15 738 个自然村。居住有彝、苗、傣、白、回、哈尼、傈僳等 26 个少数民族。全州 1046 个村委会，有 1045 个通电话，1042 个通公路，1046 个通电，1023 个通自来水。2000～2008 年全州人口及社会经济发展指标见表 13-1。

表 13-1　C 州 2000～2008 年人口及主要社会经济发展指标

指标	2000 年	2005 年	2008 年
总人口数（万人）	250.89	256.66	260.37
出生率（‰）	14.36	12.71	10.30
死亡率（‰）	7.50	7.72	5.98
自然增长率（‰）	6.86	4.99	4.32
农业人口比重（%）	86.57	85.94	85.19
少数民族人口比重（%）	31.26	32.63	33.48
0～6 岁儿童数（万）	21.96	19.95	17.93
育龄妇女数（万）	70.47	58.00	54.68
60 岁以上老年人口数（万）		32.06	34.54
贫困人口数（万）	78.60	85.54	55.58
流动人口数（万）	4.28	3.45	3.79
GDP（亿元）	105.54	193.28	306.02
农民人均纯收入（元）	1575	2223	3110
城镇居民年平均可支配收入（元）	5911	9195	13 031

（二）卫生事业发展状况

1. **主要卫生指标**　C 州卫生事业取得了长足的进步，到 2008 年末，各项主要卫生指标均有明显改善，其中，住院分娩率、婴儿死亡率、孕产妇死亡率、孕产妇保健覆盖率、儿童保健覆盖率等指标有明显改善，但传染病发病率、农村卫生厕所普及率、农村改水受益率、农村安全水覆盖率等指标改善不明显（表 13-2）。

表 13-2　C 州各主要卫生指标及于全省、全国平均比较

指标	C 州			云南省	全国
	2000 年	2005 年	2008 年	2008 年	2008 年
平均期望寿命（岁）*	67.6			65.49	71.40
住院分娩率（%）	60.65	80.39	91.25	80.1	94.5
婴儿死亡率（‰）	25.24	15.46	13.09	15.34	14.9**
五岁以下儿童死亡率（‰）	31.27	20.78	16.12	19.13	18.5**
孕产妇死亡率（/10 万）	77.33	47.68	36.92	49.41	34.2**
孕产妇系统管理率（%）	75.72	85.45	90.13	82.59	78.1
三岁以下儿童系统管理率（%）	74.82	71.75	82.93	72.73	77.4
传染病报告发病率（/10 万）	128.72	227.07	142.66	188.8	268.1
农村卫生厕所普及率（%）	43.12	64.07	65.10	52.3	59.7
农村改水受益率（%）	87.79	93.06	82.90	79.2	93.6
农村安全水覆盖率（%）	52.63	50.01	52.00	59.2	65.5
新农合参合率（%）		43.9	92.33	87.58	91.53

注：* 期望寿命为 2000 年人口普查数据；**为全国妇幼卫生监测地区合计数据

2. 卫生机构 2008 年末，全州有各类卫生机构（不含村卫生室）537 家，其中，医院 73 家，包括民营医院 14 家；州级医院 4 家，三级乙等医院 2 家（州人民医院、州中医院），设有医疗急救中心，二级甲等医院 2 家（州第二人民医院、GT 医院）；县级医院 11 家，县级中医院 8 家；其他公立医院 2 家。社区卫生服务机构 24 个，其他个体门诊、医务室及门诊部等 341 个。

全州有公共卫生机构 35 家，其中，州级公共卫生机构 5 家，即州疾病预防控制中心、州妇幼保健院、州卫生监督所、州精神病院及州中心血站；县级公共卫生机构 31 家，县级疾控中心、妇幼保健院、卫生监督所各 10 家，县级健康教育机构 1 家（C 市健康教育所）。

10 个县市 103 个乡镇共设有乡镇卫生院及分院 125 个，其中，中心卫生院 34 个。全州 1089 个行政村共设有村卫生室 1101 个，按国家卫生部规定，村卫生室覆盖率达 100%。

3. 卫生人力 2008 年全州卫生机构共有卫技人员 7815 人（不含乡村医生），其中，有执业医师 2968 人，助理执业医师 644 人，注册护士 2571 人，其他卫技人员 1632 人。其中全州卫生技术人员州级单位占 20.2%，县级为 59.9%，乡级 19.9%（表 13-3）。

表 13-3 2008 年 C 州各级医疗机构卫生人员分布情况

卫技人员类别	州级		县级		乡镇级		合计	
	人数（人）	构成比（%）	人数（人）	构成比（%）	人数（人）	构成比（%）	人数(人)	构成比(%)
卫技人员	1579	20.20	4683	59.92	1553	19.87	7815	100.0
执业医师	563	18.97	1927	64.93	478	16.11	2968	100.0
助理执业医师	18	2.80	381	59.16	245	38.04	644	100.0
注册护士	763	29.68	1408	54.76	400	15.56	2571	100.0

2005～2008 年 C 州每千人口卫生人员数从 2.73 人上升到 3.00 人，平均发展速度为 1.03。其中每千人口执业（助理）医师数从 1.01 人上升到 1.14 人，平均发展速度为 1.03。其发展速度均快于全国及云南省的平均速度（表 13-4）。

表 13-4 2005～2008 年全国、云南与 C 州每千人口各类卫生人员数

年份	卫技人员			执业医师人/千人口			注册护士人/千人口		
	全国	云南	C 州	全国	云南	C 州	全国	云南	C 州
2005	3.49	2.72	2.73	1.22	1.30	1.01	1.58	0.87	0.86
2008	3.81	2.86	3.00	1.30	1.07	1.14	1.25	0.95	0.99
平均发展速度	1.03	1.02	1.03	1.02	0.94	1.04	0.92	1.03	1.05

学历分布：全州卫技人员中，硕士 11 人，占卫技人员 0.2%，本科占 19.2%，大专占 42.9%，中专及以下占 37.7%（表 13-5）。年龄分布：35 岁以下占 46.5%，55 岁以上仅占 1.0%。

表 13-5　C 州各级医疗机构卫生技术人员学历结构表

学历	全州合计（人）	占全州卫技人员比例（%）	州级		县级		乡级	
			人数（人）	占卫技人员（%）	人数（人）	占卫技人员（%）	人数（人）	占卫技人员（%）
研究生	11	0.2	11	0.6	0	0.0	0	0.0
本科	1184	19.2	584	33.3	523	17.7	77	5.3
大专	2639	42.9	478	27.3	1495	50.7	666	45.7
中专及以下	1878	37.7	416	23.7	797	27.0	665	45.7

职称分布是：全州在岗卫技人员中，高级职称 308 人（正高 40 人），占卫技人员 4.9%，中级职称占 29.2%，初级职称为 61%，无职称的比例为 5.4%。其中，副高级职称以上职称人员州级单位拥有 62%，县级单位仅有正高级职称 1 人、副高级职称 92 人，占 36%，全州 125 个乡镇卫生院及分院仅有 3 名副高级职称人员。按照州级、县级和乡镇级进行统计后显示：州级单位初级职称占 47.5%，高职级职称不足 10%，中职级职称占 34.9%；县级单位初级职称占 60.7%，中级职称占 33.4%；而乡镇级单位以初级职称为主，约占 80%，中级职称人员占 13.9%（表 13-6）。

表 13-6　C 州各级医疗机构卫生技术人员职称结构表

职称	全州合计（人）	占全州卫技人员比例（%）	州级		县级		乡级	
			人数（人）	占卫技人员比（%）	人数（人）	占卫技人员比（%）	人数（人）	占卫技人员比（%）
正高	40	0.6	26	1.5	1	0.03	0	0.0
副高	268	4.3	133	7.6	92	3.1	3	0.2
中级	1798	28.9	611	34.9	985	33.4	202	13.9
初级	3770	60.7	832	47.5	1789	60.7	1149	78.9
无职称	335	5.4	151	8.6	82	2.8	102	7.0

资料来源：C 州卫生局与 C 州统计局数据

此外，全州共有 1101 个村卫生室，共有乡村医生 1930 人，每千农业人口乡村医生数为 0.87 人。

疾病预防控制机构人力资源：2008 年全州疾病预防与控制机构卫技人员 469 人，占在岗人员的 82.4%，每万人口有疾病预防与控制卫技人员 1.80 人（表 13-7）。

表 13-7　C 州疾病预防与控制机构卫技人员数量

人员	2000 年		2005 年		2008 年	
	人数（人）	百分比（%）	人数（人）	百分比（%）	人数（人）	百分比（%）
卫生技术人员	434	83.46	370	82.04	469	82.43
非卫生技术人员	86	16.54	81	17.96	100	17.57
合计	520	100.0	451	100.0	569	100.0
每万人口疾控卫技人员数	1.73		1.44		1.80	

妇幼保健机构人力资源：2008 年全州妇幼保健机构卫技人员 410 人，每万人口拥有妇幼保健人员 1.57 人（表 13-8）。

C 州疾病预防与控制机构和妇幼保健机构人员的性别、年龄、学历及职称结构见表 13-9。均是以 30～50 岁为主，学历以大专及以下占绝大多数，职称以初级为主，高级职称比例相对较低，疾病预防控制卫技人员中无职称人员尚占有一定比例（1.3%）。

表 13-8　C 州妇幼保健机构卫技人员数量

人员	2000 年		2005 年		2008 年	
	人数（人）	百分比（%）	人数（人）	百分比（%）	人数（人）	百分比（%）
卫技人员	299	100.0	374	100.0	410	100.0
执业医师	157	52.5	184	49.2	201	49.0
助理执业医师	30	10.0	26	7.0	23	5.6
注册护士	69	23.1	98	26.2	119	29.0
医技人员	33	11.0	48	12.8	49	12.0
其他卫技人员	10	3.3	18	4.8	18	4.4
每万人口妇幼保健卫技人员数	1.19		1.46		1.57	

表 13-9　C 州疾控和妇幼保健卫技人员年龄、学历和职称分布

项目		疾控机构		妇幼保健机构	
		人数（人）	构成比（%）	人数（人）	构成比（%）
性别	男	236	50.3	78	19.0
	女	233	49.7	332	81.0
年龄	30 岁以下	78	16.6	75	18.3
	30～	202	43.1	187	45.6
	40～	126	26.9	83	20.2
	50 岁及以上	63	13.4	65	15.9
学历	本科	93	19.8	69	16.8
	大专	209	44.6	207	50.5
	中专	141	30.1	116	28.3
	高中及以下	26	5.5	18	4.4
职称	高级职称	33	7.0	26	6.3
	中级职称	168	35.8	157	38.3
	初级职称	262	55.9	227	55.4
	无职称	6	1.3	0	0.0
合计		469	100.0	410	100.0

经过 2005 年以来卫生监督能力体系建设项目的实施，C 州卫生监督体系人员能力得到了较大提升。2008 年末，全州 11 个卫生监督机构共有人员 154 人，其中公务员 123 人，占 79.9%；男性 78 人，占 50.7%；30 岁以下占 16.2%，31～40 岁 57.1%，41～50 岁 19.5%，50 岁以上 7.1%；本科学历占 21.4%，中专及以下学历仍有 17.5%。

C州唯一的健康教育机构C市健康教育所有卫技人员5人，中级职称1人，初级职称4人；40岁以上4人，以下1人；大学本科1人，大专2人，中专2人。

4. 医疗床位　2008年全州医疗机构有床位7727张，其中州级医疗机构1715张，县级3578张，乡镇卫生院2434张，其中州级床位数占总床位的22.2%，县级床位数占到总床位数的46.3%，乡镇卫生院床位占31.5%。全州每千人口拥有床位数2.97张（表13-10、表13-11）。

表13-10　2000-2008年C州各级医疗机构床位数

年份	州级		县级		乡镇级		合计	
	床位（张）	百分比（%）	床位（张）	百分比（%）	床位（张）	百分比（%）	床位（张）	百分比（%）
2000	1268	24.3	2044	39.1	1911	36.6	5223	100.0
2005	1471	24.0	2405	39.2	2255	36.8	6131	100.0
2008	1715	22.2	3578	46.3	2434	31.5	7727	100.0
平均发展速度	1.04		1.07		1.03		1.05	

表13-11　2000～2008年C州每千人口医疗机构床位数与云南、全国比较

年份	全国（张）	云南（张）	C州（张）
2000	2.49	2.10	2.08
2005	2.62	2.22	2.34
2008	3.05	2.62	2.97
平均发展速度	1.03	1.03	1.05

5. 大型医疗设备　2008年全州有万元以上的医疗设备981台，其中，50万元以上的医疗设备116台，占11.8%。按国家卫生部对乙类大型医疗设备的界定，C州有大型医用设备总量是15台，其中CT 12台，MRI 2台，DSA 1台。

6. 卫生费用　2008年，全州预算内卫生事业费投入59 712万元，人均卫生事业投入费用为229.09元/人，全州卫生事业投入的经费占财政支出的比例为8.38%，占GDP的比例为1.95%。各项经费占卫生事业费比例：医疗机构84.0%，公共卫生机构12.4%，药品零售机构和其他机构3.6%。

2008年实施各类建设项目555个，其中，州医院投资1.46亿元进行新区建设，州中医院投资1500万元进行特色专科病房建设，州麻风病院投资283万元进行建设，投资1750万元进行7个县医院建设项目，投资210万元进行WD县中医院建设项目，投资206.9万元进行3个县妇幼保健院建设项目，投资1960万元进行48个乡镇卫生院建设项目，投资2301万元进行494个村卫生室建设项目。

7. 卫生服务提供　医疗服务：2008年全州门急诊量、全年住院人次及其分布情况见表13-12。

表 13-12　C 州各级医疗机构医疗服务提供数量

机构	门急诊		住院人次	
	人次（人）	构成比（%）	人次（人）	构成比（%）
州级医院	690 475	18.27	32 940	21.86
县级医院	1 257 517	33.27	83 329	55.30
乡镇卫生院	1 832 021	48.46	34 419	22.84
合计	3 780 013	100.00	150 688	100.00

C 州各级医疗机构医师人均日诊疗人次为州级 5.3 人次，县级 3.9 人次，乡镇级 10.1 人次；床位使用率州级医院平均 112.8%，县级医院平均 83.2%，乡镇卫生院平均 44.9%；出院者平均住院日州级医院平均 15.9 日，县级医院平均 9.7 日，乡镇卫生院平均 8.4 日（表 13-13）。

表 13-13　C 州各级医疗机构工作效率指标与云南省及全国比较

指标	州级*			县级**			乡镇级		
	C 州	云南	全国	C 州	云南	全国	C 州	云南	全国
平均每名医生日诊疗人次	5.3	5.7	6.8	3.9	7.1	5.4	10.1	10.6	8.2
平均每名医生日担负住院床日	2.9	2.8	1.8	2.2	2.9	2.1	1.1	1.4	1.1
病床使用率（%）	112.8		95.2	83.2	81.9	82.0	44.9	51.4	55.8
平均住院日（日）	15.9		12.0	9.7		7.6	8.4	5.0	4.4

注：*为州人民医院数据；**为县（市）人民医院数据

表 13-14 为 C 州医院的住院患者按系统分类，居前三位的是循环系统、损伤/中毒、消化系统疾病，这与常规报道相符。

表 13-14　C 州人民医院住院患者疾病分类前十位构成

顺位	病种	人数（人）	比例（%）
1	循环系统疾病	2678	11.63
2	损伤、中毒和外因的某些其他后果	2622	11.38
3	消化系统疾病	2595	11.27
4	呼吸系统疾病	2344	10.18
5	妊娠、分娩和产褥期	2283	9.91
6	肿瘤	2078	9.02
7	泌尿生殖系统疾病	1932	8.39
8	某些传染病和寄生虫病	1120	4.86
9	影响健康状态和与保健机构接触的因素	832	3.61
10	肌肉骨骼系统和结缔组织疾病	701	3.04
11	其他疾病	3846	16.71
合计		23 031	100.00

表 13-15 为州级医院住院患者按病种分类情况，居于前三位的疾病分别是剖宫产、胆结石及肺炎，三个疾病的患者占住院患者的 8.8%。

表 13-15　C 州人民医院住院患者前十位疾病

顺位	疾病	ICD 编码	人数（人）	比例（%）
1	经剖宫产术的单胎分娩	O82	859	3.7
2	胆石症	K80	631	2.7
3	病原体未特指的肺炎	J18	556	2.4
4	单胎顺产	O80	535	2.3
5	恶性肿瘤治疗后的随诊检查	Z08	531	2.3
6	肾和输尿管结石	N20	455	2.0
7	慢性缺血性心脏病	I25	454	2.0
8	脑梗死	I63	450	2.0
9	原发性高血压	I10	372	1.6
10	急性阑尾炎	K35	351	1.5
合计			5194	22.5

表 13-16 为县医院住院患者按系统分类情况，居于前三位的三类疾病分别为分娩、损伤/中毒及消化系统疾病。

表 13-16　C 州县级医院住院患者疾病分类前十位构成

顺位	病种	人数	比例
1	妊娠、分娩和产褥期	10 990	16.73
2	损伤、中毒和外因的某些其他后果	10 143	15.44
3	消化系统疾病	9721	14.79
4	呼吸系统疾病	9534	14.51
5	循环系统疾病	8055	12.26
6	泌尿生殖系统疾病	4022	6.12
7	某些传染病和寄生虫病	2024	3.08
8	肿瘤	1889	2.87
9	肌肉骨骼系统和结缔组织疾病	1744	2.65
10	眼和附器疾病	1628	2.48
11	其他疾病	5955	9.06
合计		65 705	100.00

表 13-17 为县医院住院患者按病种分类情况，居于前三位的分别是顺产、肺炎、高血压，三种疾病的患者占住院患者的 14.3%。

表 13-17　C 州县级医院住院患者前十位疾病

顺位	疾病	ICD 编码	人数	比例
1	单胎顺产	O80	4873	7.4
2	病原体未特指的肺炎	J18	2271	3.5
3	原发性高血压	I10	2202	3.4
4	急性支气管炎	J20	1857	2.8
5	急性阑尾炎	K35	1853	2.8
6	经剖宫产术的单胎分娩	O82	1600	2.4
7	胃炎和十二指肠炎	K29	1489	2.3
8	多发性和未特指部位的急性上呼吸道感染	J06	1391	2.1
9	腹股沟疝	K40	1378	2.1
10	肾和输尿管结石	N20	1152	1.8
合计			20 066	30.6

疾病预防控制：2008 年全州共报告甲乙类传染病 3850 例，传染病发病率为 142.66/10 万，病死率为 0.57%。辖区内传染病网络直报医疗机构达到 169 家。发病前 5 位病种分别为肺结核（1781 例）、病毒性肝炎（1208 例）、痢疾（378 例）、梅毒（137 例）、伤寒与副伤寒（135 例），占发病总数的 94.52%。

艾滋病管理：2008 年，共进行艾滋病初筛 179 232 人次，新检出阳性 261 例。其中，孕产妇检测 40 603 人次，新发感染者 30 例；艾滋病自愿检测 5410 人次，检出阳性 44 例；完成艾滋病确认检测 464 例，检出阳性 375 份，其中新发感染 258 例；完成 CD4 检测 582 份，其中新发感染者 220 份，对符合治疗的患者及时进行转介治疗。完成全州艾滋病病毒感染者摸底调查及数据库录入、分析、上报工作，上报率 100%、报告及时率 93.83%，新发 HIV/AIDS 综合管理首次随访率（告知率）100%，随访完整率 94%，新发感染者 CD4 检测率 79.6%。完成 14 间艾滋病筛查实验室现场督导考核。艾滋病高危人群预防服务 53 054 人次，为 1914 个感染者提供关怀、支持和服务，为 466 例感染者及患者提供抗病毒或中医治疗，进行艾滋病防治知识宣传培训 20 000 余人次，提供宣传材料 30 000 余份，发放安全套 526 657 个。

结核病管理：2008 年 DOTs 覆盖人口 221.8 万，覆盖率 100%；共报告涂阳患者 887 例，复治涂阳患者 57 例，重症涂阴患者 61 例；辖区内登记的结核病患者达到 2163 人，系统管理人数 1418 人，追踪患者 736 人，到位 537 人，到位率 72.96%；筛查患者家庭成员 2076 人次。

其他疾病监测防治：开展血吸虫病血清学检查 2441 人，阳性 19 人，均进行吡喹酮扩大化疗处理；血吸虫病防治知识宣传受训 5000 余人次。完成疟疾血检 25 029 人，阳性 15 人，报告疟疾 29 例。完成麻风病涂片 117 片，新发麻风病患者 32 例，联合化疗 88 例患者。

计划免疫：全州计划免疫接种实行规范化门诊接种，"五苗"全程接种率达 96.66%，乙肝疫苗全程接种率达 98.29%，糖丸强化免疫服苗率达 98.75%，保持无脊髓灰质炎状态，计划免疫相关传染病发病率控制在国家规定的范围内。

健康教育：2008 年州疾病预防控制机构开展卫生宣传活动 138 次、健康教育 68 次，接受健康教育 107 852 人次，发放卫生宣传材料 346 773 人次。中小学健康教育开课率达到 100%；"亿万农民健康教育促进活动"通过考核验收。

妇幼保健：以"卫 VI 项目"和"降消项目"工作为契机，加强孕产妇和 7 岁以下儿童系统管理工作。2008 年住院分娩率为 91.25%，孕产妇系统管理率为 90.13%，七岁以下儿童系统管理率为 82.93%。新生儿死亡率为 8.94‰，婴儿死亡率为 13.09‰，孕产妇死亡率为 36.92/10 万。加强了乡镇卫生院产科能力建设，进行了出生缺陷监测、托幼机构儿童卧室保健、预防艾滋病母婴传播等工作。

卫生监督执法：2008 年检查餐饮经营单位 844 户次，从业人员 8872 人次，副食品经营店 145 户次，从业人员 498 人次，食品生产单位（含小作坊）56 户次，从业人员 372 人次，抽检 831 份餐饮具样品，合格率 75.69%；监测公共场所 113 户次，从业人员 1576 人次，抽检样品 257 份，合格率 99.22%；检查桶装水生产单位 18 户次，对 CX 市供排水有限公司和 10 家二次供水的末梢水进行抽样检验，全部合格；监督检查化妆品经营店 24 户，化妆品经营人员 225 人，对 6 家大、中型宾馆、酒店的客用化妆品进行抽检，抽检样品 15 份，全部合格；共检查存在职业病危害行业用人单位 20 家，下达监督意见书 9 份，限期进行整改；监督检查医用放射工作单位 8 家，均不同程度存在问题，经限期整改，全部合格；对 75 家医疗机构的传染病管理，医疗用品消毒、毁型等情况进行卫生监督检查。对各级各类医疗卫生机构的医疗废物管理情况进行监督检查。对血站的血液管理、献血员管理等进行监督检查。对各级医疗卫生机构用血情况进行监督检查。共组织宣传活动 10 次，发放宣传资料 10 000 多份，咨询解答 350 人次。举办卫生法律法规、卫生知识培训 44 期，受训 1710 人；对 317 名放射工作人员进行相关法律法规及健康防护知识培训；对 69 名从事预防接种工作的医务人员进行相关法规和知识培训。

地方病防治：进行克山病筛查 3867 人，检出 9 例；完成居民食用碘盐监测 2916 份，合格率 98.73%；完成 6 个自然村地氟病病情调查，对 169 名 8～12 岁儿童进行氟斑牙检查，查出氟斑牙患者 34 例，对 1202 名成人进行临床氟骨症检查，查出 I～Ⅲ度氟骨症患者共 89 人。

爱国卫生：积极组织爱国卫生月活动，创建卫生城市（县城）活动中成效显著，继续进行改水改厕工作，卫生厕所普及率达到 65.1%，改水受益率达 82.9%。

（三）卫生服务需要、需求与利用

在 C 州分别选取了三个抽样调查点，分别是：CX 市（代表经济发展较好）、DY 县（代表经济中等）、YR 县（代表经济较差），每个县市按照经济发展好、中、差各抽取一个乡镇，每个乡镇抽取两个行政村，每个行政村抽取 200 户的自然村一个，调查所有农户。三个县市共调查农户 3659 户，计 15 309 人，户均 4.2 人。调查发现，两周患病率为 7.0%，慢性病患病率为 7.2%，两周患病就诊率为 12.4%，均低于全国平均水平（表 13-18）。

表 13-18　C 州调查地区居民两周患病率、慢性病患病率、两周患病就诊率比较（%）

地区	两周患病率	慢性病患病率	两周患病就诊
合计	7.0	7.2	12.4
CX 市	7.7	5.1	13.4
DY 县	5.7	9.0	8.1
YR 县	7.6	7.6	15.5
第四次国家卫生服务调查（农村）	17.7	14.0	15.2

从患病首诊单位分布来看，以村卫生室居多，占 38.5%，其次是乡镇卫生院，占 29.6%，县级医院 16.4%，其他医院 9.1%，最后是私人诊所，占 6.4%（表 13-19）。

表 13-19　C 州调查地区居民两周首诊机构构成（%）

地区	私人诊所	村卫生室	乡镇卫生院	县级医院	其他医院
合计	6.4	38.5	29.6	16.4	9.1
CX 市	7.2	31.5	40.9	6.6	13.8
DY 县	10.1	45.7	19.7	20.7	3.7
YR 县	3.7	42.2	22.8	24.4	6.9

过去一年农村居民住院率为 8.8%，高于全国平均水平（6.8%）。农村居民在州级医院住院者占 30.8%，县级医院 43.1%，乡镇卫生院 18.2%，省级医院 3.7%，其他医院 4.2%。未住院的原因大都集中在经济困难（74.5%），其次是认为没有必要（14.0%）（表 13-20）。

表 13-20　C 州调查市县住院者住院机构构成

医院级别	合计		CX 市		DY 县		YR 县	
	构成比（%）	顺位	构成比（%）	顺位	构成比（%）	顺位	构成比（%）	顺位
乡镇卫生院	18.2	3	18.5	2	23.4	2	13.4	3
县/区医院	34.4	1	4.1	5	47.5	1	51.2	1
县/区中医院	8.7	4	0.6	7	5.4	6	19.0	2
市/州医院	24.6	2	57.0	1	8.5	3	8.3	4
市/州中医院	6.2	5	11.5	3	5.8	5	1.8	7
省级医院	3.7	7	1.0	6	7.1	4	3.3	5
其他	4.2	6	7.3	4	2.4	7	3.0	6
合计	100.0		100.0		100.0		100.0	

慢性病患病率顺位按系统划分依次为：循环系统疾病、骨骼系统疾病、呼吸系统疾病、消化系统疾病、代谢性疾病。按病种划分依次为：高血压、腰椎间盘突出、风湿关节炎、骨质增生、慢性胃炎、慢性支气管炎、肾结石等。

调查居民住院患者中手术患者所占比例为 37.8%，各市县的比例差异较大，CX 市比例最高为 55.8%，YR 县最低为 29.6%（表 13-21）。

表 13-21　调查地区住院病人中手术患者所占比例

地区	手术患者所占比例（%）
CX 市	55.8
DY 县	33.6
YR 县	29.6
合计	37.8
第四次国家卫生服务调查（农村）	27.5

调查居民住院率较高的疾病按系统划分依次是呼吸系统、消化系统、运动系统、循环系统、外伤和中毒、泌尿生殖系统等（表 13-22）。

表 13-22　调查地区疾病系统别住院率及住院疾病系统构成

顺位	疾病系统名称	住院率（%）	构成（%）
1	呼吸系统	0.86	13.94
2	消化系统	0.86	13.83
3	运动系统	0.65	10.45
4	循环系统	0.61	9.82
5	外伤和中毒	0.52	8.45
6	泌尿生殖系统	0.50	8.13
7	妊娠分娩	0.44	7.18
8	肿瘤	0.29	4.65
9	内分泌营养和代谢	0.21	3.38
10	传染病	0.11	1.80

调查居民住院率较高的疾病按病种划分依次为：分娩、外伤和中毒、高血压、肾结石、心脏病、腰椎间盘突出、上呼吸道感染、急慢性阑尾炎、风湿等（表 13-23）。

表 13-23　调查地区疾病别住院率及住院疾病构成

顺位	疾病名称	住院率（%）	构成比（%）
1	分娩	0.44	7.07
2	外伤和中毒	0.39	6.23
3	高血压	0.38	6.12
4	肾结石	0.34	5.49
5	心脏病	0.27	4.44
6	腰椎间盘突出	0.25	4.12
7	上呼吸道感染	0.24	3.80
8	急慢性阑尾炎	0.22	3.59
9	风湿	0.22	3.48
10	急慢性胃炎	0.20	3.27

（四）存在的主要问题

1. 卫生费用投入不足　近年来，我州经济取得了较快的发展，但卫生事业费投入并没有随着经济的发展而同步增长。2005～2008年全州GDP增长83.13%，财政支出增长92.68%，而卫生事业费投入反而下降了20.51%。部分县的公共卫生机构还没有达到全额预算，致使公共卫生机构的业务经费严重不足，难以维持机构运转及公共卫生服务工作的正常开展。

2. 卫生资源总量不足，结构不合理，服务水平较低　随着我州经济的迅速发展，人口增加及人民生活水平不断提高，对医疗卫生服务需求总量明显增加。但当前我州医疗卫生事业人才缺乏，特色专科发展滞后，设备落后等弱点突出，整体医疗卫生服务水平较低、卫生服务缺乏多样性、保障能力不高。此外，医疗急救设备落后，救治水平不高，基层卫生院急救能力较弱。

城市医疗机构过于集中，特别的州府所在地CX市，有州、市等综合医院5家和中医院、妇幼保健院4家及其他综合医院共计27个；LF县2008年末人口42.4万，境内有多家二级综合医院和C州GT医院，存在服务对象严重不足、资源重复配置的问题。中心卫生院的布局也不尽合理。

2008年C州医院床位较2005年有了一定的增加，但每千人口床位数仍远低于云南省及全国平均水平。医院床位主要分布在城市，乡镇卫生院床位数仅占到不足总床位数的20%，每千农业人口乡镇卫生院床位数仅为云南省平均水平的一半，更低于全国平均水平的一半。

目前C州的人力资源总量略显不足，虽然每千人口卫技人员数略高于云南省平均水平，但较全国平均水平还有一定距离。

C州大型医用设备的百万人拥有量为每百万人5.75台，但是1/3的大型医用设备分布在州府所在地CX市，1/5的大型医用设备分布在LF县。C州大型医用设备总的人口配置基尼系数为0.32，属于配置相对公平；C州大型医用设备总的地理面积配置基尼系数为0.40，属于差异较大，公平性较差。从调查结果看，大型医疗设备均处于超负荷运行状况，但阳性检出率并不高，诱导需要不能排除。

3. 公共卫生工作有待加强　重大传染性疾病的流行与蔓延仍威胁人民群众的健康。肺结核、病毒性肝炎等是影响居民健康的主要传染病，其传播的因素依然存在，艾滋病感染处于快速上升期，疟疾、麻风、痢疾、伤寒等传染病时有发生。随着疾病谱的改变，慢性非传染性疾病防治问题突出，但防治工作严重滞后。慢性病的防治上，健康教育、行为干预及综合防治的负担将变得越来越重。有效降低婴儿死亡率、儿童死亡率、孕产妇死亡率的工作量大、涉及面广、任务相当艰巨。

4. 农村卫生事业发展相对滞后　首先，全州较优良的卫生资源集中在城市，全州农村卫生院以不足20%的医疗卫生资源承担着全州84%的人口的基本医疗、妇幼保健和公共卫生服务工作。全州卫生机构卫技人员7815人，其中州级、县级卫技人员占80.1%，而乡镇卫生院仅有卫技人员1553人，占19.9%；全州医疗机构有床位5433张，其中州级1653张，县级2897张，而农村乡镇卫生院只有883张，仅占全部床位数的16.3%。农村基层卫生院人才缺乏、技术水平低、服务设施落后的矛盾十分突出，未能充分发挥其基本医疗、预防保健的整体功能，城乡医疗卫生保障水平差距较大。

居民卫生服务需求与利用调查结果显示，过去一年住院率高于全国平均水平，而住院的地点主要在县级以上的医院，这将导致居民卫生服务费用的增加，同时基层卫生服务利用不足，高级别医疗服务利用过度，总的卫生服务费用居高不下。

同时，新型农村合作医疗受益面和补偿水平不高，2008年全年人次受益率208.45%，住院受益率5.41%，住院实际补偿比例40.65%，农民疾病的经济负担还较重。其次，卫生院人员编制过少，工作压力大。随着社会发展，预防保健工作任务增加、质量要求更严格。C州开展新型农村合作医疗后，农村卫生服务需求量显著扩大，各卫生院的业务范围必然增加，目前的编制人数不能满足工作要求。由于投入不足、条件落后，导致农村医疗机构业务收入少，人员待遇低，不安心工作，吸引不了人才。

5. **社区卫生服务工作尚未规范**　全州社区卫生服务体系还未完全建立，部分县州府所在地乡镇卫生院尚未完成向社区卫生服务机构的转型，现有的社区卫生服务机构的数量和配置与提供的服务还远远不能满足人民群众的需要。大多社区卫生服务机构仍然停留在提供医疗服务上，预防、保健、康复、健康教育等服务还未到位，社区卫生服务的功能还未真正得到落实。

6. **卫生信息系统尚未形成**　各卫生机构信息工作自成一体，有的仍处在手工处理阶段，全州尚未形成一个联动、高效、快速的卫生信息系统。

二、区域卫生规划原则与目标

（一）指导思想

以邓小平理论和党的十七大精神为指导，全面贯彻落实科学发展观，围绕云南省提出的"平稳、较快、绿色、协调、共享、创新和开放"的发展理念和"桥头堡"与"滇中城市群"建设战略，以及C州建设"滇中特色城市"目标，科学规划，深化改革，突出特色，优化整合卫生资源，把C州卫生体系建立成"定位适宜、布局科学、功能完善、服务便捷、管理高效"的运作系统和服务平台，最大限度地满足区域内居民卫生服务需求与健康需求。

（二）基本原则

1. **以人为本，用科学发展观统揽全局**　坚持区域卫生规划以人为本，用科学发展观统揽全局，努力实现人与自然和谐发展，卫生事业与社会经济协调发展。

2. **以需求为导向，行业发展与健康需求相适应**　以保障人民健康为中心，以人人享有基本医疗卫生服务和公共卫生服务均等化为根本出发点和落脚点，以需求为导向，着力解决人民群众急需解决的医疗卫生问题，使得区域卫生发展与人民群众的实际健康需求相协调。

3. **以基层为重点，优先发展和保证基本卫生服务**　以农村为重点，加强农村卫生和预防保健，同时大力推进城市社区卫生服务，优先发展和保证辖区内居民基本医疗与公共卫生服务，重视传统中医药在卫生服务中的作用，逐步实现基本公共服务均等化。

4. **以改革为动力，提高服务质量和效率**　加快卫生管理体制和运行机制改革，对区域内所有卫生资源实行全行业管理，调整结构，优化配置，实现卫生资源共享，提高服务质量和效率。

（三）总体目标

至 2015 年，基本建立起适应"滇中特色大城市"和"大交通、大生态、大旅游"的发展目标和要求、适应经济发展水平和城乡居民健康需求的比较完善的多层次医疗卫生服务体系和公共卫生服务体系、比较健全的医疗保障体系、比较规范的药品供应保障体系、比较科学的医疗卫生机构管理体制和运行机制，形成多元办医格局，基本实现全州卫生资源布局合理、结构优化。并通过"十三五规划"进一步努力，逐步实现公共卫生与基本医疗服务均等化，逐步解决"看病贵、看病难"，实现"人人享有基本卫生保健"发展目标，使居民健康水平与卫生服务指标达到省内先进水平。

（四）主要任务

C 州卫生事业发展必须围绕服务于"滇中特色大城市"的城市定位，在全州建立起以重点医疗机构为支柱，农村乡镇卫生院和城市社区卫生服务中心为基础，其他民营医疗机构为补充，资源配置合理的医疗卫生服务体系，为人民群众身体健康和经济发展提供有力的医疗保障。为此，规划期内 C 州卫生事业发展达到以下主要目标（表 13-24）。

表 13-24　C 州区域卫生规划主要目标

指标类别	序号	指标项目	2008 年	2015 年	指标性质
综合卫生指标	1	期望寿命（岁）		74	预期性
	2	孕产妇死亡率（1/10 万）	36.92	<40.0	预期性
	3	婴儿死亡率（‰）	13.09	<12.0	预期性
	4	五岁以下儿童死亡率（‰）	16.12	<15.0	预期性
	5	甲乙类传染病发病率（1/10 万）	142.66	<200	预期性
资源配置指标	6	每千人医院床位数（张）	2.09	2.82～3.15	预期性
	7	每千人执业（助理）医师数（人）	1.39	1.49～1.65	预期性
	8	每万人疾控卫生技术人员数（人）	1.80	2.0～2.5	预期性
	9	每万人妇幼卫生技术人员数（人）	1.57	1.5～2.0	预期性
	10	每万人卫生执法监督人员数（人）	0.47	1.0～1.5	预期性
相关工作指标	11	新型农村合作医疗参合率（%）	92.3	>95	约束性
	12	城市社区卫生服务覆盖率（%）		100	约束性
	13	计划免疫全程接种率（%）	96.66	>95	约束性
	14	新生儿乙肝疫苗全程接种率（%）	98.29	>90	约束性
	15	孕产妇系统管理率（%）	90.13	>90	约束性
	16	三岁以下儿童系统管理率（%）	82.93	>85	约束性
	17	孕产妇住院分娩率（%）	91.25	>95	约束性
	18	农村孕产妇住院分娩率（%）	98.76	>85	约束性
	19	农村卫生厕所普及率（%）	65.10	>70	约束性
	20	农村饮用安全自来水普及率（%）	52.00	>95	约束性
	21	自愿无偿献血率（%）	100	100	约束性
	23	农村自来水普及率（%）		90	约束性
	24	医疗机构卫生监督覆盖率（%）		100	约束性

续表

指标类别	序号	指标项目	2008 年	2015 年	指标性质
相关工作 指标	25	卫生投入占当年财政支出（%）	8.38	>7.0	约束性
	26	城市居民健康档案建档率（%）		>80	约束性
	27	农村居民健康档案建档率（%）		>50	约束性

加大卫生事业投入。卫生事业投入不低于财政支出增长比例，力争达到 GDP 的 5%；人均基本卫生服务经费不低于 120 元。

进一步加强妇幼保健工作，提高妇女儿童健康水平。规划期内，住院分娩率不低于 95%，农村孕产妇住院分娩率不低于 85%；孕产妇死亡率不高于 40/10 万；婴儿死亡率不高于 12‰；五岁以下儿童死亡率不高于 15‰；免疫规划疫苗接种率不低于 95%。

加强传染病监测和防治工作，使传染病报告发病率控制在 200/10 万以下，危害人民健康的重大传染病得到有效控制。计划免疫全程接种率稳定在 95% 以上，新生儿乙肝疫苗全程接种率稳定在 90% 以上。

加强农村基本医疗卫生服务水平建设。调整卫生资源配置，向农村基层倾斜，提高卫生资源的可及性和配置的公平性。

完善城市社区卫生服务体系建设。规划期内，全州完成 18 个社区卫生服务中心及下属社区卫生服务站建设，社区卫生服务覆盖率达到 100%。

促进基本公共卫生服务均等化。建立居民健康档案，城市建档率达 80% 以上，农村 50% 以上。

加强农村改水改厕工作，提供居民饮用水、卫生厕所合格率，自来水普及率城市达到 100%，农村达到 90% 以上；农村卫生厕所普及率达到 90% 以上。

加快卫生事业改革，逐步实现"双向转诊"和社区首诊制。

三、医疗服务体系规划

（一）医疗卫生机构规划

综合考虑 C 州目前综合医院数量、布局、技术人员数量、技术水平等因素，至 2015 年，原则上不再批办新的医疗机构，只对现有医疗机构的规模做相应的调整，并根据医疗服务市场需求，配置医疗技术人员，主要是做强做精，形成技术优势。加快和完善城市社区、农村医疗卫生服务体系建设。机构设置可以实施医疗机构设置的区域分类管理，合理配置医疗卫生资源。

按照 C 州区域人口分布、医疗卫生需求和医疗机构设置现状，实施分类规划，分类进行卫生机构设置规划。

1. 一类地区　为 C 州府所在地 CX 市城区，该区域内医疗卫生资源较为集中，各级各类医疗机构门类齐全，大型医疗设备配置完善，每千人口拥有病床数量、每千人口拥有的执业医师数量较高的区域，该区域的医疗卫生资源较为充裕、医疗服务能力较强。

此区域内实行现有医疗机构服务规模适度发展，除健康教育机构外，限制政府举办的各级各类医疗机构、200 张床位以下的综合医院、50 张床位以下的专科医院的设置审批。

社区卫生服务机构设置按照相关文件执行。严格执行医疗机构管理标准，达不到标准的医疗机构逐步退出市场。

该区域内有州、市两级医院与中医院并存，且在区域位置上不尽合理，建议在今后的建设中作搬迁调整。

2. 二类地区 为县政府所在地的县城区（CX 市除外），该区域内医疗卫生资源配置及医疗综合服务能力基本能满足居民需求，在今后 5 年内居住人口不会发生大幅度增长。

该区域内严格控制新增政府举办医疗机构，根据需要对现有医疗机构服务能力、服务规模进行调整，增设特别需要的医疗服务项目。社区卫生服务机构设置审批按照相关文件执行。

积极支持现有医疗机构科学、合理发展。限制政府举办的医务室、综合诊所、综合门诊部、100 张床位以下的综合医院、30 张床位以下的专科医院的设置审批。

GT 医院转型为州传染病院，对科室设置和人员配置进行适当调整。

3. 三类地区 为乡镇及以下的农村地区，属于医疗卫生资源相对较低或不足的区域。该区域以乡镇卫生院为中心、村卫生室为其延伸，为辖区居民提供基本医疗服务。除积极支持现有医疗机构科学、合理发展，需要加大政府投入力度，同时鼓励各级政府、行业、事业机构、企业、个人或其他组织举办医疗机构，与现有的医疗机构共同构建功能完善的医疗服务网络，为属地居民提供便捷高效的医疗卫生服务。

严格医疗机构准入管理。鼓励各级各类符合《医疗机构管理条例》规定的申办条件、达到医疗机构设置标准医疗机构的设置。

（二）卫生费用规划

卫生费用的配置以区域经济发展、财政收入与支出、卫生机构的功能与任务、人员与工作量、设备购置标准及费用、基本建设规模及费用等为依据。各级政府对贫困地区的专项卫生费用的投入应适当倾斜。

政府投入的卫生费用年增长幅度不低于财政支出增长幅度，力争达到财政支出的 7%以上，GDP 的 3%以上。对农村卫生机构、疾病预防控制、妇幼保健机构、中医药机构的卫生事业定额补助经费和专项经费年增长幅度要高于其他卫生机构。

（三）医疗卫生人力资源规划

1. 配置标准制订 利用目前使用较多的卫生资源配置标准确定方法，选择 4 种方法确定配置标准，即标志值回归法、卫生服务需求法、人力人口比值法和专家咨询法，考虑到 4 种方法各自的优点和不足之处，将 4 种方法给予不同的权重后计算出一个平均指标作为配置标准，结果见表 13-25。

综合配置标准＝标志值回归法×20%＋卫生服务需求法×30%＋人力人口比值法×20%+专家咨询法×30%

表 13-25　C 州三种配置方法得到的执业医师配置标准

方法	标志值回归法	卫生服务需求法	人力人口比值法	专家咨询法
配置标准（人/千人口）	0.64～0.77	2.04	1.08	1.79～2.23

综合配置指标=（0.64～0.77）×20%+2.04×30%+1.08×20%+（1.79～2.23）×30%
=1.49～1.65（人/千人口）

C 州执业（助理）医师按每千人口 1.49～1.65 人配置。州级、县市级、乡镇级医疗机构人员的配置比例为 2∶5∶3（2020 年比例可以调整为 2∶4∶4）。州级医师、护理和医技人员比例按 1∶1.5∶0.7 配置，县乡级 1∶1∶0.5。

2. 配置数量和结构　2008 年末常住人口为 260.37 万，人口自然增长率为 4.32‰，预计至 2015 年，辖区常住人口将达 268.24 万人（约 270 万），外地流动人口的比例较低，忽略不计。

按照以上配置标准，到 2015 年，C 州医疗医师（执业和助理执业）的数量将达到 4023～4455 人。其中，州级占 20%为 805～891 人，县市级占 50%为 2012～2228 人，乡镇级也为 30%为 1207～1337 人。

按照以上配置结构，州级护理人员为 1208～1337 人，医技人员 564～624 人；县市级和乡镇级的护理人员及医技人员可以采取相同比例，即护理人员 1609～1782 人，医技人员 805～891 人。县市级和乡镇级也可以采用总量控制，但配置比例不同的方法，即县市级比例略高于乡镇级。

按此计算，至 2015 年，全州医疗技术人员数为 11 830～13 099 人。后勤人员可以按照卫技人员的 15%～20%配置。

3. 人员学历、职称结构　为提高区域内卫生服务的质量和水平，也要努力提高卫技人员的学历和职称水平，至 2015 年，要达到以下学历、职称水平。

州级医疗机构：医师学历要求硕士以上占 10%左右，本科占 80%以上，护理人员本科占 5%以上，大专占 50%以上，医技本科占 60%以上，专业技术人员中正高、副高、中级和初级比例达到 1∶3∶6∶8。

县级医疗机构：医师学历要求本科以上占 70%以上，护理大专占 30%以上，医技大专以上占 30%以上，专业技术人员中高级（含正高和副高）、中级和初级比例达到 1∶3∶6。

中心卫生院、社区卫生服务中心：医师学历要求本科以上占 40%以上，大专占 50%以上，护理大专占 20%以上，医技专科以上占 30%以上，专业技术人员中中级和初级比例达到 1∶5。

一般乡镇卫生院、社区卫生服务站：医师学历要求本科以上占 30%以上，大专占 40%以上，护理大专占 15%以上。

村卫生室：全部乡村医生达到医学类中专以上学历，或具备法定执业（从业）资格。

（四）医疗床位规划

1. 配置标准的制订　与卫生人力资源配置方法相同，亦利用 4 种方法确定医疗床位配置标准，将 4 种方法给予不同的权重后计算出一个平均指标作为配置标准，计算结果见表 13-26。

综合配置标准=标志值回归法×20%+卫生服务需求法×30%+人力人口比值法
×20%+专家咨询法×30%

表 13-26　C 州三种配置方法得到的医疗床位配置标准

配置标准	标志值回归法	卫生服务需求法	人力人口比值法	专家咨询法
（张/千人口）	2.33～3.11	3.63	2.19	2.77～3.33

综合配置指标＝（2.33～3.11）×20%＋3.63×30%＋2.19×20%＋（2.77～3.33）×30%
　　　　　　＝2.82～3.15

C 州医疗床位按每千人口 2.82～3.15 张配置。

2. 配置数量　2008 年末常住人口为 261 万，人口自然增长率为 4.1‰，预计至 2015 年，辖区常住人口将达 270 万人，外地流动人口的比例较低，忽略不计。

州府所在地 C 市，2008 年末人口 50.6 万，按人口自然增长率 4.1‰计算，2015 年人口数将达 52 万。则其余地区 2015 年人口约为 218 万。

C 州医疗床位按照每千人口 2.82～3.15 张，到 2015 年，C 州应配置医疗床位 7614～8505 张，较 2008 年增加 2181～3072 张。

3. 配置结构　州、市、乡镇级床位比例 2∶5∶3（2020 年可视情况调整为 2∶4∶4），即州、县市、乡镇级医疗床位各占总床位数的 20%、50% 和 30%。

则 C 州医疗床位的配置为：州级机构 1523～1701 张，县级机构 3807～4253 张，乡镇卫生院 2284～2552 张。

（五）大型医疗设备规划

以保证基本医疗服务需要，符合成本效益、资源共享、提高利用率的原则来配置医疗设备。发挥政府和市场两个积极性，通过加大政府投入和融资、合作渠道，淘汰陈旧落后设备，更新先进设备。在优先配置常规设备的基础上，根据医疗范围的拓宽、新技术新项目的开展、适应医疗市场需求，适当配置一批大、高、尖、精医疗设备。

到 2015 年前，C 州境内可考虑增加 3 台 CT，配置地点应考虑在 CX 市和 LF 县以外的地区，特别考虑目前尚无 CT 的 NH 县和 MD 县，力争达到每县有一台 CT。目前两个县人口分别为 20.3 万和 23.6 万，两个县医院都具备常规 X 线和普通超声检查设备，具有配置 CT 的条件。

鉴于 MRI 的超负荷使用，可以考虑在 C 州增设 1 台，配置地点除 C 市外，可以考虑地理位置较远的 DY 县，该县的人口密度较大，人口为 28 万，经济发展在 C 州属于较好水平，县医院已具备 CT，具有配置 MRI 的条件。

其他大型医用设备严格执行国家卫生和计划生育委员会及省卫生和计划生育委员会有关大型医用设备管理的规定，严格审批程序，加强监管力度。

（六）学科建设

针对 C 州卫生事业发展定位，加强重点专科建设。各级医院建立重点学科（专科），每所医院建立 1～3 个重点学科（专科），力争到 2015 年，重点学科（专科）水平达到全省同类医疗机构先进行列。

（七）发展中医药、彝族医药

坚持中西医并重的方针，认真贯彻实施《中医药条例》，加快中医、彝族医药的发展。

加强中医医疗机构建设，发挥州、县（市）级中医院和彝医医院在农村中（彝）医药工作中的龙头作用，加强乡镇卫生院、村卫生室和社区卫生服务机构的中（彝）医药服务能力建设。突出中医药、彝族医药特色优势，加强中（彝）医专科专病建设，大力推广中医药和彝族医药适宜技术，加强彝族医药理论研究与应用，重点培养彝族医药专业技术人员，将彝族医药建设成国内具有代表性和影响力的民族医药。通过增加政府投入、提高医保报销比例等政策措施，支持中医药、民族医药事业发展，力争进入云南省中医工作先进行列。

四、公共卫生体系规划

C 州公共卫生事业的发展思路是：加强领导，加大政府对公共卫生服务的投入，快速实现全州公共卫生服务均等化。

（一）疾病预防控制体系规划

健全覆盖城乡、灵敏高效、快速畅通的疫情信息网络；改善疾病预防控制机构基础设施和实验室设备条件；加强疾病预防控制专业队伍建设，提高流行病学调查、现场处置和实验室检测检验能力。完善全州疾病预防控制报告系统和信息化网络系统，利用现有卫生系统自动办公网络，建立起包括卫生业务、管理决策和公众卫生信息服务等功能的卫生信息化网络系统，提高信息收集、分析、反馈、利用能力。在省的统一指挥下，承担处置重大公共卫生突发事件任务，提供检验检测服务。

人力资源配置：2015 年，全州疾病预防控制人员按 2.0～2.5 人/万人口的标准配置。2015 年全州疾病预防和控制机构人员达到 540～675 人，比 2008 年增加 71～206 人；卫技人员占总人员的比例在 85%以上；州疾病预防控制中心聘用专业技术人员中，大学本科人员占 60%以上，中级以上职称人员占 70%。县级疾病预防控制中心聘用专业技术人员中，大学本科人员占 40%以上，中级以上职称人员占 30%。各卫生院、社区卫生服务中心、社区卫生服务站聘用的防疫人员中，大专以上人员占 60%以上，中级以上职称人员占 20%以上。村卫生室负责疾病防疫的乡村医生达到中专及以上学历。

到 2015 年，控制鼠疫、霍乱等甲类传染病的暴发流行；控制艾滋病由中度流行向高度流行蔓延的态势；新发涂阳肺结核病患者发现率达 70%以上，治愈率达 85%以上；以乡为单位儿童免疫接种率达 90%以上；保持无脊髓灰质炎状态；麻疹发病率控制在 0.1/10 万以下；保持血吸虫病传播阻断标准；实现消除碘缺乏病目标；肝炎、痢疾、克山病、地氟病、疟疾、麻风病、云南省不明原因猝死发病率稳步下降。

（二）卫生监督执法体系规划

根据国家卫生和计划生育委员会《卫生监督机构建设指导意见》要求，建立由州卫生监督所、各县卫生监督所及各社区（村）干部或社区（村）卫生室医生兼任卫生监督协管员的三级卫生监督网络，培养一支政治素质优、执法水平高、业务能力强、廉洁自律、秉公执法和办事高效的卫生监督执法队伍，实行卫生监督综合执法。贯彻卫生监督力量下沉、关口前移的工作方针，推进卫生监督工作进社区、进农村，建立覆盖城乡、功能完善的卫生监督综合执法体系。加强饮用水、职业卫生、学校卫生、食品安全、医疗废弃物处置等的完善监管；提高食品卫生安全、职业健康监护、放射防护等现场快速检测设备和技术；

建设适应信息化政务要求的信息网络，实现信息公开化；建立突发公共卫生事件的快速反应能力，包括对事件发生的原因的判断能力和采取针对性控制措施的能力。

人力资源配置：到 2015 年，全州按照 1～1.5 人/万人口的标准配置卫生监督员，人员总数达到 270～405 人，50%以上卫生监督员、助理卫生监督员具有本科以上学历，所有监督人员具有综合执法能力。

（三）妇幼保健体系规划

全面贯彻《母婴保健法》《妇女发展纲要》和《儿童发展纲要》，抓好两个系统管理，以提高住院分娩率，降低新生儿破伤风发病率和新生儿、婴儿、五岁以下儿童、孕产妇死亡率为目标，加大妇幼保健人力资源建设和基础设施建设。

按照"提高县级、完善乡镇级、加强村级"的原则加强妇幼保健网络。各级妇幼保健院妇幼卫生服务部分由政府全额补助，其医疗服务部分由政府差额定项补助，乡镇妇幼保健人员实行全额补助政策。

人力资源配置：妇幼保健医师按 1.5～2.0 人/万人口配置，除此以外，每个乡镇卫生院及社区卫生服务中心至少配备一名妇幼保健人员，每行政村至少配一名专职保健员。至 2015 年，全州妇幼保健人员（不含乡村级人员）达到 405～540 人；专业技术人员比例达85%以上；全力提升学历层次和职称结构，州妇幼保健院大学本科人员占 50%以上，中级以上职称人员占 60%以上，县级妇幼保健院人员中本科达到 20%以上，中职以上达到 40%。乡镇卫生院及社区卫生服务中心的妇幼保健人员中，大专占 60%以上，中级以上职称人员占 20%以上。

到 2015 年，孕产妇系统管理率达 90%以上；住院分娩率达 95%以上；三岁以下儿童系统管理率达 85%以上。

（四）社区卫生服务体系规划

根据《中共中央国务院关于卫生改革与发展的决定》，大力开展社区卫生服务，满足群众基本卫生服务需求。把社区医疗服务纳入城镇居民医疗保险，建立双向转诊制度。社区卫生服务机构主要开展疾病预防、常见病与多发病的诊治、康复、健康教育、计划生育技术服务和妇女儿童与老年人、残疾人保健等工作。

规划期内，重点规划和完善社区卫生服务体系，加快建设以社区卫生服务中心为主体、社区卫生服务站为补充的城市社区卫生服务体系。按照云医改〔2010〕1 号文件要求，规划期内完成 18 个社区卫生服务中心、35 个社区卫生服务站建设。以社区居民为服务对象，提供疾病预防、保健、医疗、健康教育、计划生育和康复"六位一体"的基本公共卫生和医疗服务，逐步实现社区首诊、分级医疗和双向转诊，同时，采取各种政策和措施，引导诊疗服务下沉到社区卫生服务机构，从根本上解决"看病难、看病贵"。至 2015 年，社区卫生服务中心（站）覆盖率达到 100%。

人力资源配置：社区卫生服务机构属于基层医疗机构，人员配置可以参照乡镇级配置。

（五）健康教育服务体系规划

目前 C 州除 CX 市设有健康教育所外，其余县及州级均未设置健康教育机构，疾病预防控制机构仅有两家设有健康教育科。鉴于健康教育和健康促进工作对疾病预防和控制的重要作用，需要加强健康教育网络建设。可以考虑新建州健康教育所，负责规划、统筹、指导全州健康教育与健康促进工作，在县疾病预防控制机构设立健康教育科，强化其在本辖区健康教育具体实施工作的重要作用，同时要加强各级各类医疗卫生机构健康教育部门及社区卫生服务机构的健康教育工作。

人力资源配置：按国家卫生和计划生育委员会及全国爱国卫生运动委员会关于健康教育专业工作者应达到当地人口的1人/万人的要求进行配置。

（六）精神卫生服务体系规划

卫生服务调查显示，C州精神卫生服务需求较低，但随着经济发展，心理和精神卫生的需求会逐渐增大，所以，要逐步完善州精神病院功能，县级医疗机构要建立精神科，必要时可建立县级精神病院，同时乡镇级医疗机构建立心理咨询点，逐步形成精神卫生服务网络。

（七）医疗救治体系规划

构建覆盖州、县市、乡镇的医疗救治及公共卫生突发事件应急处理、救治和信息传输网络。加强各级医疗机构的急救、重症的前期处理能力，建立畅通的转诊机制和与上级医疗机构的技术对接。州级设急救中心、县级设急救站、乡镇卫生院设急救点，挂靠各级医疗机构，组成医疗应急救助网络，配置专门人员、设备和车辆，拨付专门经费，负责全州的医疗急救工作，并协助各级疾病预防控制机构进行突发事件和疫情的处置。同时，建立以120指挥中心为平台，开放120服务电话，24h接受医疗求救和公共卫生突发事件的应急信息系统。

（八）卫生信息系统建设规划

加快医疗卫生信息系统建设。构建C州卫生信息中心，设在州卫生局，信息中心配备3名专职人员和必备的电脑等设备，县卫生局和各级医疗卫生机构配备信息员。以信息中心为主体，各级医疗卫生机构为网节，形成卫生应急指挥、传染病疫情直报为主的疾病预防控制、电子病历为主的医院管理、卫生统计信息收集、储存、加工和综合利用的医疗卫生信息网络系统。信息网络的服务宗旨是准确、及时、高效、综合、全面，能提供高质量的信息查询、疫情发布、健康教育、防病宣传、公共卫生信息发布、网上审批等服务。利用现有网络服务，充分发挥远程教学、科研与技术交流等作用，为卫生科技人员提供医学信息等各种信息服务。2015年，卫生信息服务争取达到省内先进水平。

（九）采供血体系规划

以州中心血站和9个县级储血库形成全州采供血系统，提供全州的医疗用血。贯彻实施《献血法》《血站管理办法》等法律法规，加强血液质量管理，规范采供血和临床用血管理，保证医疗、急救用血和血液安全。

五、规划实施与保障措施

（一）加强组织领导

中共中央国务院明确指出，党和政府的领导是发展卫生事业的根本保证。各级党委和政府要充分认识实施区域卫生规划的重要性、紧迫性和艰巨性，提高认识，切实加强组织领导，把区域卫生规划纳入全州经济和社会发展的总体规划，同步实施，切实保证卫生事业与经济和社会同步发展。建立目标管理责任制，把辖区卫生工作和区域卫生规划实施情况，作为各级领导干部任期目标和政绩考核的重要内容。各有关部门要积极支持、配合区域卫生规划工作的开展。通过实施区域卫生规划，努力实现卫生资源的优化配置，提高卫生资源的利用效率，进一步提高人民群众的健康水平。

（二）加快推进卫生改革

实施区域卫生发展规划，必须尽快落实深化医改的各项目标任务，实行卫生全行业管理，实现资源的合理安排，消除浪费与不足并存的现象。加快推进公立医院改革和其他卫生改革。规范有序地进行公立医院的改制、改造，合理引导部分卫生资源向预防保健和基层流动。加强基层医疗卫生服务队伍建设，完善基层卫生服务运行机制，实行基层医疗卫生服务机构与上级医疗机构双向转诊制度，推动社区首诊和健康"守门人"制度，逐步实现卫生资源的合理配置。

（三）加强经费保障

完善稳定的财政投入机制是实施区域卫生规划、发展全州卫生事业的重要保障和基础。预算卫生事业费应不低于财政支出的 7%。政府对卫生事业的投入水平要随着经济发展不断提高，增长幅度要高于经常性财政支出的增长幅度，使政府卫生投入占经常性财政支出的比重逐步提高。新增政府卫生投入重点用于支持公共卫生、农村卫生、城市社区卫生和基本医疗保障。进一步完善政府举办的县和县以上公立医疗卫生机构的财政补助范围和方式。对公共卫生服务和符合卫生事业发展规划的基本建设和设备购置等项目，所需经费由财政预算安排，2011 年起，人均公共卫生费用不低于 20 元，并随经济发展逐年增加。中医中药（民族医药）、传染病、精神病、职业病及妇女儿童疾病等领域和医院，在投入上给予政策倾斜和支持。采用专项补助的方式扶持重点学科发展、进行医疗卫生人才培养、实施贫困患者和突发事件患者的医疗救助。

鼓励和引导社会资本发展医疗卫生事业，形成投资主体多元化、投资方式多元化的办医体制。鼓励社会资本依法兴办非营利性医疗机构，引导社会资本参与公立医疗机构改制和重组。完善医疗机构分类管理政策和税收优惠政策，形成公立医院与非公立医院互相促进、共同发展的格局。

（四）加强行业监管

加强行业监管能力的建设，将行业监管作为政府及有关部门的日常工作之一。卫生行政部门要切实发挥行业监管职能，强化依法行政，综合运用法律、经济、行政手段，对全州卫生工作实行全行业管理，整体推进卫生规划的实施。严格规范医疗和公共卫生机构、从业人员、医疗技术应用、大型医疗设备等医疗服务要素的许可准入制度。加大卫生监督执法力度，强化各级卫生行政部门对卫生行业和医疗市场的管理职能。严格医疗机构、从业人员、医疗技术的准入管理，提高卫生服务质量和改善服务行为。建立医疗机构服务质量评价评审制度。实行全行业统一的医疗服务质量与医院管理评价标准。

（五）加强人才队伍建设

重点加强公共卫生、农村卫生、城市社区卫生专业技术人员和护理人员的培养培训，把卫生队伍的业务素质提高到一个新的水平，从人力资源上满足区域卫生规划实施的基本要求。制订优惠政策，鼓励优秀卫生人才到农村、城市社区服务。对长期在城乡基层工作的卫生技术人员在职称晋升、业务培训、待遇政策等方面给予适当倾斜。完善全科医师任职资格制度，尽快实现基层医疗卫生机构都有合格的全科医生。完善高层次科研、医疗、卫生管理等人才的培养、引进、招聘和管理机制。稳步推动医务人员的合理流动，促进不同医疗机构之间人才的纵向和横向交流。

（六）加强监督考核

本规划自州人民政府审议通过之日起实施。组建由州委编制办公室、州规划建设与房产管理局、经济发展局、财政局、卫生局等有关部门构成的组建 C 州区域卫生规划实施领导小组，由主管卫生的副州长任组长，负责规划实施的组织领导、监督考核工作。具体职能包括：组织规划实施，监督实施进度，做好部门协调，研究和处理区域卫生规划实施过程中出现的重大问题，制订对策措施等。领导小组下设办公室，办公室设在州卫生局，负责规划实施的日常工作。各市、县有关部门与单位要根据规划的目标与任务，结合实际，制订相应行动计划，落实规划任务。

根据规划进度进行重点建设内容的期中和期末评价，及时总结各地先进经验，发现和反应新情况、新问题，提出解决问题的对策和建议，为规划的调整与完善提供依据。

C 州相关资料见附表 1-1 ~ 附表 1-5。

附表 1-1　2008 年 C 州卫生资源情况及与云南省、全国的比较

卫生资源	C 州	云南省	全国
每千人口卫技人员数（人）	3.00	2.86	3.81
每千人口执业（助理）医生数（人）	1.39	1.07	1.30
每千人口注册护士数（人）	0.99	0.95	1.25
平均每乡镇卫生院人员数（人）	13.3	17.2	27.5
每千农业人口乡镇卫生院人员数（人）	0.70	0.65	1.22
每千农业人口乡村医生和卫生员数（人）	0.87	0.92	1.22
每千人口医疗机构床位数（张）	2.09	2.89	3.05
每千农业人口乡镇卫生院床位数（张）	0.40	0.78	0.96
人均卫生事业费（元）	229.09		60.42[*]

注：*全国人均卫生事业费为 2006 年数据

附表 1-2　2008 年 C 州主要卫生资源基本情况

区域	实际床位数（张）	实际卫技人员数（人）	实际医师数（人）	实际人口数（万人）	千人口床位数（张）	千人口卫技人员数（人）	千人口医师数（人）
CX 市	2749	3464	1375	50.63	5.43	6.84	2.72
DY 县	279	539	248	28.16	0.99	1.91	0.88
LF 县	1205	1137	520	42.38	2.84	2.68	1.23

续表

区域	实际床位数（张）	实际卫技人员数（人）	实际医师数（人）	实际人口数（万人）	千人口床位数（张）	千人口卫技人员数（人）	千人口医师数（人）
MD 县	479	436	194	20.29	2.36	2.15	0.96
NH 县	481	448	241	23.59	2.04	1.90	1.02
YM 县	780	526	253	21.41	3.64	2.46	1.18
SB 县	390	312	163	15.55	2.51	2.01	1.05
WD 县	558	584	474	27.06	2.06	2.16	1.75
YA 县	508	441	229	20.70	2.45	2.13	1.11
YR 县	298	252	137	10.87	2.74	2.32	1.26
C 州	5433	7815	3612	260.64	2.09	3.00	1.14

附表 1-3　C 州各区域医疗医师、床位参考配置数量*（2011～2015 年）

区域	人口数（万人）		医疗医师配置（人）		医疗床位配置（张）	
	2008 年	2015 年	下限	上限	下限	上限
C 市	50.63	52.16	622	689	1177	1314
DY 县	28.16	29.01	346	383	654	731
LF 县	42.38	43.66	520	576	985	1100
MD 县	20.29	20.90	249	276	472	527
NH 县	23.59	24.30	290	321	548	612
YM 县	21.42	22.07	263	291	498	556
SB 县	15.55	16.02	191	211	361	404
WD 县	27.06	27.88	332	368	629	703
YA 县	20.70	21.33	254	282	481	538
YR 县	10.59	10.91	130	144	246	275
州级	260.37	268.24	799	885	1513	1690
合计	260.37	268.24	3996	4426	7564	8450

注：* ①表中数据为有效医师（日均工作量以每人 10 个门诊人次为标准）和有效床位（病床使用率以 80% 为标准）的参考配置量，实际的医师和床位配置量要按当地规定的医师标准工作量和标准床位使用率进行调整；②表中给出了配置标准 95% 可信度的上下限范围，各地根据实际情况选用，原则上说，2011～2015 年按偏向下限的数值进行配置，2016～2020 年按偏向上限的数值进行配置；③各区域医师和床位按配置总量的 80% 计算，州级按总量的 20% 计算

附表 1-4　2008 年 C 州疾病预防控制和妇幼保健资源基本情况

区域	妇幼保健				疾病预防控制		
	机构数（个）	床位数（张）	妇幼医师数（人）	万人口妇幼医师数（人）	机构数（个）	疾控医师数（人）	万人口疾控医师数（人）
CX 市	1	32	42	0.83	1	56	1.11
DY 县	1	20	31	1.10	1	35	1.24
LF 县	1	17	36	0.85	1	38	0.90
MD 县	1	15	19	0.94	1	30	1.48

续表

区域	妇幼保健				疾病预防控制		
	机构数（个）	床位数（张）	妇幼医师数（人）	万人口妇幼医师数（人）	机构数（个）	疾控医师数（人）	万人口疾控医师数（人）
NH 县	1	20	26	1.10	1	32	1.36
YM 县	1	12	36	1.68	1	34	1.59
SB 县	1	17	27	1.74	1	25	1.61
WD 县	1	24	48	1.77	1	37	1.37
YA 县	1	35	27	1.30	1	28	1.35
YR 县	1	12	13	1.23	1	21	1.93
C 州	1	62	105		1	133	
合计	11	266	410	1.57	11	469	1.80

附表 1-5 C 州各区域公共卫生医师参考配置人数*（2011～2015 年）

区域	人口数（万人）		疾病控制医师（人）		妇幼保健医师（人）		卫生监督执法（人）	
	2008 年	2015 年	下限	上限	下限	上限	下限	上限
CX 市	50.63	52.16	63	83	63	83	42	63
DY 县	28.16	29.01	35	46	35	46	23	35
LF 县	42.38	43.66	52	70	52	70	35	52
MD 县	20.29	20.90	25	33	25	33	17	25
NH 县	23.59	24.30	29	39	29	39	19	29
YM 县	21.42	22.07	26	35	26	35	18	26
SB 县	15.55	16.02	19	26	19	26	13	19
WD 县	27.06	27.88	33	45	33	45	22	33
YA 县	20.70	21.33	26	34	26	34	17	26
YR 县	10.59	10.91	13	17	13	17	9	13
州级	260.37	270.00	81	108	81	108	54	81
合计	260.37	270.00	402	536	402	536	269	402

注：*①各区域疾控和妇幼卫技人数按每万人口 1.5～2.0 配置，卫生监督按 1.0～1.5 配置；②州级按总量的 20%计算

第二节 云南省 X 州区域卫生规划（2013～2020 年）（征求意见稿）

制定区域卫生规划是加快建设覆盖城乡居民的基本医疗卫生制度，逐步缩小在医疗卫生资源配置、服务利用和健康水平等方面存在的城乡之间、地区之间和不同群体之间的差异，实现"人人享有基本医疗卫生服务"战略目标的重要基础性工作。编制《X 州区域卫生规划》对于合理配置 X 州卫生资源，完善卫生服务体系，提高卫生服务效率，促进卫生服务公平、可及和有序具有重要意义。

《X 州区域卫生规划》编制的目的：进一步优化调控 X 州卫生资源配置，为各级政府及相关部门确定涉及卫生事业发展建设的重点项目、安排政府投资及制订相关政策提供决策依据。

《X 州区域卫生规划》编制的主要依据：《卫生事业"十二五"规划》（国发〔2012〕57 号）、《云南省国民经济和社会发展第十二个五年规划纲要》《云南省"十二五"卫生事业发展规划》《云南省 2011—2015 年卫生资源配置标准（暂行）》《云南省区域卫生规划工作指导意见》《X 州国民和经济发展第十二个五年规划纲要》和《X 州"十二五"卫生事业发展规划》及相关法规。

"十二五"时期，全州区域内有关医疗卫生的各项规划、建设活动和管理行为，应符合本项规划的相关要求和规定。本规划将根据 X 州经济社会发展情况每 5 年进行一次调整。

一、基 本 情 况

（一）自然与社会经济概况

X 州处于北回归线以南的热带北部边沿，国土面积 1.91 万平方公里，辖一市二县，世居傣、汉、哈尼、景颇等 13 种民族，2011 年末总人口 114.20 万人，少数民族人口占总人口的 77.6%，其中，傣族占总人口的 31.8%。2011 年，X 州生产总值、居民人均可支配收入、农民人均纯收入分别达到 197.6 亿元、15190 元和 5327 元。

X 州主要人口及社会发展指标详见表 13-27。

表 13-27 X 州 2000～2011 年人口及主要社会经济发展指标

指标	2000 年	2005 年	2010 年	2011 年
总人口数（万人）	99.57	104.96	113.47	114.20
出生率（‰）	16.41	13.31	12.21	11.85
死亡率（‰）	5.40	4.57	5.70	5.53
自然增长率（‰）	11.01	8.74	6.51	6.32
农业人口比重（%）	69.38	69.22	70.03	70.14
少数民族人口比重（%）	74.00	76.20	77.50	77.60
育龄妇女数（万人）	28.40	31.10	33.80	33.90
60 岁以上老年人口数（万人）	—	11.60	10.30	10.80
生产总值（GDP，亿元）	46.26	77.95	160.32	197.59
农民人均纯收入（元）	1804	2172	4354	5327
城镇居民年平均可支配收入（元）	5733	7874	13383	15190

（二）卫生事业发展现状

1. 主要卫生指标 2000 年以来，X 州主要卫生指标状况明显改善，特别是住院分娩率、婴儿死亡率、孕产妇死亡率、五岁以下儿童死亡率等指标有较大改善，详见表13-28。

表 13-28　X 州各主要卫生指标及与全省、全国平均比较

指标	X 州				云南省	全国
	2000 年	2005 年	2010 年	2011 年	2011 年	2011 年
平均期望寿命（岁）	—	—	72.70	72.90	68.00	73.50
住院分娩率（%）	37.02	52.42	86.28	91.30	—	98.70
婴儿死亡率（‰）	50.85	31.64	13.97	13.00	12.24	12.10
五岁以下儿童死亡率（‰）	59.56	35.20	17.33	15.26	15.31	15.60
孕产妇死亡率（/10 万）	114.27	85.51	67.08	33.91	37.30	26.10
孕产妇保健覆盖率（%）	79.23	87.53	85.04	92.89	87.28	85.20
儿童保健覆盖率（%）	65.58	74.05	69.81	79.62	80.69	84.60
乙类传染病报告发病率（/10 万）	366.24	411.19	319.50	266.87	179.52	241.44
农村卫生厕所普及率（%）	—	—	54.56	56.20	55.7	69.2
农村改水受益率（%）	—	—	82.26	87.54	88.1	94.2
新农合参合率（%）	—	74.22	97.82	97.66	95.29	97.5

注：云南省及全国数据来源于 2012 年《中国卫生统计年鉴》

2. 卫生资源现状

（1）卫生机构：截至 2011 年末，X 州公立医疗卫生机构 121 家，其中综合医院 16 家，公共卫生机构 13 家。民营医院 21 家，个体诊所 378 个。原农垦系统共有医疗卫生机构 69 家，其中，三级医院 1 家，二级医院 10 家（现已全部更名），卫生院（所）58 家。

32 个乡镇共设有乡镇卫生院 34 家，其中中心卫生院 12 家。222 个行政村共设有村卫生室 270 个。社区卫生服务机构 20 个，其中社区卫生服务中心 6 个，服务站 14 个。

计划生育服务机构 35 个，包括州计划生育药具管理站 1 个，县级计划生育服务站 3 个，乡镇级计划生育服务中心 31 个。

（2）卫生人力资源：截至 2011 年末，X 州卫生机构共有从业人员 6436 人，其中卫技人员 4764 人，包括执业医师 1716 人，执业助理医师 371 人，执业护士 1803 人。每千人口拥有卫技人员 4.22 人，执业（助理）医师 1.85 人，执业护士 1.60 人。

全州 34 个乡镇卫生院共有卫生人员 1174 人，每千农业人口拥有乡镇卫生院人员 1.76 人。全州共有乡村医生 774 人，每千农业人口拥有乡村医生 1.16 人。全州 4 个疾病预防与控制中心共有从业人员 231 人，其中卫技人员 189 人，每万人口拥有疾控卫技人员 1.65 人。全州 4 个妇幼保健机构共有从业人员 242 人，其中卫技人员 193 人，每万人口拥有妇幼保健卫技人员 1.69 人。全州卫生监督机构有卫生人员 59 人，每万人口拥有卫生监督人员 0.52 人。X 州中心血站有卫生人员 32 人，其中卫技人员 23 人。全州计划生育服务机构有从业人员 160 人，其中专业技术人员 140 人。

截至 2010 年 7 月移交属地管理时，原农垦系统医疗机构共有卫生从业人员 2047 人，其中卫技人员 1790 人，有执业（助理）医师 856 人，执业护士 628 人。

（3）医疗床位：截至 2011 年末，X 州共有医疗床位 5340 张，每千人口拥有医疗床位 4.68 张，其中乡镇卫生院拥有床位 1093 张，每千农业人口拥有乡镇卫生院床位 1.64 张。原农垦系统医疗机构共有医疗床位 2497 张，其中州农垦医院 450 张，10 个农场医院 2047 张。全州妇幼保健机构共有床位 182 张。

（4）卫生事业费：2011 年度，X 州级财政预算内卫生事业费 65136 万元，占全州财政支出的 9.70%，较上年增加 91.69%。其中，公立医院拨款占 16.46%，基层医疗卫生机构（含社区卫生机构和乡镇卫生院）10.25%，公共卫生拨款 23.01%，医疗保障 46.82%，其他 3.46%。2011 年度，三县（市）级财政预算内卫生事业费 14 800.61 万元，较上年增加 70.99%。2011 年，全州人均卫生事业费（含县级投入）达到 839.88 元。

（5）大型医疗设备：截至 2011 年末，全州有乙类大型医疗设备 14 台（套），其中 CT 10 台，医用 MRI 2 台，DSA 1 台，LA 1 台。每百万人口拥有大型医疗设备 12.39 台（套）。原农垦系统医疗机构共有乙类大型医疗设备 5 台套，包括 3 台 CT、1 台 MRI、1 台 LA。

2011 年 X 州主要卫生资源及其与云南省、全国比较见表 13-29。

表 13-29　2011 年 X 州主要卫生资源及其与云南省、全国比较

卫生资源	X 州	云南省	全国
每千人口卫技人员数（人）	4.22	3.26	4.58
每千人口执业（助理）医生数（人）	1.85	1.40	1.82
每千人口注册护士数（人）	1.60	1.15	1.66
平均每乡镇卫生院人员数（人）	34.5	19.0	31.3
每千农业人口乡镇卫生院人员数（人）	1.76	0.69	1.32
每千农业人口乡村医生和卫生员数（人）	1.16	1.01	1.53
每万人口疾病预防控制人员数（人）	1.65	1.72	1.44
每万人口妇幼保健人员数（人）	1.69	1.34	1.94
每千人口医疗机构床位数（张）	4.68	3.74	3.81
每千农业人口乡镇卫生院床位数（张）	1.64	0.95	1.16
政府卫生支出占 GDP 比重（%）	3.70	2.32	1.22
政府卫生支出占财政支出比重（%）	9.70	8.57	5.26
人均卫生事业费（元）	839.88	364.02	425.46

注：全国及云南省数据来源于《中国卫生统计年鉴》（2011 年、2012 年）

3. 医疗卫生服务提供　2011 年，X 州各级各类医疗机构门诊总诊疗 277 万人次，其中，州人民医院占 14.8%，州傣医院 3.5%，县（市）医院占 22.5%，民营医院占 2.8%，农垦系统医疗机构（含下属卫生所）占 25.6%，乡镇卫生院/社区卫生服务机构占 30.3%，勐海县中医院占 1.8%。

2011 年全州住院 129 314 人次，其中，州人民医院占 14.67%，州傣医院占 0.92%，县（市）医院占 36.77%，民营医院占 4.37%，农垦系统医疗机构占 21.46%，乡镇卫生院/社区卫生服务中心占 23.04%，县中医院占 3.14%。

医师人均日担负诊疗人次，州级 7.41 人次，县（市）级 9.07 人次，乡镇级 10.81 人次，民营医院 3.19 人次，农垦系统医疗机构 2.75 人次。

床位使用率，州级 92.95%，县（市）级 85.05%，乡镇级 52.11%，民营医院 54.50%，农垦系统医疗机构 53.11%。

（三）卫生服务需要、需求与利用

采用多阶段分层整群随机抽样方法在全州区域内进行卫生服务入户调查。调查对象两周患病率为 18.7%，慢性病患病率为 6.5%，两周患病就诊率为 14.6%，住院率为 6.4%。患者首次就诊的医疗机构主要是村卫生室（43.7%），其次是乡镇卫生院（31.7%），县级医疗机构（15.8%），其他（8.8%）。慢性病患者中有19.1%的患者没有进行治疗。患者选择住院的医疗机构中，乡镇卫生院占 20.9%，县级医疗机构占 35.5%，州级医疗机构占 35.5%，其他占 8.1%。

（四）存在的主要问题

1. **医疗卫生资源结构不合理**　一是基层医疗卫生机构发展滞后，基层卫生人才匮乏、技术水平低、服务设施差，尚不能充分发挥其基本医疗、公共卫生等服务职能，城乡医疗卫生保障水平差距大；二是各层次医疗卫生服务机构之间分工不清，导致州人民医院等大医院满负荷运转与大量基层医疗服务资源利用不足现象并存；三是康复、儿童医院等专科医疗机构发展严重不足，无法及时、有效地分流患者和提供专业服务，影响卫生服务体系的整体效率；四是政府与社会资本举办的医疗机构发展不均衡，多元化办医格局未形成。

2. **原农垦系统卫生资源整合难度大**　自 2010 年启动农垦改革工作后，原农垦系统 10个农场医院（二级乙等医院）及所属 58 个卫生所及原云南农垦总局第一职工医院（三级乙等医院）已一并移交地方并实行属地管理。由于长期缺乏投入和历史原因，原农垦系统医疗机构建设普遍严重滞后，广泛存在房屋老化、设备落后、人才匮乏、管理不规范、服务人口少、技术水平低、负债多难化解等问题。在优化整合农垦医疗系统卫生资源，推进实施农垦医疗卫生机构转制中存在诸多挑战。

3. **医疗卫生资源整体使用效率不高**　全州县（市）级及以下医疗机构编制床位使用率和医师人均日担负诊疗人次不高。2011 年底，全州县（市）级医疗机构编制床位使用率为85.05%、乡镇卫生院 52.11%、农垦系统医疗机构 45.88%、民营医院 54.50%；医师人均日担负诊疗人次，县（市）级 9.07 人次、乡镇级 10.81 人次、民营医院 3.19 人次、农垦系统医疗机构 2.75 人次，均有较大挖掘潜力。同时，州医院编制床位使用率达到 92.95%，需进行结构调整。

4. **传统民族医药事业发展缓慢**　傣医药是我国"四大民族医药"之一，是传统医药的重要组成部分。作为州重点发展产业，近年来获得一定发展。但仍存在投入不足、基础条件差、人才队伍建设滞后、缺少骨干人才和学科带头人、学科建设和临床药物研究滞后、常用傣药资源濒临灭绝等问题，傣医药事业的发展还处于困境中。2011 年底，X 州傣医院的诊疗人次和住院人次分别仅占全州的 3.50% 和 0.92%。

（五）卫生服务需求预测

1. **州域发展定位对卫生服务提出更高要求**　随着云南省实施"两强一堡"战略进程的不断深入，作为云南省旅游二次创业的主战场和开放云南省与"桥头堡"建设的主阵地，X 州境内外人口流动规模和范围将进一步扩大，对全州卫生事业发展在资源配置、服务能力、服务质量和管理水平提出了更高要求。同时，随着全州功能区域的划分和新区建设步伐不断加快，作为公共配套服务资源的卫生服务资源，其配置不合理的问题逐步凸显，需要统筹规划和优化配置。

2. **人口结构变化和医疗保障水平提高促使卫生服务需求增长** 全州老龄人口比例和总量持续增长，截至 2011 年底，X 州 60 岁以上老年人口占总人口的比重达到 11.4%，已经步入老龄化社会行列。全州 90% 以上的常住人口参加了各类医疗保险，保障水平不断提升，保障覆盖面逐步扩大。人口结构变化和医疗保障水平提高促使潜在卫生服务需求进一步释放。近年来，全州医疗服务量保持持续增长态势，2011 年 X 州各级各类医疗机构总诊疗服务量达到 277 万人次，全州住院服务量达到 12.9 万人次。

3. **旅游事业发展需要卫生服务满足多元化需求** X 州已成为国内外著名的旅游胜地，每年吸引大批的国内外游客。2011 年共接待游客 1012.65 万人次，其中，海外游客 29.44 万人次。随着"旅游兴州"战略的实施，X 州的旅游事业将得到快速发展。在旅游产业不断壮大，旅游人口进一步增加的形势下，将出现多层次、多样化和个性化的卫生服务需求。卫生资源配置在重视强基层、保基本的基础上，还应加强急救、突发公共卫生事件处置、康复、疗养、保健养生等领域的建设，以有效满足旅游流动人口多元化的卫生服务需求。

二、规划的指导思想和基本原则

（一）指导思想

以邓小平理论和"三个代表"重要思想为指导，深入贯彻落实科学发展观，把提高人民健康水平作为卫生事业发展的根本目的，按照率先建设"云南生态州"与"平安和谐州"的要求，结合深化医药卫生体制改革工作，立足 X 州实情和发展定位，控制总量，盘活存量、发展增量、注重质量、科学规划、合理配置卫生资源的规模、结构和布局，提高卫生服务体系的整体效率，发挥卫生事业对经济社会发展的促进作用，实现经济社会与人民健康协调发展。

（二）基本原则

1. **政府主导，全行业管理** 强化政府在卫生资源配置与准入方面的规划和监管职责，将区域卫生规划纳入 X 州国民经济和社会发展总体规划，打破条块分割的管理体制，由州卫生行政部门对全州卫生事业统一领导，统一规划，统一调整。在控制资源总量范围内，有效动员、利用社会资源，促进有序竞争，实现公平和效率的统一。

2. **统筹规划，协调发展** 按照控制总量、盘活存量、发展增量、注重质量的要求，统筹规划全州医疗卫生资源配置，强化政府对基本、基层、基础卫生资源的责任和投入。优先发展和保证辖区内居民基本医疗与公共卫生服务，重视传统民族医药在卫生服务中的作用，加快发展旅游健康产业。

3. **注重民生，以人为本** 以人人享有基本医疗卫生服务为出发点和落脚点，突出人的主体地位，围绕提高人民群众的健康水平为目的进行资源优化配置。强调人的能动作用，把调动人员积极性和人力资源配套作为调整资源结构的必要条件。

三、规划目标与任务

（一）总体目标

至 2015 年，基本建立起适应 X 州经济社会发展水平和城乡居民健康需求的比较完善的多层次医疗卫生服务体系和公共卫生服务体系、比较健全的医疗保障体系、比较规范的药品供应保障体系、比较科学的医疗卫生机构管理体制和运行机制，形成多元办医格局，基本实现全州卫生资源布局合理、结构优化。

到 2020 年，卫生事业各项工作较 2015 年有较大提高，实现公共卫生与基本医疗服务均等化，基本解决"看病贵、看病难"，实现"人人享有基本卫生保健"发展目标，使居民健康水平与卫生服务指标更上一个台阶。

（二）主要任务

卫生事业发展必须围绕服务全州社会经济发展规划要求，在全州建立起以重点医疗机构为支柱，农村乡镇卫生院和城市社区卫生服务中心为基础，其他民营医疗机构为补充，资源配置合理的医疗卫生服务体系，为人民群众身体健康和经济发展提供有力的医疗保障。为此，规划期内全州卫生事业发展达到以下主要目标（表 13-30）。

表 13-30　X 州区域卫生规划主要目标

指标类别	序号	指标项目	2011 年	2015 年	2020 年	指标性质
综合卫生指标	1	期望寿命（岁）	72.9	73.5		预期性
	2	孕产妇死亡率（1/10 万）	33.91	＜40.0		预期性
	3	婴儿死亡率（‰）	13.00	＜10.0		预期性
	4	五岁以下儿童死亡率（‰）	15.26	≤12.0		预期性
	5	甲乙类传染病发病率（1/10 万）	304.89	≤200		预期性
资源配置指标	6	每千人医院床位数（张）	4.68	5.00		预期性
	7	每千人执业（助理）医师数（人）	1.85	2.90		预期性
	8	每万人疾控卫生技术人员数（人）	1.65	1.87～2.21	2.24～2.65	预期性
	9	每万人妇幼卫生技术人员数（人）	1.69	1.60～1.90	1.92～2.28	预期性
	10	每万人卫生执法监督人员数（人）	0.52	0.6～1.0	0.72～1.20	预期性
相关工作指标	11	新型农村合作医疗参合率（%）	97.66	＞95	＞98	约束性
	12	城镇居民基本医疗保险参保率（%）		＞98	＞98	约束性
	13	城镇职工基本医疗保险参保率（%）	100	＞98	＞98	约束性
	14	城市社区卫生服务覆盖率（%）		100	100	约束性
	15	计划免疫全程接种率（%）		＞95		约束性
	16	新生儿乙肝疫苗全程接种率（%）	99.37	＞90		约束性
	17	孕产妇保健覆盖率（%）	92.89	＞80		约束性
	18	儿童保健覆盖率（%）	79.62	＞85		约束性
	19	孕产妇住院分娩率（%）	91.30	＞90		约束性
	20	农村孕产妇住院分娩率（%）		＞85		约束性
	21	农村卫生厕所普及率（%）	56.20	＞70		约束性
	22	农村饮用安全自来水普及率（%）	87.54	＞95		约束性
	23	自愿无偿献血率（%）	100	100	100	约束性

续表

指标类别	序号	指标项目	2011 年	2015 年	2020 年	指标性质
相关工作指标	24	医疗机构卫生监督覆盖率（%）		100	100	约束性
	25	卫生投入占当年财政支出（%）	9.70	>10.0		约束性
	26	城市居民健康档案建档率（%）	71.90	>80		约束性
	27	农村居民健康档案建档率（%）	71.85	>50		约束性

四、区域卫生规划的内容

（一）医疗服务体系规划

除已立项和续建项目外，"十二五"时期，全州区域内原则上不再新举办公立综合医院。充分利用现有医疗资源，对区域内存量资源进行布局调整和结构优化。以提高整体使用效率和技术服务水平为主要方向，将现有公立医疗机构"做精、做强"。加快城乡基层医疗卫生服务体系建设。

1. **机构设置** 坚持公立医院的公益性及社会效益原则，公立医院以履行公共职能、维护公益性质、保证服务质量安全和效率为核心，充分发挥公立医院在基本医疗服务提供、危重急症和疑难杂症诊疗等方面的骨干作用，承担基层医疗卫生机构人才培养、医学科研、医疗教学等工作，承担突发公共卫生事件紧急救治、救灾、援外、支农、支边和支援社区等工作。

（1）三级综合医院设置：规划期内原则上 JH 市中心城区三级综合医院设置不超过 2 所，重点加强现有三级综合医院建设，承担区域内危重疑难病症的诊治任务和高水平的专科性医疗卫生服务，负责对区域内其他医疗卫生机构的技术指导，以及国际化旅游景区的急救医疗和重症疾病处理。规划期内力争将 X 州人民医院建设为三级甲等综合医院和州医疗中心，政府在基本建设、学科发展和人才培养上给予重点支持，使其基本形成医、教、研、防结合，建设好重点专科和专业学科群，立足本地、服务周边、面向境外。

（2）二级医院设置：规划期内原则上每县（市）至少设置 1 所二级综合医院，重点办好县级公立医院（含傣医、中医医院）。按照"填平补齐"原则完成县级公立医院标准化建设，到 2015 年，每个县（市）至少 1 所县级公立医院达到二级甲等医院水平，为区域内居民提供常见病诊治、专科服务、急诊、重症医疗、手术和住院服务；接受基层医疗卫生机构的转诊和重大疑难疾病接治转诊，推进分级有序就医模式的实施；推广应用适宜医疗技术，为基层医疗卫生机构人员提供培训和技术指导；承担部分公共卫生服务，以及自然灾害和突发公共卫生事件医疗救治等工作。

充分利用原农垦系统医疗卫生资源，对其卫生资源存量进行布局调整和优化整合。规划期内，每个县（市）可选定保留 1～2 所科室齐全、服务能力强、地理位置能够有效覆盖一定服务人口规模的原农场医院，加强建设，进一步提高服务能力和诊疗水平。鼓励原农场医院及下属卫生所等医疗机构向社区卫生服务中心、康复医院、护理院转型，或按区域划分与所在地的乡镇卫生院整合合并。对部分服务功能弱、利用率低、覆盖面窄的原农垦医疗机构进行改制，鼓励社会资本托管和经营。

（3）基层医疗卫生机构设置：规划期内，原则上每个乡镇设置 1 所政府办一般卫生院或中心卫生院，中心卫生院数量不超过卫生院数量的 30%。人口超过 10 万的乡镇，应充分利用原农垦系统医疗卫生资源，设置乡镇卫生院的分院。乡镇卫生院是农村三级卫生服务网的中心，以公共卫生服务为主，综合提供预防、保健和基本医疗等服务，受县级卫生行政部门委托承担公共卫生管理职能，承担辖区内公共卫生管理和突发公共卫生事件的报告任务，负责对村级卫生组织的技术指导和村医的培训等。将符合条件的卫生院纳入国家基层医疗卫生服务体系建设规划，到 2015 年，每个县市有 1～2 所中心卫生院达到国家建设标准。

每个行政村原则上设置 1 所标准村卫生室，交通不便、居住分散的地区可在自然村设医疗点。村卫生室主要承担传染病疫情报告、计划免疫、妇幼保健、健康教育、常见病、多发病的一般诊治和转诊服务以及一般康复等工作。规划期内，确保全州每个行政村有 1 所标准村卫生室。

完善社区卫生服务机构布点，每个街道办事处或每 3 万～5 万服务人口设置 1 所社区卫生服务中心，每个社区卫生服务中心可根据需要适当设置社区卫生服务站。社区卫生服务机构主要承担一般常见病、多发病的全科诊疗及分诊、社区康复护理、基本公共卫生等服务。至 2015 年，城市社区卫生服务中心（站）覆盖率达到 100%，力争城市社区居民到社区卫生服务机构就诊比例达到 70% 以上。

（4）专科性医疗机构设置：专科性医疗机构面向全州服务，床位资源全州统筹，根据需求变化动态调整。专科性医疗机构主要满足居民某一特定类型的医疗服务需求。

精神卫生服务机构：规划期内，加快州精神卫生防治中心（原 JH 农场医院）服务能力建设，力争达到二级甲等专科医院标准。在县级医疗中心设精神心理科，强化精神病专科医师的培养，规范精神病患者的收治和转诊范围。乡镇卫生院可结合当地实际需要设立精神卫生咨询点。逐步构建覆盖全州城乡、功能完善的精神卫生服务网络。随着经济社会发展，可考虑筹建 1 所独立建制的州级精神病专科医院。

康复医疗机构：规划期内，鼓励具备条件的 1～2 所原农场医院转型为康复医院，政府给予重点专项支持，按照康复医院的设置标准加强建设。

传染病医疗机构：规划期内，不再新设传染病专科医疗机构，重点加强 X 州传染病院建设，逐步增加床位规模，做大做强专科，向大专科、小综合的方向发展。

儿科医疗资源配置：加强二级以上综合医院的儿科建设，积极引入和培养儿科医师，增加人力配备和床位规模。推进儿童专科医疗机构的筹备建设，满足儿童患者的服务需求。

（5）中医傣医药服务体系：加强中医傣医药医疗资源整合，实现全州中医傣医药服务网络全覆盖，提升 X 州傣医院、JH 市中医院、MH 县中医院、ML 县中医院服务能级。

傣医药机构：规划期内，重点完成州傣医医院、州民族医药研究所搬迁建设工作，将州傣医医院建成州级名院，与东南亚开展民族医药交流合作的平台。至 2015 年，将州傣医医院建成为二级甲等中医医院，基本达到州职业技术学院医学专业附属医院的标准，满足中医、傣医药中、高等教育实习基地要求。加强傣医药的继承和创新，推进傣药的规范化发展，规划期内完成制定 50 个傣药材标准。

中医医疗机构：规划期内，每个县（市）设置 1 所中医（傣医）医院，按照县级中医院的建设标准进行建设，优先纳入国家基层医疗卫生服务体系建设规划，至 2015 年，力争 3 所中医院均达到二级乙等中医医院水平。县级中医院内必须设置傣医临床科室。

推进中医傣医药在城市社区和农村基层的覆盖，加快基层医疗卫生机构中医傣医科室及中药傣药房标准化建设。至 2015 年，80% 以上的乡镇卫生院及社区卫生服务中心设立中医傣医科及中药傣药房，60% 以上的村卫生室、社区卫生服务站配备基本的中医傣医药设备，开设中医傣医门诊服务。到 2020 年，实现中医傣医药城乡服务网络全覆盖。

加强中医傣医药的学科和队伍建设。规划期内，建成傣医名科 2 个，新增省级重点中医傣医专科（专病）3 个，将 X 州傣医医院培育成在全国有一定影响的专科专病临床研究基地。培育 2 名优秀中医傣医药领军人才和 10 名重点专科专病技术骨干及 30 名基层中医傣医药临床骨干。规划期内，继续重点扶持西双版纳职业技术学院傣医学专业发展，争取建设成为国家级特色专业，加快傣医药人才培养。

（6）急救医疗体系：规划期内，依托 X 州人民医院建成州级医疗紧急救援中心，成立全州统一的医疗紧急救援指挥中心。整合急救医疗资源，实行统一指挥，统一调度。建立健全由急救指挥中心和各州级医院、各县（市）县医院和各基层医疗卫生机构的联系，规划期内形成具有较高水准的三级快速反应急救医疗网络。

（7）社会资本举办的医疗机构：规划期内力争在全州建成和发展一批有一定规模、有一定社会影响、有一定品牌特色的社会办医疗机构，实现社会办医疗机构床位数和服务量占全州总量的比例、社会办医疗机构的办医质量和办医水平明显提高。鼓励社会资本举办非营利性医疗机构，重点是医疗资源配置相对薄弱的区域和老年医疗、护理、康复、精神卫生等特色专科医疗机构。支持社会资本举办营利性医疗机构，重点是以提供选择性的非基本医疗服务和高端医疗服务为主的专科医疗机构。合理控制非营利性社会办医疗机构规模和布局，严格准入审批，其人员、床位、设备等纳入本规划。

2. 床位设置 规划期内，全州医疗机构编制床位配置标准为每千人口 5.0 张，全州床位总数控制在 6600 张。原则上不扩大公立医院规模，床位增量优先配置在床位配置水平较低区域，以及康复、护理等短缺资源和社会办医领域。加强床位核定管理。由编制部门按照核定床位数，为公立医院核定编制。对未经审批擅自增设、扩张床位的医疗机构，财政部门不安排资金投入基本建设和设备更新等。医保部门对超出核定床位的医保费用不予支付。

城市和农村的床位按 4：6 配置。城市社区卫生服务中心设置观察床和康复病床，数量不超过城市床位数的 30%，社区卫生服务站设置观察床，不设病床。县乡级卫生机构床位数按 3：7 配置，乡镇卫生院床位数按每千人口 0.6～1.2 张设置。社会资本办医疗机构床位数纳入本规划配置总数控制范围，到 2015 年，非公立医疗机构床位数达到总量的 20% 左右。

3. 人力资源配置 卫生人力资源配置以执业医师和执业注册护士为基础，适当提高执业医师配置标准，较大幅度提高护士配置水平。

至 2015 年，每千人口医师（含执业医师和助理执业医师）数达到 2.9 人；每千人口执业护士人数达到 2.1 人；执业医师与执业护士比达到 1：1.3。

规划期内，重点引进临床医学、公共卫生等高级专业技术人才。至 2015 年，培养 2～3 名省内知名专家，10 名医疗卫生领军人才，20 名医疗卫生学科带头人，50 名医疗卫生业务骨干，100 名医疗卫生青年学科后备技术骨干，形成有较高水平的医学技术骨干梯队。

加强以全科医生为重点的基层医疗卫生队伍建设，到 2015 年，全州力争达到每万城市居民拥有 2 名以上全科医师，每个乡镇卫生院拥有 1 名全科医师。

提升卫生人员素质，改善卫生队伍结构。到 2015 年，州级 80% 以上的卫生专业技术人员达到本科以上学历；县（市）级 60% 的卫生专业技术人员达到专科以上学历；乡镇 80% 的卫生专业技术人员达到中专以上学历；50% 的乡村医生达到中专学历或相当中专水平。县级以上卫生机构技术人员持证上岗率达到 90%，乡镇卫生院技术人员持证上岗率达 40%，乡村医生持证上岗率达 30%。

4. 大型医疗设备配置　实行总量控制，严格规范准入条件。在严格掌握配置条件的基础上，预留一定配置额度予以支持社会办医疗机构配置大型医用设备。目前全州拥有的 MRI 工作量处于不饱和状态，规划期内除年代过久的大型医疗设备需要更新外，原则上不再增添新的乙类大型医疗设备。X 州人民医院达到一定的技术和服务水平的前提下，可考虑根据需要增加 SPECT。

5. 学科建设　根据 X 州的功能定位，三级医院（含州傣医院）重点加强医疗急救、重症医学救治、傣医诊疗等能力建设，建成一批省内先进、具有一定国内知名度的特色学科和优势专科，为全州旅游业发展提供医疗保障，促进民族医药事业发展。县级医疗机构，结合所在县的特点，在妇产科、消化系统、呼吸系统等常见病、多发病领域加强建设，形成区域特色明显的优势专科。规划期内，努力建设 1 个国家重点专科（傣医）、2 个省级临床重点专科和 10 个州级重点学科（其中州直属 5 个、JH 市 2 个、MH 县 2 个、ML 县 1 个）。

（二）公共卫生服务体系规划

"十二五"时期，加快实现公共卫生资源的公平配置，健全疾病预防控制、妇幼保健、精神卫生、采供血、卫生监督等专业公共卫生服务网络。专业公共卫生机构原则上由政府举办。

1. 疾病预防控制机构　疾病预防控制机构主要承担疾病预防与控制、突发公共卫生事件应急处置、疫情及健康相关因素信息管理、健康危害因素监测与控制、实验室监测分析与评价、健康教育与健康促进、技术管理与应用研究指导。

规划期内，州及各县（市）各设置 1 所同级别疾病预防控制中心。县（市）以下由乡镇卫生院、社区卫生服务机构承担相关职能。旅游开发区、工业园区可考虑依据发展需要，成立疾病预防控制所，负责辖区的疾病预防控制工作。

完成全州疾病预防控制体系规范化建设，建立和完善"州—县（市）—乡镇（社区）"三级疾病预防控制网络。在州疾病预防控制中心建立灵敏度高、多技术集成的病原生物学实验室和化学品毒性检测实验室，构建以州疾病预防控制中心为核心的州、县（市）联动的实验室检测网络，提升鼠疫、霍乱、艾滋病、结核、肝炎等重大传染病和食物中毒、职业中毒等公共卫生突发事件的快速反应和防治处理能力。

规划期内，全州疾病预防控制人员按 1.87~2.21 人/万人口的标准配置。2015 年全州疾病预防控制机构卫技人员数量 216~256 人，2020 年达到 267~316 人。根据旅游开发区、工业园区的发展需要，可适当增加卫技人员编制。调整优化人员结构，实现全州各疾控中心卫生技术人员占从业人员的比例达到 85% 以上。

提高疾病预防控制人员素质。至 2015 年，州级疾病预防控制中心聘用的专业技术人员中，大学本科及以上人员比例提升到 80% 以上；县（市）疾病预防控制中心聘用的专业技术人员中，大专及以上人员比例提升到 60% 以上。

2. 妇幼保健机构　妇幼保健机构主要承担妇女保健、儿童保健、计划生育技术、优生优育及妇产科、儿科的保健医疗服务，指导基层的重点保健与临床相结合的业务。

规划期内，州及各县（市）各设置 1 所同级别妇幼保健院。建立健全县（市）以下由社区卫生服务机构、乡镇卫生院和村卫生组成的妇幼保健基层网络，至 2015 年，实现每个乡镇卫生院及社区卫生服务中心至少配备 1 名妇幼保健专职人员，每个行政村至少配 1 名兼职妇幼保健员。

规划期内，全州妇幼保健机构卫技人员按 1.60～1.90 人/万人口的标准配置。2015 年全州妇幼保健机构人员数量（不含乡、村级人员）为 185～220 人，2020 年为 229～272 人。州级妇幼保健机构聘用的专业技术人员中，大学本科及以上人员比例提升到 80%以上；县（市）级妇幼保健机构院聘用的专业技术人员中，大专及以上人员比例提升到 60%以上。

3. 卫生监督机构　州及各县（市）政府卫生行政部门各内设 1 所卫生监督机构，旅游开发区、工业园区及有条件的乡镇可根据工作需要设置卫生监督派出机构。

规划期内，全州卫生监督人员按 0.6～1.0 人/万人口的标准配置。2015 年全州卫生监督机构人员数量为 69～116 人，2020 年为 86～143 人。2015 年，州级卫生监督机构 80%以上的卫生监督员、助理卫生监督员具有本科以上学历，县（市）级 60%以上的卫生监督员、助理卫生监督员具有大专以上学历，所有监督人员具有综合执法能力。

4. 采供血机构　全州设置建立 1 所中心血站，在中心血站服务覆盖不到的勐海县、勐腊县的县级综合医院内设置中心血库，完善献血屋和流动献血车布点。

采供血机构承担全州无偿献血者的招募、血液的采集与制备、临床用血供应以及医疗用血的业务指导等工作，负责供血区域范围内血液储存的质量控制。

5. 健康教育机构　规划期内，可根据健康教育与健康促进工作的需要，设置和建立 1 所州级专业健康教育机构，健全县级及以下由疾病预防控制机构、妇幼保健机构、社区卫生服务机构、乡镇卫生院和村卫生室组成的健康教育基层网络。

（三）卫生费用规划

政府卫生投入重点支持公共卫生、基层卫生、中医傣医药和基本医疗保障，适当倾斜贫困地区。公共卫生服务主要通过政府筹资提供；基本医疗服务由政府、社会和个人三方负担，并逐步提高政府分担比例、降低个人分担比例。

规划期内，逐年提高各级政府财政投入的卫生事业费占同级财政支出的比例，其增长幅度不低于同期同级财政支出的增长幅度。2015 年，力争达到同级财政支出的 10%以上，GDP 的 5%以上。对基层卫生机构、疾病预防控制机构、妇幼保健机构、卫生监督机构、中（傣）医药机构的卫生事业定额补助经费和专项经费年增长幅度应高于其他卫生机构。

（四）卫生信息化规划

规划期内，建成联通全州各级各类医疗卫生机构的健康信息网，业务联动和服务联动覆盖全部医疗卫生机构，应用系统覆盖全部业务领域，争取实现居民电子健康档案覆盖全体常住人口。全州二级及以上医院均能提供预约挂号、费用查询、一站式付费、检验检查报告查询等信息化服务，X 州人民医院建成为数字化医院。专业公共卫生机构 80%以上业务实现数字化，建立标准化信息系统的乡镇卫生院和社区卫生服务中心比例达到 60%以上。

五、规划的实施与保障措施和评价

（一）规划的实施

区域卫生规划是促进我国卫生事业改革和发展的一项重大举措。各级人民政府要加强领导，认真贯彻中共中央、国务院《关于深化医药卫生体制改革的意见》和云南省委、省政府《关于深化医药卫生体制改革的实施意见》，以科学发展观总揽卫生工作全局，加大医疗卫生服务体系建设，改善医疗卫生服务状况，不断提高服务水平和医疗保障水平，促进 X 州卫生事业全局、协调、可持续的健康发展。

（二）规划的保障措施

1. **法律保障**　认真贯彻执行《执业医师法》《传染病防治法》《母婴保健法》《艾滋病防治条例》《医疗机构管理条例》《护士条例》《中医条例》等法律法规，加强法制宣传教育，坚持依法行政，确保规划工作落到实处。

2. **组织保障**　各级人民政府切实加强领导,卫生部门严格履行工作职责,加强与发改、财政、人力资源和社会保障、编办等部门的协调联系，明确有关部门的工作职责，密切配合，各司其职，共同推进卫生事业的发展，确保规划目标、任务的完成。

3. **经费保障**　各级人民政府认真贯彻落实国家深化医药卫生体制改革的有关要求,积极争取国家、云南省对 X 州卫生事业的投入支持。调整财政支出结构，切实保障医药卫生发展所需资金，确保规划实施。各级政府对卫生事业投入的增长幅度应高于财政经常性支出的增长幅度。加强监督管理，提高资金使用效益，确保资金使用的安全性、规范性和有效性。

4. **职责保障**　各级政府对区域卫生规划、目标、任务逐条分解，确定责任单位，将目标、任务落实到年度计划。各相关部门和单位根据规划、目标、任务的职能分工，认真组织实施。

（三）规划的评价与修订

各级卫生行政部门是政府主管卫生工作的职能部门，要组织专家组检查规划的实施过程，根据规划进度进行重点建设内容的期中和期末评价，及时发现规划实施中的问题，对规划目标、任务落实情况进行督促检查，狠抓规划工作的落实。

第三节　H 县卫生事业发展"十二五"规划
（征求意见稿）

为全面贯彻落实科学发展观，依据《中共中央国务院关于深化医药卫生体制改革的意见》及《H 县"十二五"规划编制工作方案》（H 政发〔2010〕38 号）要求，加强 H 县卫生事业的宏观管理，实现全县卫生资源的统筹与优化配置，规范全行业管理，建立适应我县全面加快小康社会和和谐建设进程、打造云南省最大的对外开放口岸和精品城市的发展目标要求的高水平医疗卫生保障平台，实现基本公共卫生服务逐步均等化，满足辖区居民的卫生服务需求，进一步提高人民群众的健康水平。结合我县实际，编制本规划。

一、基本情况

（一）自然与社会经济状况

H 县位于云南省南部，H 州东南端，是云南省唯一的瑶族自治县。南部与越南老街省山水相连，国境线 193 公里，面积 1332 平方公里，山区面积占 97.8%。全县辖 4 乡 2 镇，27 个村委会，275 个村民小组，3 个社区，4 个省属国营农场。2009 年末人口 88 307 万人，其中：非农业人口 37 635 人、农业人口 50 672 人（57.4%）、少数民族（瑶族为主）59 378（67.2%）。此外尚有流动人口 26 608 人、难民 6000 多人。截至 2009 年末，全县尚有年人均收入在 1196 元以下的贫困人口 36 859 人，占全县人口的 34%。

2009 年，财政收入 1.47 亿元，同比下降 1.2%。其中：地方财政一般预算收入 8970 万元，同比增长 16%，完成年初预算的 105.4%；地方财政一般预算支出 5.23 亿元，同比增长 43.3%；城镇居民年平均可支配收入 11267 元，农民人均纯收入 2998 元，增长 11.1%。

（二）卫生事业发展现状

1. 卫生资源现状

（1）卫生机构：2009 年全县有各级各类医疗卫生机构 67 家。其中，县医院 1 家、国营农垦系统医院 5 家、民营医院 1 家、中心卫生院 2 家、乡镇卫生院 3 家、个体诊所 24 家、村卫生室 28 家（覆盖率 100%）、县级公共卫生机构 3 家，即县疾病预防控制中心、县妇幼保健院和县卫生监督所。

（2）卫生人力资源：2009 年全县卫生机构有工作人员 637 人，其中卫技人员 521 人，占 81.8%。卫技人员中有执业（助理）医师 207 人，注册护士 182 人，其他卫技人员 132 人。全县每千人口拥有卫技人员 4.84 人，执业（助理）医师 2.09 人，医生护士比为 1∶0.88。

卫技人员的职称分布：高级职称 5 人，占全县卫技人员的 1.09%，中级职称 88 人，占卫技人员 16.63%。其中，县医院共有卫技人员 92 人，副高 3 人，占卫技人员 2.35%，中级职称 24 人，占卫技人员的 28.24%；农垦三医院有卫技人员 117 人，副高 2 人，占卫技人员 1.63%，中职 25 人，占卫技人员 20.33%；5 个乡镇卫生院有卫技人员 114 人，无高级职称人员，中级职称 10 人，占卫技人员的 9.01%；4 个农场医院有卫技人员 86 人，无高级职称人员，中级职称 13 人，占卫技人员 15.85%。

学历分布：本科 55 人占卫技人员 15.71%，大专 83 人占 23.71%，中专及以下占 60.58%。

此外，全县 28 个村卫生室共有乡村医生 53 人，每千农业人口拥有乡镇卫生院人员 2.68 人，乡村医生和卫生员 1.04 人。

（3）医院床位数：2009 年全县医疗机构有床位 665 张，其中县医院 184 张，农垦三医院 184 张，乡镇卫生院 118 张，4 个农场职工医院 155 张，全县每千人口拥有医院床位数 7.64 张。

（4）基本建设和设备投入情况：2009 年，中央、省、州、县各级政府对我县卫生基础设施建设共投入 2682.8 万元，建设面积 13 870m²，其中：县人民医院医技楼建设投入 2200 万元，4 个乡镇卫生院业务用房建设投入 459.8 万元，5 所村卫生室建设投入 23 万元。利用中央、省、州、县各级政府投入医疗设备购置款 171.59 万元购置救护车及医疗设备，加强县、乡、村三级医疗设备硬件建设。乡镇卫生院基本配备了 X 光机、B 超等必要的检查设备，中心卫生院还配备了全自动血液细胞分析仪、牙科治疗椅、血液分析仪、电解质分析仪、全自动生化分析仪等设备，极大地提高了乡镇卫生院的诊疗水平。县医院在拥有CT、超声聚焦刀、彩色经颅多普勒、彩超、全自动生化分析仪和全自动血液分析仪等高端设备的基础上，2009年又自筹60多万元，添置了电子胃镜等设备，进一步提升了诊疗水平。

（5）卫生费用投入情况：2009年，预算内卫生事业经费投入 3954.49 万元，较 2008 年 2011 万元增长 96.6%，人均卫生事业费 447.8 元，卫生事业费占地方财政支出 7.6%。各项经费占卫生事业费比例：医院 64.0%、卫生院 13.3%、疾病预防控制 3.0%、妇幼保健 2.7%、乡村医生补贴 0.2%、其他 16.8%。H 县卫生资源现状与云南省及全国平均水平相比情况见表 13-31。

表 13-31　2009 年 H 县卫生资源情况及与云南省、全国的比较

项目/指标	H 县	云南	全国
每千人口医疗机构床位（张）	6.39	2.89	3.05
每千农业人口乡镇卫生院床位（张）	2.32	0.78	0.96
每千人口卫技人员数（人）	5.00	2.86	3.81
每千人口执业（助理）医师数（人）	1.99	1.30	1.58
每千人口注册护士数（人）	1.75	0.95	1.25
平均每卫生院人员数（人）	27.2	17.2	27.5
每千农业人口乡镇卫生院人员数（人）	2.9	0.65	1.22
每千农业人口乡村医生和卫生员数（人）	1.04	0.92	1.06

注：*云南省、全国水平为 2008 年数据

2. 卫生服务状况

（1）医疗服务：2009 年全县完成门诊量 448 051 人次，其中县医院 115 177 人次，占 25.7%，县妇幼保健院 9183 人次，占 2.04%；乡镇卫生院 72 157 人次，占 16.1%；4 个农场医院 46 716 人次，占 10.42%。县医院平均每名医生日均诊疗人次为 8.1 人次，高于云南省及全国平均水平，乡镇卫生院平均每名医生日均诊疗人次为 8.6 人次，低于云南省和全国平均水平，4 个农场医院平均每名医生日均诊疗人次为 4.41 人次。全年住院 15 959 人次，其中县医院 6818 人次，占 42.72%，县妇幼保健院 362 人次，占 2.3%；乡镇卫生院 2505 人次，占 15.69%；4 个农场医院 2318 人次，占 14.52%。病床使用率县医院为 72.1%，低于云南省和全国平均水平，农场医院平均 53.5%，乡镇卫生院平均 26.6%，明显低于云南省和全国平均水平；出院者平均住院日县医院为 6.6 日，乡镇卫生院平均住院日为 4.59 日，均低于云南省或全国平均水平。H 县卫生资源情况与云南省、全国的比较见表 13-32。

表 13-32　2009 年 H 县卫生资源情况及与云南省、全国的比较

项目/指标	H 县	云南	全国
县医院每名医生日均诊疗人次	8.1	7.1	5.4
乡镇卫生院每名医生日均诊疗人次	8.6	10.6	8.2

续表

项目/指标	H 县	云南	全国
县医院病床使用率（%）	72.1	81.9	82.0
乡镇卫生院病床使用率（%）	26.5	51.4	55.8
县医院平均住院日（日）	6.6		11.2
乡镇卫生院平均住院日（日）	4.59	5.0	4.4

注：*云南省、全国水平为 2008 年数据

（2）疾病预防控制：2009 年全县共报告传染病 12 种共 261 例，发病率为 253.92/10 万。发病前 5 位病种分别为肺结核、淋病、肝炎、艾滋病、梅毒和疟疾，共 228 例，占发病总数的 87.36%。其中肺结核 100 例，占 38.31%。

（3）计划免疫：全县计划免疫接种实行规范化门诊接种，"五苗"全程接种率达 99.08%，乙肝疫苗全程接种率达 99.46%，糖丸强化免疫服苗率达 99.91%，继续保持无脊髓灰质炎状态，计划免疫相关传染病发病率控制在国家规定的范围内。

（4）妇幼保健：以"降消项目"工作为契机，加强孕产妇和 0～6 岁儿童系统管理工作。2009 年住院分娩率 83.08%，孕产妇死亡 2 例，死亡率 218.3/10 万。全县七岁以下儿童有 6662 人，接受保健服务 4791 人，保健管理率 71.92%。五岁以下儿童死亡 15 例，死亡率为 16.38‰，婴儿死亡 9 例，死亡率为 9.83‰。2009 年共救助贫困孕产妇 213 人，发放救助资金 80 686 元。通过农村贫困孕产妇救助项目的实施及新农合住院报销，我县农村孕产妇住院分娩基本上享受免费待遇。

3. **医疗保障服务** 2009 年全县城镇职工基本医疗保险参保人数 14 212 人，保险费征收 1169 万元，支出 1132 万元；城镇居民基本医疗保险参保人数 16 120 人（覆盖率为 90%），保险费征收 344 万元，支出 193 万元；新型农村合作医疗参合人数为 40 924 人，参合率为 94.79%，资金筹集 427.97 万元，共报销金额 348.26 万元。

4. **其他卫生服务** 积极开展食品添加剂、生活饮用水、消毒产品、职业病防治、打击非法行医和血液安全专项整治行动、医疗服务市场秩序明显好转。全面开展爱国卫生健康教育、灭鼠防病、创建卫生乡镇卫生村，完成 48 个自然村生活饮用水水质监测和 35 个村民小组改水工程，受益人口 4131 人，受益率达 95%。投入 128.87 万元，完成了 625 户农村改厕任务。

（三）主要成效

1. **卫生资源总量呈增长态势** 全县各类卫生资源均呈现良好的增长态势。2009 年全县医院卫生院床位达 665 张，比 2005 年增长 106 张，增长 9%；卫技人员 521 人，较 2005 年增长 34%。每千人口拥有执业（助理）医生 2.09 人、注册护士 0.75 人、医院床位 7.64 张，除注册护士外，均高于云南省乃至全国平均水平。近年政府对卫生投入不断增加，2009 年预算内卫生事业费投入 3954.49 万元，比上年增加 1943.49 万元，增长 96.6%，较 2005 年增长 3.02 倍，人均卫生事业费达 447.8 元。

2. **建立了比较完善的三级医疗预防保健网** 医疗方面，完善了以县医院、农垦医院为核心，乡镇卫生院为枢纽，村卫生室为基层网底的农村三级医疗网络；预防保健方面，有卫生防疫、妇幼保健、卫生院、社区预防等专线网络。随着区域经济的发展和卫生投入的

增加，全县卫生设施得到不断完善和改造，尤其是通过改造业务用房和购置先进医疗仪器，较大地改善了群众的就医条件。城乡三级医疗预防网的建设和发展，从根本上解决了城乡缺医少药的状况，为防病治病工作发挥了重要的作用，使我县卫生事业面貌焕然一新。

全县已基本建立了以上级医疗机构为指导、县级医疗机构为技术核心、卫生院为一级医疗急救站（院前急救）的医疗急救网络。

3. **公共卫生服务体系建设成效显著**　公共卫生体系进一步完善，形成了政府领导、卫生系统主导、相关部门协作、社区参与的运作机制，建立了县疾病预防控制中心、乡镇卫生院、村卫生室共同组成的疾病预防控制系统。经过多年来的努力，鼠疫、霍乱、肺结核、病毒性肝炎、人感染高致病性禽流感、疟疾、性病/HIV/AIDS 监测与和预防等重大疾病控制工作成效明显。2009 年全县共报告乙、丙类法定传染病 237 例，发病率为 229.2/10 万，与 2008 年同期相比发病率下降 17.02%，无重大疫情发生。

2009 年"五苗"全程接种率达 99.08%，乙肝疫苗全程接种率达 99.46%，糖丸强化免疫服苗率达 99.91%，保持无脊髓灰质炎状态，计划免疫针对的传染病发病率控制在国家规定的范围内；艾滋病疫情监测全年累计监测 1074 人，阳性 127 人，自愿咨询检测 464 人，并开展艾滋病感染者的随访工作。行为干预共对 133 家公共场所发放合格安全套 34 483 个，发放合格针具 16 520 支，回收 16 024 支，回收率为 97%；全年共报告肺结核新涂阳患者 36 例，发病率 36.3/10 万，比 2008 年上升 11.1 %，DOTS 覆盖人口 100%，均超额完成全年指标。

4. **新型农村合作医疗工作开展顺利**　进一步加强新型农村合作医疗相关政策的宣传和动员，引导更多的农民参加新型农村合作医疗，不断完善新型农村合作医疗补偿方案，扩大受益面。2009 年，新农合参合人数 40 924 人，参合率为 94.79%。全县共有 40 137 人次得到减免补偿，总受益率 98.08%，共报销金额 348.26 万元，其中：住院补偿 4224 人次，补偿金额 304.67 万元，人均补偿 721.29 元；门诊减免 35 913 人次，补偿金额 43.59 万元，人均补偿 12.14 元。补偿资金总额较 2008 年 221.22 万元相比增长 57.43%，我县越来越多的农民群众得到新型农村合作医疗带来的实惠，

5. **建立了卫生监督综合执法体系**　初步建立了以县卫生监督所为核心、乡镇卫生院为延伸的覆盖县、乡（镇）的卫生监督体系。2009 年，全县共开展各类场所卫生监督 2949 户次，其中：食品卫生 2200 户，公共场所卫生 460 户，医疗机构 289 户，全年共受理审核各类单位 727 家，现场量化审核率 100%，及时办结率达 100%。

（四）存在的主要问题和困难

1. **卫生事业发展滞后于经济社会发展**　随着西部大开发战略和大湄公河次区域经济合作的实施、蒙河高速公路的开通、泛亚铁路的开工建设，作为国家一类口岸，我县的基础设施进一步完善，社会经济发展迅速，对外开放水平不断提高，经济实力不断增强。相比之下，卫生发展整体水平与经济发展的需要仍然存在较大差距，医疗卫生事业人才缺乏，针对旅游产业需要的医疗急救、特色专科发展滞后，设备落后等问题突出，整体医疗卫生服务水平较低、卫生服务缺乏多样性、保障能力不高。乡、村级卫生技术能力较弱，基层卫生机构诊疗水平和服务能力有待提高。

政府对卫生事业投入不足导致医疗卫生服务的社会公益性质功能淡化，医疗服务中经济趋利导向行为突出。政府用于农村医疗卫生的事业费偏低，疾病预防控制、妇幼保健、

卫生监督、社区卫生服务等公共卫生和基本医疗卫生服务必要的经费投入不足，稳定的财政保障机制未建立。

2. 卫生资源配置尚不合理　我县目前的卫生资源均远远高于云南省乃至全国平均水平，但结构极不合理，人口较少的城市拥有大多数卫生资源，而人口较多的农村地区却只有较少的卫生资源，并且高层次医疗卫生技术人才集中在城市，农村地区的医疗水平落后，人民群众大多到县级医院就诊，县医院医务人员工作负担过重。而农村地区的卫生资源利用率却极低，医生工作负荷和病床使用率都处于较低水平。

此外，全县卫生人力素质普遍较低。全县卫生技术人员具有大专及以上学历的人员不足50%，中级以上职称人员仅占17%。乡村医生总体学历低，大部分乡村医生不具备报考国家执业（助理）医师考试的资格。5个乡镇卫生院111名卫技人员中仅有23名具有执业（助理）医师资格。全县没有一位正高技术职称的卫技人员，副高也只有5位，仅占全县卫技人员的1.09%，作为农村三级卫生服务龙头的县医院高层次的专业技术人员严重不足，已成为制约医院发展的"瓶颈"。

3. 基本公共卫生服务工作有待加强

（1）疾病预防控制工作任务繁重：H县与越南老街市接壤，近年来越南北部发生霍乱、人感染高致病性禽流感疫情，H县防范境外输入霍乱、人感染高致病性禽流感疫情形势严峻。加上近年来，一些曾经得到较好控制或者相对稳定的疾病，如结核病、病毒性肝炎等成为我县近年来法定报告传染病的主要病种。作为旅游热点地区，人口流动及外来人口的不断增加，加大了疾病预防控制的难度。随着疾病谱的改变，慢性非传染性疾病防治问题突出，但防治工作严重滞后。慢性病与生活方式、行为习惯有着密切的关系，从防治层面上看，健康教育、行为干预及综合防治的负担将变得越来越重。

（2）妇幼保健工作相对薄弱：我县在儿童系统管理、孕产妇系统管理等方面还存在不足。县妇幼保健院虽然有卫技人员29人，具有执业医师资格的仅5人，本科学历仅1人，副高职称1人，中级职称3人。县妇幼保健院业务用房、大型医疗设备等基础设施缺乏，全县妇幼保健体系能力建设急待提高。

（3）我县没有独立的社区卫生服务中心及服务站，孕产妇及儿童保健、预防接种等工作还无法下沉到社区，使我县基本公共卫生无法系统的开展，致使进度较为缓慢，质量不高，影响到基本公共卫生服务项目的长足发展。基本公共卫生服务工作不规范，不能达到项目内容的整体要求，特别是在慢性病患者的系统管理、老年保健工缺乏思路对策；基本公共卫生服务工作的运行机制、管理模式还有待进一步建立和完善，项目工作人员的综合业务素质有待进一步提高。

4. 卫生行政执法力量不足，执法能力有待加强　一方面由于我市旅游业迅速发展，饮食等服务业发达；另一方面医疗机构数量多，医疗卫生服务行业执行的操作规范、标准多，要求严格，给卫生监管带来大量工作。

5. 农村卫生事业发展相对滞后　较优良的卫生资源集中在城区，乡镇卫生院以不足一半的医疗卫生资源承担着全县57.4%农业人口的基本医疗、妇幼保健和公共卫生服务工作。全县卫生机构卫技人员574人（含乡村医生53人），农村卫技人员只有210人，占41.58%，全县医疗机构有床位665张，而农村卫生院只有118张，占17.04%。尽管全县每千农业人口拥有卫生资源的指标均高于云南省乃至全国平均水平，但主要服务指标却远低于云南省和全国平均水平。农村基层卫生院人才缺乏、技术水平低、服务设施落后的矛盾十分突出。

6. 农垦系统医疗机构移交地方管理工作还不完善,城乡之间、各农场之间医疗卫生资源分布尚不合理,卫生事业发展不平衡。

二、规　划　总　则

(一)指导思想

以邓小平理论和"三个代表"重要思想为指导,深入贯彻落实科学发展观,全面落实医改精神,坚持以人为本,以全面提高人民健康水平和生命质量为宗旨,紧扣云南省"面向西南开放的桥头堡"战略,紧密围绕我县"云南省最大对外开放口岸和精品城市"建设目标,以促进卫生事业加快发展为主题,以强化资源整合和结构调整为主线,深化医改,优化资源配置,统筹城乡发展,加强医疗卫生行业监管,提高卫生服务的公平性和可及性,增强卫生综合服务能力,促进社会和谐。

(二)基本原则

1. **以人为本,惠利于民**　从全面提高广大人民群众的健康素质出发,强化基本医疗卫生服务供给,科学配置卫生资源,重点向公共卫生和农村卫生倾斜,形成与区域社会经济发展水平相适应、布局合理、功能完善、服务便捷、管理高效、可持续发展、公平合理的卫生服务网络,满足卫生服务多层次与多样化的需求。

2. **突出重点、整体推进**　以农村卫生为重点,优先发展基本医疗卫生服务,大力推进公共卫生、农村卫生、社区卫生服务,发挥传统医药在卫生服务中的作用。整体推进医疗卫生事业的发展,促进预防、医疗、保健、康复、健康教育、科技创新等领域的均衡发展,保证辖区内居民基本医疗与公共卫生服务,逐步实现基本公共服务均等化。

3. **整合资源,合理布局**　按照三级卫生服务网的功能要求,统筹考虑县城、农场和各乡镇区域内卫生资源、人口数量、交通和边贸等因素,合理规划卫生服务机构的布局与结构,在优化整合现有卫生资源的基础上,按照建设标准,以改、扩建为主,填平补齐,确定建设项目。

4. **统一规划,分步实施**　根据省、州制订的规划要求,结合县情,明确规划的指导原则、支持的范围和重点,制订具体的实施计划,落实相关政策措施,有重点地逐年逐步实施。

(三)总体目标

到 2015 年,建立起适应"云南省最大的对外开放口岸和精品城市"发展目标、适应经济发展水平、适应城乡居民健康需求、比较完善的多层次医疗卫生服务体系,逐步缩小城乡之间、不同人群之间享有基本公共卫生服务的差距,提高卫生服务的公平性和可及性,实现"人人享有基本卫生保健"发展目标,使居民健康水平与卫生服务指标有明显的提高。

(四)主要指标

"十二五"期间卫生事业发展主要目标如下所示(表13-33)。

表 13-3　H 县"十二五"卫生发展规划主要目标

指标体系	2009 年	2015 年
卫生投入占当年财政支出（%）	7.0	＞7.6
婴儿死亡率（‰）	9.8	＜10
五岁以下儿童死亡率（‰）	16.38	＜15
儿童保健覆盖率（%）	67	＞70
孕产妇死亡率（1/10 万）	218.3	＜120
甲乙类传染病发病率（1/10 万）	229.2	＜315
基础免疫接种率（%）		＞95
加强免疫接种率（%）		＞85
新增疫苗接种率（%）		＞85
孕产妇系统保健管理率（%）	63.0	＞65
住院分娩率（%）	83.1	＞85
农村孕产妇住院分娩率（%）	75	＞75
农村卫生厕所普及率（%）	38.3	＞45
农村饮用安全自来水普及率（%）	97.2	＞95
新型农村合作医疗参合率（%）	94	＞95

主要健康指标：2015 年平均期望寿命达到 67 岁，孕产妇死亡率控制在 120/10 万以下，婴儿死亡率控制在 8‰以下，五岁以下儿童死亡率控制在 10‰以下。

加快疾病预防控制网络建设，提高公共卫生服务水平和突发公共卫生事件应急能力。免疫规划疫苗接种率保持在 95%以上，传染病发病率控制在 315/10 万以下。

进一步加强妇幼保健工作，使居民健康水平进一步提高。孕产妇住院分娩率达到 85%，农村孕产妇住院分娩率达到 75%。

卫生保障水平不断改善。基本实现城镇职工基本医疗保险全覆盖。农村居民新农合参保率达到 95%以上，农村饮用安全自来水普及率达到 95%以上，农村卫生厕所普及率达到 45%以上。

居民健康意识明显增强。城乡居民形成良好的健康习惯，健康知识知晓率达到 80%以上。

加大卫生事业投入。卫生事业投入不低于财政支出增长比例；人均基本公共卫生服务经费不低于 20 元。

完成农垦医疗机构移交地方管理和重组工作，农垦系统卫生资源纳入全县卫生事业发展统一规划及管理。

三、"十二五"卫生事业发展的主要任务

我县"十二五"卫生事业发展的主要任务是：贯彻落实国家新医改方针政策，有序推进我县医药卫生体制近期五项重点改革，即建立和完善基本医疗保障制度、基本药物制度、

基本公共卫生服务体系、基层医疗卫生服务体系和公立医院改革试点五项新医改重点工作，规划期内完成医改各项目标任务。

（一）基本医疗保障制度建设

1. 扩大基本医疗保障覆盖面　到 2015 年，全县城镇职工医保参保率提高到 92%以上，全县城镇居民医保参保率提高到 92%以上，全县新农合参合率提高到 95%以上。到 2015 年，财政对城镇居民补助医保标准：成年人不低于每人每年 170 元，未成年人不低于每人每年 120 元；新农合的补助标准为：不低于每人每年 120 元。逐步提高城镇居民医保筹集标准和保障水平，适当提高个人缴费标准。

2. 提高基本医疗保障水平　城镇居民医保、新农合医保最高支付限额和住院费用报销比例在现有基础上逐步提高。建立完善基本医疗保险基金风险调剂金制度、医疗保险政策落实督查评估制度和基金监管制度，加强基本医疗保险基金的社会监督，基金收支和管理情况定期向社会公布；建立健全城镇职工、城镇居民异地持卡就医联网结算管理制度，实施参保人员异地就医"一卡通"工程，逐步实现医保经办机构与定点医疗机构、定点零售药店直接结算。

（二）逐步建立国家基本药物制度

到 2015 年，逐步建立基本药物供应保障体系。政府举办的基层医疗卫生机构使用的基本药物，除麻醉药品、精神药品、免疫计划用疫苗、免费治疗的抗结核药、抗麻风病药、抗疟药及计划生育药品等按国家有关法规、规定执行外，全部纳入药品集中采购目录，实行跟省标采购，按照州级招标遴选结果，选择中标企业统一配送药品；政府举办的医疗卫生服务机构统一配备使用基本药物。逐步取消药品加成，实行零差率销售基本药物。医疗卫生服务机构严格执行云南省基本药物目录（含国家基本药物目录和云南省基本药物增补目录）。将云南省基本药物目录全部纳入基本医疗保险药品目录报销范围。完善基本药物医保报销政策，基本药物报销比例要明显高于非基本药物。

（三）基层医疗卫生服务体系建设

1. 基层医疗卫生机构基础设施建设　按照国家《县医院、县中医院、中心乡（镇）卫生院、村卫生室和社区卫生服务中心等 5 个基层医疗卫生机构建设指导意见》要求，制订、完善基层医疗卫生机构基础设施建设发展规划，加大投入和扶持力度。到 2015 年，按照服务范围和服务人口规模，县级医院和 2 个中心乡（镇）卫生院达到标准化建设要求；确保全县每个行政村和人口相对集中的自然村都有村卫生室，并配备和更新 5000 元以上的设备。使县、乡、村形成资源互补、布局合理的格局，方便群众就医。加强城市社区卫生服务机构基础设施建设。到 2015 年，完成新建 3 个社区卫生服务中心、10 个社区服务站。

2. 基层医疗卫生队伍建设　实施农村定向培养全科医生规划和招聘执业医师计划，加大基层全科医生的培养力度，加强基层医疗卫生队伍建设培训工作。完善政策措施、吸引优秀人才服务基层，全面推行全员聘用、岗位管理、绩效工资等人事分配制度改革。建立城市卫生服务资源支援农村和社区卫生工作制度。争取三级医院对口支援县医院，组织县医疗卫生机构的医务人员轮流定期到乡（镇）卫生院帮助开展医疗服务和技术培训。县级医疗机构继续落实住院医师规范化培训制度，进一步完善远程医疗会诊系统。

3. 基层医疗卫生机构运行机制　进一步加强乡村卫生服务管理一体化工作,健全完善卫生院院长公开招聘制度、全员聘用制度和收入分配制度,建立基层医疗卫生服务机构与县级医疗机构的双向转诊和委托管理机制,使患者流向趋于合理。乡镇卫生院人员经费全部纳入县级财政预算,实行"收支两条线"等管理方式。政府对村卫生室乡村医生的补助逐年提高,到 2015 年提高到乡医每人每月 500 元。

(四)基本公共卫生服务逐步均等化

到 2015 年,城镇居民规范化建档率达到 90% 以上,农村居民规范化建档率达到 60%以上;0~36 个月儿童保健系统管理率达到 80% 以上,孕产妇管理率达到 85% 以上,辖区65 岁以上老年人健康管理率达到 50% 以上;适龄儿童常规接种覆盖率达到 85% 以上;高血压、糖尿病等慢性病患者管理率达到 30% 以上;重性精神疾病患者管理率达到 60% 以上。继续实施结核病、艾滋病等重大疾病防控和国家免疫规划,登记并报告辖区内发现的传染病病例和疑似病例,为患者提供健康指导及治疗管理服务。

普及健康知识、提高居民健康素养。乡、村两级及社区要为居民免费提供健康教育宣传及咨询服务,针对主要健康问题和健康主题开展健康宣传活动。到 2015 年以乡为单位100%启动健康生活方式活动,全面开展控烟活动,创建无烟单位,深入开展爱国卫生运动和城乡环境卫生清洁工程,营造良好的人居环境。逐步提高城乡居民人均基本公共卫生服务经费标准。2010 年人均基本公共卫生服务经费标准不低于 15 元,2011 年起不低于 20 元。

(五)公立医院改革

到 2015 年,全县基本建立起布局合理、结构优化、功能完善、富有效率、群众满意的基本医疗服务体系,公立医院普遍建立起政府主导、科学合理的财政补偿机制,结构合理、多元发展的资源配置机制,运转协调、规范高效、富有活力的管理运行机制,医务人员素质普遍提升,医疗服务能力明显增强,医疗服务质量和水平显著提高,人民群众充分享有安全、方便、优质、价廉的医疗卫生服务。将县人民医院以建成规模现代化、管理科学化、服务人性化、技术先进、能与省州先进医院接轨的三级综合医院、国家级口岸名院,承担疑难危重疾病诊治、医学科研和教学综合职能。

力争 5 年内完成 H 县人民医院的公立医院标准化建设,适当增加县人民医院床位编制和人员编制。按照现代化三级综合医院标准建设 H 县人民医院,努力改善医院的基础设施和装备条件,全面推行全员聘用合同制、岗位目标责任管理制和绩效工资制,使医院的服务环境明显改观、服务设施明显改善、服务能力明显提高。在职职工的人员经费达到 70%,符合国家规定的离退休人员费用由政府全额列入财政预算予以安排。加大公立医院人才队伍建设,推行公立医院医疗服务人性化改革,强化质量管理,优化服务方式,提供优质的"人性化"的医疗服务。

四、医疗卫生机构发展规划

建立以重点医疗机构为支柱,农村乡镇卫生院和城市社区卫生服务中心为基础,其他民营医疗机构为补充,资源配置合理的医疗卫生服务体系,为人民群众身体健康和经济发展提供有力的医疗保障。

综合考虑 H 目前综合医院数量、布局、技术人员数量、技术水平等因素，至 2015 年，原则上不再批办新的医疗机构，只对现有医疗机构的规模做相应的调整，并根据医疗服务市场需求，配置医疗技术人员。重点支持县人民医院、县中医院、县妇幼保健院的发展，加快城市社区卫生服务机构建设、完善农村医疗卫生服务体系建设。农垦系统医疗机构移交地方属地管理后，农垦医疗机构纳入全县卫生事业发展统一规划及管理。

（一）县人民医院（中医院）

在本规划期内重点完成县医院和农垦总局第三职工医院的合并和组建工作。按照 H 县区域卫生规划，整合现有医疗资源，避免重复投入，适当配置大中型医疗设备，以满足院前急救及基本医疗需求为主，提高医疗设备使用效率。继续完善县人民医院基本建设，规划期内将县人民医院建设成为建筑面积 16 000 m^2、200 张床位，把县人民医院建成就医环境优雅、设施齐全、技术先进、功能完备、管理科学的综合性二级医院，立足于医、教、研相结合，建设重点学科、重点专科和相关学科，不断提高医学科研、教学水平，具有较强综合竞争实力和竞争优势的县级医院。

坚持中西医并重的方针，加强中医药事业建设。规划期内，充分利用现有的医疗资源，将中医院建设挂靠在县人民医院，实行一套人马两块牌子，在积极争取有关项目资金加强中医院建设的同时，加快我县中医人才队伍建设，着力加强中医重点专科（专病）学科带头人和技术骨干培养，加强"名老中医药专家"学术经验继承工作，发挥中医药特色。

到 2015 年，县级医疗机构医师学历达到本科及以上占 50%以上，护理人员大专以上占 40%以上，医技人员大专及以上占 40%以上，专业技术人员中正高、副高、中级和初级比例达到 1：3：6：8。

（二）疾病预防控制机构

疾病预防控制体系以县疾病预防控制中心为核心，各级医院防保科、乡镇卫生院、村卫生室防保人员为基础。完善疾病预防控制报告系统和信息化网络系统，利用现有卫生系统办公网络，建立起包括卫生业务、管理决策和公众卫生信息服务等功能的卫生信息化网络系统，提高信息收集、分析、反馈、利用能力。

2015 年，全县疾病预防控制人员按 2～3 人/万人口的标准配置。县疾病预防控制中心及各卫生院聘用防疫人员中，专业技术人员比例达 85%以上，在县级人员中，大学本科及以上人员达到 20%以上，乡镇级防保人员大专及以上学历达到 40%以上。能力建设方面，提高突发公共卫生事件应急处置能力，疾病预防控制中心实验用房面积占全中心工作用房总面积不少于 40%，拥有先进的检测、检验仪器和技术，在县疾病预防控制中心建立标准化艾滋病初筛实验室、鼠疫强毒室、理化室。

到 2015 年，法定报告传染病总发病率控制在 315/10 万以下，漏报率低于 10%。以预防控制鼠疫、霍乱、艾滋病、病毒性肝炎、肺结核、疟疾、人禽流感等疾病为工作重点。"十二五"期间，力求无甲、乙类传染病暴发疫情，无院内感染引起的传染病暴发疫情和死亡事故；加强性病、艾滋病监测哨点建设；实施现代结核病控制策略，覆盖率达 100%，痰涂片阳性结核病患者治愈率达 85%以上。以县为单位新生儿乙肝疫苗接种率达 95%以上；巩固消灭脊髓灰质炎成果。开展医疗机构、托幼机构、食品生产经营企业卫生监测率达

100%，卫生指标合格率达 95%以上；集中式供水、二次供水的饮用水监测覆盖率达 100%，水质合格率分别达 99%和 95%以上。

"十二五"期间，摸清全县慢性非传染性疾病的流行现状和主要危险因素，开展主要慢性非传染性疾病的监测和死亡登记，重点开展健康教育、行为干预、早期诊断和病人规范化管理，降低主要慢性非传染性疾病、精神障碍等疾病的危险因素水平。

（三）妇幼保健机构

十二五期间，全面贯彻《母婴保健法》《妇女发展纲要》和《儿童发展纲要》，抓好两个系统管理，以提高住院分娩率，降低新生儿破伤风发病率和新生儿、婴儿、五岁以下儿童、孕产妇死亡率为目标，加大妇幼保健人力资源建设和基础设施建设。

妇幼保健体系卫生专业技术人员比例达 80%以上。其中，县妇幼保健院全部中专以上学历，大专及以上学历占 60%以上，乡镇卫生院妇幼专干全部中专以上学历，大专及以上占 20%以上。至 2015 年，县妇幼保健院规模、设备、技术水平等达到二级妇幼保健机构标准。妇幼院总建筑面积达到 7000m²，其中保健业务用房面积 5000m²，床位 30 张。发展以妇产科、儿科、计划生育等为主要特色专科的医疗诊治业务，业务能力达到全县先进水平。

乡镇卫生院能开展各项计划生育服务、咨询，开展常见的妇科、儿科病诊治、健康教育，指导村级妇幼人员开展相关业务和培训。加强乡镇卫生院产科和急救能力建设，使乡镇卫生院能够处理顺产，中心卫生院具备高危孕产妇常规急救能力。

（四）卫生监督机构

2011～2013 年实施新建 H 县卫生局卫生监督所办公楼项目，规模 5000m²，预计投资750 万元。积极争取增加卫生监督人员编制，加强卫生执法队伍建设，严格人员准入，坚持公开招聘、考核录用、竞争上岗和双向选择的原则，吸收优秀人才进入卫生监督执法队伍。

在能力建设方面，配备医疗卫生安全、职业健康监护、放射防护等现场快速检测设备和技术，建设适应信息化政务要求的信息网络，实现卫生监督办公自动化、信息公开化，提高应对突发公共卫生事件快速反应能力。

（五）乡镇卫生院和社区卫生服务机构

以乡镇卫生院和城市社区卫生服务中心为骨干，结合农垦系统改革和本地实际情况，整合乡镇卫生院和农场系统医疗资源，依据各乡镇现有区域人口数、地理位置、服务半径、交通条件、经济发展水平以及流动人口的医疗需求等情况进行统筹规划。着重建立健全人才培养长效机制，完善医疗设备配置，加强基础设施建设，提高基层公共卫生服务能力。把社区医疗服务纳入城镇居民医疗保险，建立双向转诊制度。社区卫生服务机构主要承当基本公共卫生服务项目的三类九项工作。针对全体人群的公共卫生服务共 2 项：建立居民健康档案、开展健康教育。对重点人群的公共卫生服务共 3 项：儿童保健服务、孕产妇保健服务、老年人保健服务。针对疾病预防控制的公共卫生服务共 4 项：预防接种、传染病报告和处理、慢性病管理、重性精神疾病患者管理。

加大对社区卫生服务的扶持力度。政府将社区卫生服务机构基本设备、预防保健、基本医疗工作经费、医务人员工资纳入财政预算。到 2015 年，财政平均每年每人社区卫生服务经费投入不低于 20 元。

到 2015 年，乡镇卫生院和社区卫生服务中心卫生技术人员学历要求本科以上占 20% 以上，大专占 50% 以上，护理大专占 20% 以上，医技专科以上占 30% 以上，专业技术人员中中级和初级比例达到 1∶5；社区卫生服务站卫生技术人员学历要求本科以上占 20% 以上，专科占 40% 以上，护理大专占 15% 以上；社区中医药服务覆盖率达到 95%，80% 卫生院设有中医科，适宜技术推广覆盖率达 100%。

1. HK 镇社区卫生规划　建立 HK 镇社区卫生服务中心 1 个（含下属 3 个服务站）。社区卫生服务中心建设面积 1500m²，下设 3 个服务站建设面积各 200m²（共 600m²）。社区卫生服务中心工作人员在现有卫技人员中调剂。

2. NX 镇卫生规划　组建 NX 镇社区卫生服务中心，下设 NX 农场和 MHP 农场两个社区卫生服务站，服务站建设面积各 200m²（共 400m²），承当 NX 镇及原两个农场职工医院的卫生防疫、计划免疫、妇幼保健及基本医疗服务。社区卫生服务中心工作人员在现有卫技人员中调剂。

3. QT 乡卫生院、LHT 乡卫生院、YS 乡卫生院、LFZ 乡卫生院　规划期内 4 所卫生院不增设床位编制，在人员编制数内多渠道招聘卫技人员。

（六）村卫生室

以村卫生室为基层网底，保持现有的"集体举办、政府补贴、个人经营"的模式，重点支持每个行政村建造 80m² 卫生室，进一步严格乡医准入，规范行医行为、医疗操作、用药和管理等。按照村卫生室服务半径在 1.5 公里内的要求，规划期内新建村卫生室 5 个，村卫生室全部乡村医生达到医学类中专以上学历，或具备法定执业（从业）资格。

（七）农垦系统医疗机构

十二五期间，完成农垦医疗机构移交地方管理的农垦系统医疗机构 5 所：云南农垦总局第三职工医院、HK 农场职工医院、BS 农场职工医院、MHP 农场职工医院、NX 农场职工医院。

云南省农垦总局第三职工医院：移交 H 县人民政府，由 H 县卫生局实行行业管理，与 H 县人民医院整合重组，实现人、财、物的统一管理使用，使现有的卫生资源发挥最大的社会效益。

BS 农场、HK 农场两个职工医院：移交 HK 镇管理。两个医院撤并组建 HK 镇中心卫生院，原由县人民医院管理的社区卫生服务职能交由新组建的 HK 镇中心卫生院承当（同时成立 HK 镇社区卫生服务中心），并在 HK 农场和 BS 农场分别成立社区医疗服务站，同时承当整个 HK 镇及原两个医院承担的卫生防疫、计划免疫、妇幼保健及基本医疗服务。

NX 农场、MHP 农场两个职工医院：移交 NX 镇政府管理。两个农场职工医院撤并 NX 镇中心卫生院，同时成立 NX 镇社区服务中心（并 NX 镇中心卫生院），并成立 NX 农场和 MHP 农场社区卫生服务站，隶属 NX 镇社区卫生服务中心，同时承当整个 NX 镇及原两个医院承担的卫生防疫、计划免疫、妇幼保健及基本医疗服务。

（八）非政府举办的医疗机构

鼓励和引导社会资本进入医疗卫生领域，按照政策平等、管理规范的工作原则，通过扶持鼓励、规范引导、优化配置、公平竞争，发展民营医院。规划期内，民营医疗机构（含个体诊所）的设置及布局，在现有民营医疗机构数量基础上，根据医疗服务市场需求情况，按照中共 H 州委、州政府《关于进一步加快民营医院发展的意见》（H 发〔2008〕27 号）文件精神执行。

（九）健康教育服务体系建设

建立由县疾病预防控制中心健康教育科室、各级各类医疗卫生机构健康教育科（室）、社区卫生服务机构、村卫生室组成的健康教育网络，负责组织辖区内健康教育与健康促进工作。同时充分利用公众传媒全方位、多形式参与健康教育工作。健康教育专业工作人员按卫生部和全国爱卫会规定的当地人口的 1 人/万人的要求进行配置。

（十）卫生信息服务体系建设

加快卫生信息化建设，以卫生信息化带动卫生现代化。按照"统筹规划、国家主导，统一标准、联合建设，互通互联、资源共享"的方针，高标准、高起点、高质量建设卫生信息网络系统。重点推进疾病控制、卫生监督、预防保健、社区卫生、医疗服务、远程医疗咨询、远程医学教育与培训等领域的信息化建设。以县卫生局局域网作为卫生行政网的切入点，承担全县卫生事业信息、卫生政务公开信息、医学科技信息等技术管理和信息服务。建立和完善多种类型的医学科技信息库、处理中心及安全保障系统。

建立健全公共卫生预警、监测和报告信息网络体系。按照"横向到边、纵向到底"的要求，整合和利用现有国家卫生信息网和社会信息网络资源，2010 年，建立联接省、州，覆盖全县的公共卫生信息网络，网上疫情直报率达到 100%。充分利用现代信息技术，实现突发公共卫生事件、传染病疫情和健康危害因素等相关公共卫生信息数据采集、网上实时报告、预警监测、指挥调度的统一管理。推广全县医疗卫生服务机构与全省各定点医疗机构信息联网，逐步实现可视远程医疗。

五、政策与策略

（一）加强领导

县政府把卫生工作列入政府重大议事日程，将卫生发展规划纳入全县社会经济发展规划，同步实施，及时研究解决我县卫生事业发展中的实际困难和问题，切实保证卫生事业与经济和社会同步发展。要建立目标管理责任制，把辖区卫生工作和区域卫生规划实施情况，作为各级领导干部任期目标和政绩考核的重要内容。各有关部门要积极支持、配合卫生规划工作的开展。同时要通过政策导向，使社会各方面认识卫生发展规划的意义，加快卫生发展规划的实施。通过实施卫生发展规划，努力实现卫生资源的优化配置，提高卫生资源的利用效率，进一步提高人民群众的健康水平。

（二）加强全行业管理

实施区域卫生发展规划，必须深化卫生管理体制改革，实行卫生全行业管理，实现资源的合理安排，消除浪费与不足并存的现象。卫生局行政管理部门代表政府负责本规划的组织实施工作，对全县卫生资源，包括卫生机构、设备、床位和卫生人力等进行统一规划、统一调配、统一监督、统一管理，实行统筹安排、合理配置。在本区域内，任何医院的新建、改建和扩建，病床规模的扩大，大型医疗设备的购置，无论何种资金渠道，必须符合区域卫生发展规划的要求，依照相应管理程序，严格审批。同时，要严厉打击非法行医，加大对医疗市场的监管力度，规范医疗市场执业行为，建立完善行业管理长效机制，提高医疗质量，保障医疗安全。

（三）完善卫生经济政策，增加卫生投入

充分认识完善的财政投入政策是实施卫生事业发展规划、发展卫生事业的重要保障和基础，要随着经济社会的发展，对卫生事业投入的增长比例不低于地方财政支出的增长比例。要进一步规范对卫生机构的财政补助范围和方式。对公共卫生服务和符合卫生事业发展规划的基本建设和设备购置等项目，所需经费由财政预算安排。疾病预防控制机构、卫生监督机构、妇幼保健机构公共卫生服务部分以财政编制全额拨款，预防保健业务经费和社区卫生服务机构由财政预算安排。重点科学研究、医院发展建设支出、基本医疗服务项目等，财政予以经费支持。

积极探索多元化、多渠道、多模式办医体制和经营形式。政府举办的非营利性医疗机构由财政给予定项补助，其他非营利性医疗机构不享受政府补助，医疗服务价格执行政府指导价。营利性医疗机构服务价格放开，依法自主经营，照章纳税。

（四）提高质量与服务层次

我县卫生资源的质量和服务层次还不能满足广大人民群众日益增长的卫生服务需求。在规划期内要实现医疗卫生服务总体水平、质量和能力的整体提高。要明确在提供和发展基本医疗服务方面的职责和主导作用，增加基本医疗投入，支持医疗机构和社区卫生服务机构履行基本医疗服务职能。基本医疗服务和公共卫生服务的布局一定要合理、以方便群众就近得到服务。

（五）重视人才队伍建设，注重卫生人力资源开发

卫生事业的发展与否取决于核心竞争力，而核心竞争力的"核心"是人才。医疗卫生机构要想满足群众日益增长的卫生服务需求、在激烈的市场竞争中取胜，就必须提升人力资源的价值。医疗卫生机构人才包括两类：一类是专业人才，如学科带头人、专家等，是医疗卫生机构所不可或缺的；另一类人才就是管理人才。要完善人才引进、招聘、培养和管理机制，有计划、有步骤地抓好高学历、高技术人才引进和储备工作。要创建学习型组织，形成激励机制，鼓励现有人才终身学习，促进其自我完善和提高。

按需及时增加编制，制订优惠政策引进高层次专家和学科带头人，提高待遇吸引人才、留住人才；设立卫生人才培训专项资金；广辟渠道培养人才，采用"请下来"或"送上去"的方法对县级医疗机构卫生技术人员进行培训指导，充分利用与三级医院的对口支援关系，为县级医院带出一批学科骨干；实行逐级人员培训，充分发挥县级卫生机构的作用，有序开展基层专业培训，逐步提高基层卫生人员素质；运用政府奖励、重点资助等手段，引导人才开展科技攻关、承担医学课题研究等。

（六）完善配套政策

县政府要对卫生规划实施给予政策支持，保证资金的筹集，负责卫生规划工作的组织协调、指导实施和监督评价。

六、规划的实施与评价

（一）规划的实施

本规划自县人民政府审议通过之日起实施。由主管卫生的副县长挂帅，发展和改革委员会、财政、人事、建设、卫生等有关部门组成卫生发展规划实施领导小组，负责规划实施的组织领导工作，具体职能包括：组织规划实施，监督实施进度，做好部门协调，研究和处理卫生规划实施过程中出现的重大问题，制订对策措施等。县卫生局负责组织实施。

（二）规划的评价与修订

通过监督评价小组检验规划的实施过程，根据规划进度进行重点建设内容的期中和期末评价，评估的内容包括：已定目标实施的程序、各项目具体指标的完成情况、主要工作进展情况、各项相关政策落实情况、各项措施实行情况，以及规划各项内容的科学性、可操作性与实际情况的符合程度，及时发现规划实施中出现的问题和困难，为规划的调整与完善提供依据。

（李晓梅）

参 考 文 献

白志勤，饶克勤，2011. 区域卫生规划的理论与实践. 以海南省国际旅游岛为例. 北京：中国协和医科大学出版社.

北京市卫生局，2006.北京市《大型医用设备配置与使用管理办法》实施细则.

陈博文，尹德卢，郝美华，等，2007. 大型医用设备配置规划方法探讨. 中国医学装备，4（6）：8-12.

陈宁姗，2012. 医院服务体系规划研究. 华中科技大学博士学位论文.

陈英耀，董恒进，刘佳琦，等，2012. 我国乙类大型医用设备配置利用现状与政策建议. 中国卫生资源，15（1）：42-45.

陈莹，许传志，李晓梅，等，2010. 卫生人力资源配置标准研究评析. 卫生软科学，24（2）：120-123.

程佳，王颖，周良，等，2013. 基于需要和需求理论的我国医院床位配置合理性探讨. 医学与社会，26（6）：35-38.

程晓明，2010. 卫生经济学. 2 版. 北京：人民卫生出版社.

程晓明，2012. 卫生经济学. 北京：人民卫生出版社.

方积乾，2015. 卫生统计学. 7 版. 北京：人民卫生出版社.

国家发展和改革委员会，国家卫生和计划生育委员会，国家中医药局，2010. 健全农村医疗卫生服务体系建设方案（发改社会〔2010〕2507 号）.

国家卫生，2016. 医疗机构设置规划指导原则（2016-2020 年）.

国家卫生和计划生育委员会，2010. 人口和计划生育中长期人才发展规划（2010—2020 年）.

国家卫生和计划生育委员会，2015. 关于妇幼健康服务机构标准化建设与规范化管理的指导意见（国卫妇幼发〔2015〕第 54 号）.

国家卫生和计划生育委员会，2015. 疾病预防控制中心岗位设置管理指导意见（国卫疾控发〔2015〕88 号）.

国家卫生和计划生育委员会，2016. 2016 中国卫生和计划生育统计年鉴. 中国协和医科大学出版社.

国家卫生和计划生育委员会，2017. "十三五"全国人口健康信息化发展规划（国卫规划发〔2017〕6 号）.

国家卫生和计划生育委员会，2017. "十三五"全国卫生计生人才发展规划.

国家卫生和计划生育委员会，国家发展改革委，教育部，等，2014. 村卫生室管理办法（试行）（国卫基层发〔2014〕33 号）.

国家卫生和计划生育委员会，国家中医药局，2015. 关于进一步规范社区卫生服务管理和提升服务质量的指导意见（国卫基层发〔2015〕93 号）.

国家卫生和计划生育委员会，国家中医药局，2017. 基层医疗卫生服务能力提升年活动实施方案（国卫办基层函〔2017〕238 号）.

国家卫生与计划生育委员会，2017. 国家基本公共卫生服务规范. 3 版.

国家卫生与计划生育委员会统计信息中心，2015. 第五次国家卫生服务调查分析报告. 北京：中国协和医科大学出版社.

国家中医药管理局，2016. 中医药发展"十三五"规划（国中医药规财发〔2016〕25 号）

国务院，2009. 医药卫生体制改革近期重点实施方案（2009—2011）（国发〔2009〕12 号）.

国务院，2016. "十三五"卫生与健康规划（国发〔2016〕77 号）.

国务院，2016. 国务院关于发展城市社区卫生服务的指导意见（国发〔2006〕10 号）.

国务院办公厅，2015. 关于进一步加强乡村医生队伍建设的实施意见（国办发〔2015〕13 号）.

国务院办公厅，2015. 全国医疗卫生服务体系规划纲要（2015—2020 年）（国办发〔2015〕14 号）.

国务院办公厅，2016. "健康中国 2030"规划纲要.

侯建林，孟庆跃，2010. 美国卫生费用上涨和控制及对我国的启示. 中国卫生政策研究，3（12）：42-50.

季阳，郑忠伟，蔡辉，2011. 谈谈解决我国当前血荒的策略和措施. 中国输血杂志，24（1）：1-2

科技部人力资源和社会保障部，教育部，中国科学院中国工程院，等，2011.《国家中长期科技人才发展规划（2010—2020 年）（国科发政〔2011〕353 号）.

雷海潮，胡善联，1999. 大型医用设备配置的预测. 卫生经济研究，1999（12）：15-19.

雷海潮，毛阿燕，2002. 全国大型医用设备技术效率分析. 医疗装备管理，15（1）：17- 20.

李鲁，2012. 社会医学. 4 版. 北京：人民卫生出版社.

李鲁，郭岩，2006. 卫生事业管理. 北京：中国人民大学出版社.

李长宁，黄相刚，2015. 全国健康教育机构能力建设现状分析. 中国卫生人才，2015（5）：78-81.

梁万年，2003. 卫生事业管理学. 北京：人民卫生出版社.

梁万年, 2012. 卫生事业管理学. 3 版. 北京：人民卫生出版社.

梁万年, 2014. 卫生事业管理学. 北京：人民卫生出版社.

刘国祥, 赵郁馨, 万泉, 等, 2001. 中国卫生总费用分配流向测算报告. 中国卫生经济, 20（02）：29-33.

刘雪蓓, 任正洪, 宋培歌, 等, 2015. 中国妇幼卫生人力资源配置现状及公平性分析. 中国生育健康杂志, 26（1）：11-14.

罗爱静, 2003. 卫生信息管理学. 北京：人民卫生出版社

罗志红, 朱青, 2015. 公平正义视阈下城乡公共卫生资源配置研究：基于江西省的实证分析. 中国卫生事业管理, 32（3）：201-203.

吕姿之, 2002. 健康教育与健康促进. 北京：北京医科大学出版社.

马家奇, 2011. 中国疾病预防控制信息体系规划与发展. 中国数字医学, 206（6）：11-14.

满晓玮, 蒋艳, 赵丽颖, 等, 2016. 卫生总费用与 GDP 和健康产出关系研究综述. 中国卫生经济, 35（4）：45-50.

莆田市卫生和计划生育委员会, 2016. 莆田市"十三五"人口健康信息化发展专项规划.

舒展, 2014. 对卫生规划体系、原则及方法的探索. 卫生经济研究, 2014（4）：3-5.

四川省卫生和计划生育委员会, 2017. 四川省"十三五"人口健康信息化发展规划.

孙梅, 2008. 卫生监督体系系统评价与配置标准研究. 上海：复旦大学.

田向阳, 白玥, 2012. 健康教育人力资源现状浅析. 中国健康教育, 28（7）：576-578.

万崇华, 2013. 卫生资源配置与区域卫生规划的理论与实践. 北京：科学出版社.

万崇华, 姜润生, 2013. 卫生资源配置与区域卫生规划的理论与实践. 北京：科学出版社.

王书平, 陈云香, 黄二丹, 2013. 关于完善医疗机构设置规划的思考和探讨. 中国医院管理, 33（2）：22-24.

卫生部办公厅, 2010. 关于推进乡村卫生服务一体化管理的意见（卫办农卫发〔2010〕48 号）.

卫生部办公厅, 国家发展和改革办公厅, 2005. 全国乙类大型医用设备配置规划指导意见（卫办规财发〔2005〕64 号）.

卫生和计划生育委员会监督局, 2017. "十三五"全国卫生计生监督工作规划（国卫监督发〔2017〕4 号）.

卫生经济研究所, 2016. 中国卫生总费用研究报告.

吴凌放, 2016. 当前改革背景下区域卫生规划工作的意义和重点探析. 中国卫生经济. 35（11）：42-45.

徐继兵, 2013. 浅议江苏省采供血机构设备配置状况及存在问题. 经济师, 2013（4）：222-225.

杨明亮, 王汉松, 陈刚, 等, 2007. 我国卫生监督体系框架概述. 中国卫生监督杂志, 14（6）：414-418.

姚水才, 1997. 区域卫生规划指导手册. 北京：人民卫生出版社.

原卫生部, 2011. 医药卫生中长期人才发展规划（2011—2020 年）（卫人发〔2011〕15 号）.

云南省人民政府办公厅, 2016. 关于印发云南省中医药健康服务发展规划（2015—2020 年）的通知（云政办发〔2016〕14 号）

翟俊霞, 张秀菊, 郭冬岩, 等. 2015. 卫生总费用国内外研究进展. 中国卫生产业, 2015（15）：51-52, 55.

张秀菊, 翟俊霞, 席彪, 2014. 卫生总费用核算方法与结果分析研究进展. 临床合理用药杂志, 7（10）：194-195.

赵广宇, 李捷玮, 刘吉祥, 2003. 我国大型医用设备配置现状及利用评价方法简介. 医疗卫生装备, 24（12）：41-43.

中共中央, 国务院, 2009. 关于深化医药卫生体制改革的意见（中发〔2009〕6 号）.

中共中央, 国务院, 2010. 国家中长期人才发展规划纲要（2010—2020 年）（中发〔2010〕6 号）.

中共中央, 国务院, 2016. "健康中国 2030"规划纲要（国办发〔2016〕25 号）.

中共中央, 国务院, 2016. 关于深化人才发展体制机制改革的意见（中发〔2016〕9 号）.

中华人民共和国国家统计局, 2016. 2016 中国统计年鉴. 中国统计出版社.

中华人民共和国国务院办公厅, 2015. 全国医疗卫生服务体系规划纲要（2015—2020 年）（国办发〔2015〕14 号）.

中华人民共和国卫生部, 1995. 大型医用设备配置与应用管理暂行办法（卫生部令〔1995〕第 43 号）.

中华人民共和国卫生部, 2010. 全国健康教育专业机构工作规范. 北京：卫生部.

中华人民共和国卫生部, 2011. 2011 中国卫生统计年鉴. 北京：中国协和医科大学出版社.

中华人民共和国卫生部, 2011. 医药卫生中长期人才发展规划（2011—2020 年）（卫人发〔2011〕第 15 号）.

中华人民共和国卫生部, 国家发展和改革委员会, 财政部, 2004. 大型医用设备配置与使用管理办法（卫规财发〔2004〕474 号）.

中华人民共和国卫生部, 国家发展和改革委员会, 财政部, 等, 2009. 关于加强卫生人才队伍建设的意见（卫人发〔2009〕131 号）.

中华人民共和国卫生部, 国家中医药管理局, 2006. 城市社区卫生服务机构管理办法（试行）（卫妇社发〔2006〕239 号）.

中央编办公室, 卫生部, 财政部, 等, 2006. 城市社区卫生服务机构设置和编制标准指导意见（中央编办发〔2006〕96 号）.

周达, 李陕生, 周幼幼, 等, 2010. 湖北省乙类大型医用设备配置规划编制方法探讨. 医学与社会, 23（12）：58-61.

朱庆生, 殷大奎, 彭玉, 等, 2003. 中国健康教育五十年. 北京：北京大学出版社.

住房和城乡建设部, 国家发展和改革委员会, 2008. 乡镇卫生院建设标准（建标〔2008〕142 号）.

Carrioni-Silvestre J L, 2005. Health care expenditure and GDP：are they broken stationary. Journal of Health Economic, 24（5）：839-854.

附　　录

附录 1　课题组发表相关文章目录

1. 何利平，李晓梅，喻箴，陈莹，孟琼. 昭通不同性别农村居民两周患病的影响因素分析. 中国卫生统计，2017，34（1）：104-105，109.

2. 陈莹，孟琼，熊丽芬，何利平，喻　箴，李晓梅*. 昭通市公立医院卫生人力资源配置公平性分析. 昆明医科大学学报，2016，37（7）：14-18.

3. 陈莹，和丽梅，黄巧云，孟琼，喻箴，李晓梅*. 云南省玉溪市公立医院人力资源配置公平性分析. 昆明医科大学学报，2015，36（2）：40-42.

4. 王杰，陈莹，孟琼，孙承欢，孙晓梅，杨艳，周鹤娉，欧玉英，李晓梅*. 大理州农村居民慢性病患病率及其影响因素分析. 中国初级卫生保健，2015，29（4）：56-59.

5. 周鹤娉，陈莹，孟琼，朱凤鸣，孙晓梅，杨艳，欧玉英，王杰，李晓梅*. 鲁甸县农村居民慢性病卫生服务利用公平性分析. 中国初级卫生保健，2015，29（10）：4-6.

6. 杨艳，陈莹，孟琼，朱凤鸣，王杰，欧玉英，周鹤娉，李晓梅*. 云南省大理州卫生筹资累进性分析. 中国卫生事业管理，2015，（6）：446-448.

7. 陈平，陈莹，杨添懿，孟琼*. 基于基尼系数和泰尔指数的云南省乡镇卫生院卫生资源公平性分析. 现代预防医学，2015，42（20）：3716-3719.

8. 陈莹，殷建忠，李晓梅，黄巧云，许传志，李伟明，姜润生*. 云南省曲靖市临床医师配置标准测算及制定方法研究. 卫生软科学，2014，28（2）：72-74.

9. 朱凤鸣，孟琼，黄巧云，孙承欢，李伟明，张晓磬，陈莹*. 云南省曲靖市县级公立医院医疗人力资源配置公平性分析. 卫生软科学，2014，28（2）：80-83.

10. 孟琼，黄巧云，许传志，李伟明，孙艳春，陈莹，殷建忠*. 云南省西双版纳州乙类大型医用设备配置及使用现状调查. 卫生软科学，2014，28（1）：84-86.

11. 张晓磬，许传志，李伟明，朱凤鸣，陈莹，孙艳春，姜润生*. 2000—2011 年云南省西双版纳州各级医院卫生服务提供状况分析. 卫生软科学，2014，28（2）：90-92.

12. 李伟明，孙艳春，姜润生，李晓梅，黄巧云，孙承欢，许传志*. 云南省某县农村居民门诊服务利用公平性研究. 卫生软科学，2014，28（2）：93-94.

13. 王杰，陈莹，殷建忠，孟琼，张晓磬，孙承欢，李晓梅*. 云南省曲靖市农村居民两周患病率及其影响因素分析. 卫生软科学，2014，28（4）：208-211.

14. 周鹤聘，陈莹，张晓磬，殷建忠，孟琼，许传志，李晓梅*. 云南省西双版纳州人民医院住院费用构成及影响因素分析. 卫生软科学，2014，28（1）：4-6.

15. 孙艳春，李伟明，陈莹，张晓磬，李晓梅，黄巧云，孟琼*. 云南省曲靖市疾病预防控制机构人力资源现状分析. 卫生软科学，2014，28（1）：7-8.

注：* 为通迅作者

16. 许传志，孙艳春，宋莹，李晓梅，孙承欢，朱凤鸣，殷建忠*. 云南省曲靖市卫生机构现状分析. 卫生软科学，2014，28（1）：9-11.

17. 黄巧云，姜润生，孙艳春，张晓磐，宋莹，孟琼，李伟明*. 云南省西双版纳州妇幼保健机构卫生人力资源现状分析. 卫生软科学，2014，28（1）：12-14.

18. 孙承欢，李晓梅，孟琼，许传志，姜润生，宋莹，陈莹*. 云南省曲靖市医疗床位配置标准测算方法研究. 卫生软科学，2014，28（1）：25-27.

19. 孙晓梅，何利平，孟琼，陈莹，李晓梅*. 玉溪市农村居民慢性病卫生服务利用公平性分析. 中国初级卫生保健，2014，28（7）：92-94.

20. 何左，李伟明，陈莹，万崇华，杨峥，付金翠，李晓梅*. 云南省玉溪市农村居民住院现状及影响因素分析. 现代预防医学. 2012，39（16）：4139-410.

21. 付金翠，李伟明，陈莹，何左，万崇华，李晓梅*. 云南某农村居民自报门诊费用及影响因素分析. 中国农村卫生事业管理，2012，32（4）：331-333.

22. 陈莹，李晓梅，杨旭，钟继红，毛龙云，万崇华*. 楚雄州医疗医师配置标准测算及制定方法. 中国医院统计，2011，18（5）：289-292.

23. 陈莹，姜润生，李晓梅，钟继红，毛龙云，万崇华*. 楚雄州医疗床位配置标准测算及制定方法. 中华医院管理杂志，2011，27（5）：389-391.

24. 陈莹，许传志，李晓梅，万崇华*. 卫生人力资源配置标准研究评析. 卫生软科学，2010，24（2）：120-123.

25. 吕东彪，陈莹，万崇华*. 卫生资源配置标准现状与思考. 卫生软科学，2010，24（1）：11-14.

附录2　2014年度云南省科学技术奖获奖项目

科技成果名称：云南省区域卫生规划与卫生资源配置标准研究
主要完成人员：姜润生，李晓梅，万崇华，殷建忠，陈莹，孟琼，许传志
奖励级别：科学技术进步奖三等奖
主要完成单位：昆明医科大学

一、成果主要内容及应用领域

该项目整合法国和我省公共卫生及其管理领域有关专家的智慧和经验，在2000年卫生资源配置标准研究基础上，借助昆明医科大学的科研优势，采取多种调查技术（典型调查、多阶段分层抽样调查等）和统计分析方法（线性回归、聚类分析、因子分析等）对云南省卫生资源配置与利用的现状（供需方现状）进行分析并预测未来5～10年的发展趋势。在此基础上将16个地州按提炼的综合指标分为4类，分类制订云南省卫生资源配置标准（包括医疗机构、床位、人员、经费、大型医疗设备等），标准既有总量的规定也有结构的要求。以玉溪市、楚雄州两个州市作为代表进行区域卫生规划试点研究。收集两个试点州市的卫生资源和健康状况资料50多个基本指标，评价卫生资源供需方现状、预测卫生资源供求，制订卫生资源配置标准和区域卫生规划，提出具体实施办法。随后该模式在河口县、曲靖市和西双版纳州的2011～2015年区域卫生发展规划中得以推广应用。

二、成果主要创新点

1. "新医改"下的新一轮卫生资源配置标准制订和区域卫生规划编制。
2. 高校发挥自身优势与地方政府部门合作解决实际问题的典范。
3. 采用多角度多技术手段完成具有较好科学性和可操作性的规划，符合当地实际情况需求。

三、成果知识产权情况

出版论著1部《卫生资源配置与区域卫生规划的理论与实践》

四、经济和社会效益情况

该模式在河口县、曲靖市和西双版纳州的2011～2015年区域卫生发展规划中得以推广应用。

附录 3　卫生事业规划相关文件目录

（一）卫生与健康规划

1. 国务院.《"十三五"卫生与健康规划》（国发〔2016〕77 号），2016.12
2. 中共中央，国务院.《"健康中国 2030"规划纲要》（国办发〔2016〕25 号），2016.12
3. 中共中央，国务院.《关于深化医药卫生体制改革的意见》（中发〔2009〕6 号），2009.3
4. 国务院.《医药卫生体制改革近期重点实施方案（2009—2011 年）》（国发〔2009〕12 号），2009.3

（二）卫生机构规划

1. 国家卫生和计划生育委员会.《医疗机构设置规划指导原则（2016—2020 年）》（国卫医发〔2016〕38 号），2016.8
2. 国务院办公厅.《全国医疗卫生服务体系规划纲要（2015—2020 年）》（国办发〔2015〕14 号），2015.3

（三）卫生人才发展规划

1. 国家卫生和计划生育委员会.《"十三五"全国卫生计生人才发展规划》，2017.1
2. 中共中央国务院.《关于深化人才发展体制机制改革的意见》（中发〔2016〕9 号），2016.6
3. 科技部人力资源和社会保障部，教育部，中国科学院中国工程院，等.《国家中长期科技人才发展规划（2010—2020 年）》（国科发政〔2011〕353 号），2011.8
4. 卫生部.《医药卫生中长期人才发展规划（2011—2020 年）》（卫人发〔2011〕15 号），2011.2
5. 国家卫生和计划生育委员会.《人口和计划生育中长期人才发展规划（2010—2020 年）》，2010.8
6. 中共中央国务院.《国家中长期人才发展规划纲要（2010—2020 年）》（中发〔2010〕6 号），2010.4
7. 卫生部，国家发展和改革委员会，财政部，等.《关于加强卫生人才队伍建设的意见》（卫人发〔2009〕131 号），2009.12

（四）基层医疗卫生服务体系

1. 国家卫生和计划生育委员会，国家中医药局.《基层医疗卫生服务能力提升年活动实施方案（国卫办基层函〔2017〕238 号）》，2017.3
2. 国务院.《国务院关于发展城市社区卫生服务的指导意见（国发〔2006〕10 号）》，2016.2
3. 国家卫生和计划生育委员会，国家中医药局.《关于进一步规范社区卫生服务管理和提升服务质量的指导意见（国卫基层发〔2015〕93 号）》，2015.11

4. 国务院办公厅.《全国医疗卫生服务体系规划纲要（2015—2020 年）（国办发〔2015〕14 号）》，2015.3

5. 国务院办公厅.《关于进一步加强乡村医生队伍建设的实施意见（国办发〔2015〕13 号）》，2015.3

6. 国家卫生和计划生育委员会，国家发展和改革委，教育部，等.《村卫生室管理办法（试行）（国卫基层发〔2014〕33 号）》，2014.6

7. 国家发展和改革委员会，国家卫生和计划生育委员会，国家中医药局.《健全农村医疗卫生服务体系建设方案（发改社会〔2010〕2507 号）》，2010.10

8. 国家发展和改革委员会，卫生部，教育部，等.《开展农村订单定向医学生免费培养工作实施意见》（发改社会〔2010〕1198 号），2010.6

9. 国家发展和改革委员会，卫生部，中央编办，等.《以全科医生为重点的基层医疗卫生队伍建设规划》（发改社会〔2010〕561 号），2010.3

10. 卫生部办公厅.《关于推进乡村卫生服务一体化管理的意见（卫办农卫发〔2010〕48 号）》，2010.3

11. 卫生部，财政部.《关于加强乡村医生队伍建设的意见》（卫农卫发〔2010〕3 号），2010.3

12. 卫生部办公厅，国家中医药管理局办公室，国家发展和改革委员会.《关于印发县医院、县中医院、中心乡镇卫生院、村卫生室和社区卫生服务中心等 5 个基层医疗卫生机构建设指导意见》（卫办规财发〔2009〕98 号），2009.6

13. 住房和城乡建设部，国家发展和改革委员会.《乡镇卫生院建设标准（建标〔2008〕142 号）》，2008.8

14. 中央编制办公室，卫生部，财政部，等.《城市社区卫生服务机构设置和编制标准指导意见（中央编办发〔2006〕96 号）》，2006.8

15. 卫生部，国家中医药管理局.《城市社区卫生服务机构管理办法（试行）卫妇社发〔2006〕239 号》，2006.6

（五）妇幼保健、疾病预防控制、卫生监督相关规划

1. 卫生和计划生育委员会.《国家卫生和计划生育委员会关于妇幼健康服务机构标准化建设与规范化管理的指导意见》（国卫妇幼发〔2015〕第 54 号），2015.12

2. 卫生和计划生育委员会办公厅.《各级妇幼健康服务机构业务部门设置指南》（国卫办妇幼发〔2015〕59 号），2015.4

3. 卫生和计划生育委员会妇幼健康服务司.《关于优化整合妇幼保健和计划生育技术服务资源的指导意见》（国卫妇幼发〔2013〕44 号），2013.8

4. 卫生部妇幼健康服务司.《卫生部贯彻 2011—2020 年中国妇女儿童发展纲要实施方案》（卫妇社发〔2012〕第 12 号），2012.2.

5. 卫生部妇幼健康服务司.《妇幼保健机构管理办法》（卫妇社发〔2006〕489 号），2006.12

6. 卫生部疾病预防控制司.《疾病预防控制中心岗位设置管理指导意见》（国卫疾控发〔2015〕88 号），2015

7. 卫生部疾病预防控制司.《各级疾病预防控制中心基本职责》（卫疾控发〔2008〕68

号），2008.

8. 卫生部.《关于疾病预防控制体系建设的若干规定》（卫生部第 40 号令），2005.1

9. 卫生部办公厅.《省、地、县级疾病预防控制中心实验室建设指导意见》（卫办疾控发〔2004〕108 号），2004.7

10. 卫生部办公厅.《关于疾病预防控制体制改革的指导意见》（卫办发〔2001〕112 号），2001.4

11. 卫生和计划生育委员会监督局.《"十三五"全国卫生计生监督工作规划》（国卫监督发〔2017〕4 号），2017.1

12. 卫生和计划生育委员会监督局.《国家卫生计生委关于切实加强综合监督执法工作的指导意见》（国卫监督发〔2013〕40 号），2013.12

13. 卫生和计划生育委员会办公厅.《2011—2015 年全国卫生监督员培训规划》（卫办监督发〔2011〕147 号），2011.11

14. 卫生部监督局.《关于卫生监督体系建设的实施意见》（卫监督发〔2006〕223 号），2006.6

15. 卫生部监督局.《卫生监督机构建设指导意见》（卫监督发〔2005〕76 号），2005.3

16. 卫生部.《关于卫生监督体系建设的若干规定》（卫生部第 39 号令），2005.1

17. 卫生部办公厅.《关于卫生监督体制改革的意见》（卫办发〔2000〕第 16 号）.2000.1

（六）大型医疗设备

1. 卫生部.《大型医用设备配置与应用管理暂行办法》（卫生部令〔1995〕第 43 号），1995.7

2. 卫生部，国家发展和改革委员会，财政部.《大型医用设备配置与使用管理办法》（卫规财发〔2004〕474 号），2004.12

3. 卫生部办公厅，国家发展和改革委员会办公厅.《全国乙类大型医用设备配置规划指导意见》（卫办规财发〔2005〕64 号），2005.3

（七）中医药规划

1. 国务院.《国务院关于扶持和促进中医药事业发展的若干意见》（国发〔2009〕22 号），2009.5

2. 国家中医药管理局.《中医药发展"十三五"规划》（国中医药规财发〔2016〕25 号），2016.8

3. 国务院.《中医药发展战略规划纲要（2016—2030 年）》（国发〔2015〕15 号），2016.2

（八）其他相关规划、方案

1. 国家卫生和计划生育委员会.《国家基本公共卫生服务规范（第三版）》（国卫基层发〔2017〕13 号），2017.3

2. 国家卫生和计划生育委员会.《"十三五"全国人口健康信息化发展规划》（国卫规划发〔2017〕6 号），2017.2

3. 国家卫生和计划生育委员会办公厅.《卫生计生经济管理队伍建设方案（2014—2020 年）》（国卫办财务函〔2014〕882 号），2014.10